卫生部"十一五"规划教材

全国高等医药教材建设研究会规划教材

全国高等学校教材

供美容医学类专业用

第2版

美容临床心理学

主　　编　何　伦

副主编　马存根　王小民

编　　者（按姓氏笔画排序）

马存根　（大同大学医学院）

王　铮　（南京城市职业学院）

王小民　（南京东南美容专修学院）

闫润虎　（大连医科大学美容医学院）

何　伦　（东南大学医学人文学系）

张　建　（宜春学院美容医学院）

周　敏　（宜春学院美容医学院）

郑　铮　（南京中医药大学心理学院）

贾树华　（大连医科大学心理学系）

夏雪敏　（南京城市职业学院）

黄高敏　（浙江中医药大学第三临床医学院）

人民卫生出版社

图书在版编目（CIP）数据

美容临床心理学/何伦主编. —2版. —北京：
人民卫生出版社，2011.4
ISBN 978 – 7 – 117 – 14126 – 0

Ⅰ.①美… Ⅱ.①何… Ⅲ.①美容 – 医学心理学 –
医学院校 – 教材 Ⅳ.①R395.1

中国版本图书馆 CIP 数据核字（2011）第 037805 号

门户网：www. pmph. com	出版物查询、网上书店
卫人网：www. ipmph. com	护士、医师、药师、中医
	师、卫生资格考试培训

美容临床心理学
第 2 版

主　　编：何　伦
出版发行：人民卫生出版社（中继线 010 – 59780011）
地　　址：北京市朝阳区潘家园南里 19 号
邮　　编：100021
E - mail：pmph @ pmph. com
购书热线：010 – 59787592　010 – 59787584　010 – 65264830
印　　刷：北京虎彩文化传播有限公司
经　　销：新华书店
开　　本：787 × 1092　1/16　印张：15
字　　数：384 千字
版　　次：2002 年 7 月第 1 版　　2025 年 6 月第 2 版第 11 次印刷
标准书号：ISBN 978 – 7 – 117 – 14126 – 0/R · 14127
定　　价：25. 00 元

打击盗版举报电话：010 -59787491　E-mail：WQ @ pmph. com
（凡属印装质量问题请与本社市场营销中心联系退换）

第二轮规划教材修订说明

全国高等医药院校医学美容专业卫生部规划教材是我国第一套供美容医学专业本科使用的教材，第一轮教材使用至今已整整8年，为我国美容医学人才的培养发挥了巨大作用。8年来，美容医学事业在中国得到了长足的发展，新理念、新器材、新技术层出不穷，尤其是中国传统医学美容思想、方法与西方美容医学的相互渗透与融合，正逐渐产生出带有东方文化气质的新的美容医学，这给第二轮教材的修订工作带来了巨大的动力和挑战。中华医学会医学美学与美容学分会参与了第一轮教材的编写和出版工作，并一直关心该套教材的使用情况。第二轮教材修订工作依然得到了他们的大力支持，并汇集了全国一大批教学、科研和医疗第一线的医学专家共同参与，在总结第一轮教材编写的不足的前提下，进行了大规模的修订，使本套教材内容分类更加科学系统，知识结构更加合理，临床实践更加实用。经过第二轮的修订过后，本套教材将力求更加成熟、完美和新颖。

本次修订工作于2009年3月启动，其修订和编写特点如下：

1. 在全国广泛、深入调研的情况下，总结了第一轮教材编写的经验与不足，对第二轮教材评审委员会进行了改选，使评审委员会充分保持学术权威性的基础上，更加考虑评审委员会的教学指导水平。

2. 经全国高等学校美容医学专业第二届教材评审委员会审议决定，本套教材将上一轮教材书名中的名词"医学美容"更改为"美容医学"。

3. 对上一轮教材编写中美容医学与其他学科（整形外科、皮肤科、中医科、口腔科）交叉、含混不清的部分重新做了界定与说明，对难以界定的内容，编写时也采取有取有舍的态度。

4. 本套教材进一步明确了美容医学课程体系与具体骨干课程。

5. 教材编写依然坚持"三基、五性、三特定"的编写原则。

6. 内容上在坚持学科体系完整性的情况下，更加突出教材内容的实用性，力求文字精炼，压缩篇幅，以适合目前的美容医学专业的教学模式。

7. 在尽可能不增加学生负担的情况下，提高印刷装帧质量，根据学科需要，部分教材改为彩色印刷，以提升教材的质量和可读性。

第 2 轮教材共 12 种，分为三个部分美容医学理论基础课程、美容医学临床基础课程、美容医学临床课程，新增一种《美容营养学》。本套教材均为卫生部"十一五"规划教材。

全国高等学校美容医学专业

第二届教材评审委员会

第2轮教材目录

医学美学（第2版）　　　　　　主编　韩英红
美容医学造型艺术（第2版）　　主编　于　江
美容临床心理学（第2版）　　　主编　何　伦
美容化妆品学（第2版）　　　　主编　李　利
美容药物学（第2版）　　　　　主编　王　建
医疗美容技术（第2版）　　　　主编　张信江
　　　　　　　　　　　　　　　　　　边二堂
美容局部解剖学（第2版）　　　主编　王向义
美容营养学　　　　　　　　　　主编　林俊华
美容中医学（第2版）　　　　　主编　刘　宁
美容皮肤科学（第2版）　　　　主编　何　黎
美容外科学（第2版）　　　　　主编　刘林嶓
美容牙科学（第2版）　　　　　主编　王海林

前　言

　　美容临床心理学是伴随着美容医学发展而逐步建立起来的。在国内 20 余年美容医学发展历史中，一个突出的现象是许多美容临床医师自发地关注美容临床实践中的心理问题。正是美容医学临床实践的需要，决定了美容临床心理学的确立与发展，自然也是医学模式的转变在美容医学实践中最为真切的体现，因为美容医学最能体现生理-心理-社会医学模式的精髓。

　　20 世纪 90 年代，我和北京黄寺美容外科医院的方彰林院长共同组织编写了国内第一部美容心理学专著。作为国内最早的美容医学践行者和美容外科专科医生，方彰林院长以其长期的美容外科临床经验，深刻感受到心理学对于美容医学实践的意义。十分感谢他十多年前的有力支持，使得《美容医学心理学》得以在 1998 年顺利出版。此后，我参加过至少三个版本的《美容心理学》或《美容医学心理学》的编撰，本书自然是在之前各个版本的基础上编写而成的。

　　作为应用心理学之一的美容心理学包括的内容比较多，概括起来主要有容貌审美心理学、美容营销与顾客心理学，以及美容临床心理学。过去的教材以"美容心理学"冠名，实际上包括的内容主要局限于美容医学临床实践，因而不是很切题。本次撰写美容心理学教材，我们将本册教材命名为《美容临床心理学》，其目的是明确的，一是教材是为美容医学专业的学生编写的；二是教材的内容主要是美容临床实践中所涉及的心理学问题。

　　本书编写过程中，我们尽可能结合临床实践，并力图增加临床的实用性，但由于国内美容临床心理学实践还是一个薄弱的环节，可供参考的临床文献不足，加之我们美容临床实践经验总结的不够深入，因此不能确定本书是否实现了这一目标，相信未来更多的心理学专家和美容医学专家会更关注美容临床心理学的问题，进而促进该学科领域学术的完善和发展。

　　本书的编写除了有各个开办美容医学专业以及相关专业院校编者的辛苦劳作外，东南大学应用心理学（包括美容心理学方向）专业的部分硕士生也参与了编写与整理文稿的工作，他们是陈舒巍、曹清国、陈旭辉、周萌萌、黄华金、王燕、王青云、陈黄蕊、徐冉、刘刚正、吕辉等，在此对他们的付出表示感谢。

何　伦

2010 年 11 月于南京九龙湖

目　录

第一章　美容临床心理学概述 ……………………………………………… 1
　第一节　美容心理学与美容医学 …………………………………………… 1
　　一、美容心理学与美容医学的关系 ……………………………………… 1
　　二、美容临床心理学的发展 ……………………………………………… 2
　第二节　美容与心理学 ……………………………………………………… 3
　　一、心理学和心理的概念 ………………………………………………… 3
　　二、心理过程 ……………………………………………………………… 4
　　三、人格 …………………………………………………………………… 7
　第三节　美容心理学的概念、研究对象和范围 …………………………… 9
　　一、美容心理学的概念和研究对象 ……………………………………… 9
　　二、美容心理学的研究内容 ……………………………………………… 9
　第四节　美容心理学涉及的心理学流派和研究方法 …………………… 10
　　一、美容心理学涉及的心理学流派 …………………………………… 10
　　二、美容心理学的研究方法 …………………………………………… 13

第二章　人体审美心理与外表吸引力 ……………………………………… 16
　第一节　容貌形体美感 …………………………………………………… 16
　　一、容貌形体的美与丑 ………………………………………………… 16
　　二、人体美学评定 ……………………………………………………… 18
　　三、人体审美意识与美感 ……………………………………………… 19
　　四、美感的生理基础与健康 …………………………………………… 21
　第二节　美容医学中的审美与容貌审美心理 …………………………… 22
　　一、美容医学中的审美关系 …………………………………………… 22
　　二、容貌审美标准与判断 ……………………………………………… 23
　　三、容貌审美的特点 …………………………………………………… 25
　　四、人体审美的感知觉 ………………………………………………… 26
　第三节　外表吸引力 ……………………………………………………… 27
　　一、身体外表与人际吸引 ……………………………………………… 27
　　二、外表吸引力及其光环效应 ………………………………………… 28
　　三、外表吸引力的影响因素 …………………………………………… 29

四、外表吸引力与健康的关系 30

第三章　体象与美容医学 32
　第一节　体象的概述 32
　　一、体象的概念 32
　　二、体象的特点与意义 33
　　三、体象与美容医学 33
　第二节　体象知觉与自我体象的形成 34
　　一、知觉与身体知觉 34
　　二、自我体象的形成和发展 35
　　三、体象错觉 36
　第三节　影响体象形成的因素 39
　　一、体象与自我 39
　　二、体象与性 42
　　三、体象与社会文化 44
　第四节　消极体象和积极体象 45
　　一、消极体象 45
　　二、积极体象 46

第四章　求美者的人格特征 49
　第一节　人格与人格理论 49
　　一、人格的概念 49
　　二、人格理论 51
　第二节　求美者的人格与心态 54
　　一、美容求术者的人格与心理分类 54
　　二、先天性与后天性容貌缺陷者的心理特征 56
　第三节　人格障碍 58
　　一、人格障碍的定义 58
　　二、人格障碍的诊断标准 58
　　三、人格障碍的分类 58
　　四、各型人格障碍的诊断 59

　第四节　美容受术者特殊人格类型与行为 ……………………………… 61
　　一、美容受术者特殊人格类型 ……………………………………… 61
　　二、美容受术者特殊人格类型与有关因素分析 …………………… 64
　　三、美容受术者特殊人格类型与行为 ……………………………… 66

第五章　美欲、求美动机与行为 ………………………………………… 69
　第一节　需要与动机 …………………………………………………… 69
　　一、需要概述 ………………………………………………………… 69
　　二、动机概述 ………………………………………………………… 71
　第二节　美欲与心理需要 ……………………………………………… 72
　　一、美欲的概念 ……………………………………………………… 72
　　二、美欲与其他心理需要的关系 …………………………………… 72
　第三节　求美动机与求美行为 ………………………………………… 74
　　一、求美动机概述 …………………………………………………… 74
　　二、从属性求美动机 ………………………………………………… 75
　　三、病态求美动机的种类 …………………………………………… 76

第六章　容貌与求美社会心理学 ………………………………………… 78
　第一节　美容医学与社会心理 ………………………………………… 78
　　一、社会心理学的概念与内容 ……………………………………… 78
　　二、求美行为与社会心理 …………………………………………… 79
　　三、容貌与社会知觉的研究 ………………………………………… 81
　第二节　容貌与人际交往和吸引 ……………………………………… 82
　　一、容貌与第一印象 ………………………………………………… 83
　　二、容貌的价值与作用 ……………………………………………… 84
　第三节　美容与社会态度、偏见和从众行为 ………………………… 86
　　一、社会态度与美容观 ……………………………………………… 86
　　二、美貌和美容的偏见 ……………………………………………… 87
　　三、美容与从众、流行心理 ………………………………………… 89
　第四节　容貌缺陷的社会心理问题 …………………………………… 90
　　一、缺陷与丑：人类社会价值观 …………………………………… 90

　　二、容貌缺陷的社会知觉与评价 ·················· 91

　　三、美容医学的社会心理价值 ·················· 92

第七章　容貌缺陷心理学 ······························· 94

　第一节　容貌缺陷心理学概述 ················· 94

　　一、容貌缺陷心理学的定义 ·················· 94

　　二、阿德勒"器官的自卑感和补偿"理论 ······· 94

　　三、容貌缺陷感与心理困难 ·················· 95

　第二节　心理防御机制与容貌缺陷的心理补偿 ··· 98

　　一、心理防御机制的概念 ···················· 98

　　二、心理防御机制的种类 ···················· 99

　　三、容貌缺陷的心理补偿与平衡 ·············· 101

　第三节　容貌缺陷者的心理问题 ·············· 103

　　一、容貌缺陷者的心理痛苦 ················· 103

　　二、容貌缺陷者的心理特点 ················· 106

　　三、容貌缺陷者的心理干预方法 ············· 108

第八章　临床美容心理障碍与体象障碍 ············· 111

　第一节　临床美容心理障碍概述 ·············· 111

　　一、变态心理和变态心理学 ················· 111

　　二、变态心理的判断标准和类别 ············· 112

　　三、变态心理与美容临床心理的关系 ········· 114

　第二节　美容与神经症概述 ·················· 115

　　一、神经症概述 ··························· 115

　　二、神经症的诊断标准 ····················· 118

　　三、容貌因素导致的神经症 ················· 118

　　四、美容手术后的精神障碍 ················· 119

　第三节　体象障碍与躯体变形障碍 ············ 120

　　一、体象障碍与躯体变形障碍概述 ··········· 120

　　二、躯体变形障碍的临床现象学与特征 ······· 122

　　三、躯体变形障碍的损害和并发症 ··········· 123

　　四、躯体变形障碍的诊断 ……………………………………………… 124
　　五、躯体变形障碍的治疗 ……………………………………………… 126

第九章　美容临床心身医学与减肥心理 ………………………………… 128
　第一节　心身医学与损容性心身疾病 …………………………………… 128
　　一、心身疾病与心身医学 ……………………………………………… 128
　　二、心身疾病的病因学 ………………………………………………… 129
　　三、心身疾病的诊断 …………………………………………………… 131
　　四、心身疾病的治疗 …………………………………………………… 132
　第二节　神经性厌食症 …………………………………………………… 133
　　一、神经性厌食症的概念 ……………………………………………… 133
　　二、神经性厌食症的临床表现 ………………………………………… 133
　　三、神经性厌食症的诊断与鉴别诊断 ………………………………… 133
　　四、神经性厌食症的发病机制 ………………………………………… 134
　　五、神经性厌食症的治疗 ……………………………………………… 134
　第三节　肥胖症的心理因素与治疗 ……………………………………… 135
　　一、肥胖症病因的心理学观点 ………………………………………… 135
　　二、肥胖对心身健康的影响 …………………………………………… 137
　　三、肥胖症的心理治疗 ………………………………………………… 138
　第四节　损容性皮肤心身疾病 …………………………………………… 140
　　一、银屑病 ……………………………………………………………… 140
　　二、寻常型痤疮 ………………………………………………………… 142
　　三、黄褐斑 ……………………………………………………………… 143
　　四、斑秃 ………………………………………………………………… 143
　　五、雄激素源性脱发 …………………………………………………… 144
　　六、休止期脱发 ………………………………………………………… 145

第十章　美容临床心理评估与诊断 ……………………………………… 147
　第一节　美容临床心理诊断的概念和意义 ……………………………… 147
　　一、心理诊断的概念 …………………………………………………… 147
　　二、美容临床心理诊断的意义 ………………………………………… 148

第二节　美容临床心理诊断的方法 …………………………………………… 149
　一、美容临床心理诊断的方法 …………………………………………… 149
　二、常用的美容临床心理测验方法 ……………………………………… 150
第三节　求美者心理评估 ……………………………………………………… 158
　一、求美者心理评估的重要性与目的 …………………………………… 158
　二、求美者心理评估模块 ………………………………………………… 159
　三、求美者心理评估程序 ………………………………………………… 159
　四、美容医学的心理禁忌 ………………………………………………… 160

第十一章　美容临床心理治疗与干预 ………………………………………… 162
第一节　心理治疗概述 ………………………………………………………… 162
　一、心理治疗的概念、范围和形式 ……………………………………… 162
　二、心理医生的基本素质 ………………………………………………… 163
　三、心理治疗的基本原则 ………………………………………………… 163
　四、美容临床心理治疗与干预的作用和意义 …………………………… 164
第二节　美容临床心理治疗的方法 …………………………………………… 165
　一、精神分析疗法 ………………………………………………………… 165
　二、行为疗法 ……………………………………………………………… 167
　三、人本主义疗法 ………………………………………………………… 168
　四、认知疗法 ……………………………………………………………… 170
　五、森田疗法 ……………………………………………………………… 171
　六、美容临床心理治疗与干预的应用 …………………………………… 171
第三节　暗示、催眠与美容 …………………………………………………… 172
　一、暗示与催眠 …………………………………………………………… 172
　二、暗示与催眠美容法 …………………………………………………… 173
　三、催眠在美容医学中的运用 …………………………………………… 174
第四节　艺术治疗在美容医学中的运用 ……………………………………… 174
　一、艺术疗法的内涵及在美容医学中的应用 …………………………… 174
　二、绘画疗法在美容医学中的应用 ……………………………………… 175
　三、音乐疗法在美容医学中的应用 ……………………………………… 175

第十二章　美容临床心理咨询 ··· 179
　第一节　美容临床心理咨询的内容和方法 ··· 179
　　一、美容临床心理咨询的概念、内容和特点 ····································· 179
　　二、美容临床心理咨询的形式与程序 ·· 183
　第二节　美容临床心理咨询的方法、技巧和原则 ································· 186
　　一、美容临床心理咨询的方法 ·· 186
　　二、美容临床心理咨询的会谈技巧 ·· 186
　　三、美容临床心理咨询的原则 ·· 190
　第三节　美容临床心理咨询者的基本要求 ··· 192
　　一、必须具备专业的知识和能力 ··· 192
　　二、积极维护来访者的利益 ··· 192
　　三、为来访者保密 ··· 192

第十三章　美容临床心理护理 ··· 194
　第一节　美容求术者的心理定势、期待与满意 ···································· 194
　　一、美容手术的期待 ·· 194
　　二、美容术前的心理疏导 ·· 195
　第二节　美容手术后的心理反应与护理 ·· 196
　　一、美容术后患者的心理特点 ·· 196
　　二、美容受术者的术后心理问题与反应 ··· 197
　　三、美容治疗康复期受术者的心态 ·· 198
　　四、美容受术者术后的心理护理与调适 ··· 198
　第三节　美容手术失败者的心理护理 ·· 200
　　一、美容手术失败与受术者的不满意 ·· 200
　　二、美容受术者对手术不满意的原因 ·· 201
　　三、美容手术失败患者的心理与护理 ·· 202

第十四章　美容各科的临床心理学 ·· 205
　第一节　乳房美容的临床心理学 ·· 205
　　一、乳房审美及乳房缺陷心理 ·· 205
　　二、乳房美容求美者的心理特征 ··· 206

　　三、乳房美容整形手术相关的心理问题 …………………………………………… 207

第二节　老化面容美容的临床心理学 ……………………………………………… 211

　　一、面容老化与心理老化 …………………………………………………………… 211

　　二、老化面容者的美容手术动机 …………………………………………………… 213

　　三、老化面容美容受术者的心理护理 ……………………………………………… 214

第三节　口腔颌面部美容的临床心理学 …………………………………………… 215

　　一、口腔颌面部畸形缺损者的心理 ………………………………………………… 215

　　二、口腔颌面部畸形缺损者的心理护理 …………………………………………… 217

　　三、口腔颌面部畸形缺损者美容修复的相关心理问题 …………………………… 217

第四节　皮肤美容的临床心理学 …………………………………………………… 219

　　一、皮肤美容与心理 ………………………………………………………………… 219

　　二、皮肤美容求美者的心理分析 …………………………………………………… 221

　　三、皮肤疾病患者的心理问题及干预 ……………………………………………… 222

第一章 美容临床心理学概述

美容医学的目的是为了引发自我及他人心中的美感,与心理学有着天然的联系。本章将概述心理学的基本概念、美容临床心理学的概念及其研究内容和方法。

第一节 美容心理学与美容医学

一、美容心理学与美容医学的关系

在美容医学的实践活动中,始终蕴涵着维护、修复和塑造人体美的意识、方法与标准。英国整形外科医生曼彻斯特认为:美容整形外科与心理学有着密切的关系,因为美容外科是要处理人们的情感、心理、社会需要以及渴望……美容外科在很大程度上包含着心理和社会的过程。因此,美容医学又可称为"医学-心理学综合学科"。

张涤生(2003)在《我国美容外科发展及现状》一文中,对我国当代美容外科的现状和发展趋势进行了全面分析,其中提到"医患之间的相互信任十分重要,特别是医生对求医者心理状态的把握以及术后对效果的评价问题都极为重要。故此,心理科医师的咨询或参与,已逐渐被我国美容科医师所认识,并得到重视。"

(一)美容心理学是美容医学的重要基础学科

作为医学分支学科,美容医学要以基础医学、临床医学为基础是毫无疑问的,但由于其目的不同于其他医学分支学科,故还有其独特的基础学科。人体美学和美容心理学便是美容医学最重要的基础学科,换句话说,人体美学和美容心理学本身就是美容医学的重要组成部分。

(二)美容心理学是美容医学实践的必要手段

我们把美容医学比喻为手术刀、药物或其他医疗器械,通过美容医学可以达到美的目的和解决心理问题。但医学方法有很大的局限性,许多情况下不可能完全达到求美者理想的要求。更何况美或丑是一种感受,不可能像对待疾病那样客观。事实证明,求美者往往存在心理问题,倘若遇到一个心理有严重障碍的求美者,应该用的不是手术刀,而是心理疏导。

(三)美容医学的对象决定了美容心理学的重要地位

大量的研究资料表明,美容求术者或多或少存在这样或那样的心理问题。不少美容医生切身体会到,对美容求术者心理与人格的把握,远远比对其缺陷的了解重要得多。同样,对其心理认识偏差的纠正,也并不比对其形态上的矫正容易。一个只会用手术刀,而不懂得求美者心理的医生,不是一个称职的美容医生。

二 美容临床心理学的发展

相对我国而言,西方国家较早、较深入地开展了美容临床心理学领域的研究。有关正式对求美者进行心理评估的研究文献最早出现在 1940 年到 1950 年间,而从 1960 年至今则已发表了大量的研究整容手术患者心理的文献,这些研究都是来自整形外科医生与精神科医生或心理学家合作的成果。

Sarwer 等(2003)把历史上对求美者心理的研究概括为三个阶段。

第一阶段:美国霍普金斯大学(Johns Hopkins University)最早在 1950 年到 1960 年间主持了对美容手术患者心理特点的研究。这个研究组的成员由整形外科专家和精神科医生组成,主要通过临床观察来评估求美者术前和术后的心理特点。通过一系列研究发现,在整形美容受术者中报告了高几率的精神病理学症状(Edgerton,1960;Meyer,1960;Webb,1965)。例如,Edgerton 等研究了 98 名寻求美容手术的对象,发现 70% 有精神病症状,大多数表现为抑郁性神经症或消极依赖型人格。

第二阶段:1970 年至 1980 年间,学者们开始在研究中使用标准化的心理测验。研究人员使用明尼苏达人格问卷在隆乳术受术者(Baker,1974)、美容受术者(Goin,1980)和隆鼻术受术者(Micheli-Pellegrini,1979;Wright,1975)中收集了大量的基本资料。Shipley 等(1977)使用加利福尼亚人格问卷研究隆乳术受术者,发现乳房发育良好组和小乳房不求隆乳术组之间有差异,两组的报告分数都在正常测量范围内。在其他使用纸笔标准化测验的研究中则只发现了中等程度的精神病理学症状(Hay,1970;Hollyman,1986;Robin,1988)。

第三阶段:20 世纪 90 年代的研究中继续使用临床访谈和心理评估的方法。这些研究试图解决以往研究在方法学上的限制。临床访谈通常被用来确立精神病理学的诊断标准,心理测量更多地被用来对术前和术后的心理特征进行评估。Napoleon(1993)使用临床访谈和行为观察的方法研究了 133 名患者的术前精神病理学状态,大约 20% 的患者表现出 DSM-IV 中的第一轴症状,主要是焦虑和心境障碍,然而 70% 表现出了第二轴症状。有研究表明求美者术后的心理功能得到改善,如 Ercolani 等(1999)对 79 名隆鼻术受术者进行 6 个月和 5 年的术后追踪研究发现他们的焦虑神经症状降低。

中国美容医学较西方发达国家发展为晚,在 20 世纪 80 年代末期才有少数学者对美容心理学自发性地产生了兴趣,但未深入研究。到了 90 年代,随着美容医学的进一步兴起和发展,美容受术者的心理受到越来越多的关注,如李祝华(1991)认为"医学心理学对美容医学有着特殊的指导作用,医学心理学应成为美容专业工作者必修的学科。"郭树忠等(1994)强调美容外科要联合心理学家开展整形美容患者的心理研究。何伦(1998)出版了国内第一本有关美容心理学的专著《美容医学心理学》。此时,美容临床心理的相关文献也开始出现,如陈忠存等(1996)用"医院焦虑抑郁(HAD)情绪测定表"分析 520 例整形美容患者,发现他们主要表现为焦虑和抑郁,有的还怀疑医生水平和担心手术效果。近 10 年来,我国对美容临床心理学的研究发展迅速,美容心理专科医师的设立也提上了日程。何伦(2004)指出"增设美容心理专科医师系列势在必行",他系统地阐述了美容医学心理咨询专科建立的意义和任务,美容医学心理咨询人才的基本准则。对美容心理的临床应用研究也越来越多,樊建勇等(2005)采用心理健康症状自评量表(SCL-90)、汉密尔顿抑郁量表(HAMD)及汉密尔顿焦虑量表(HAMA)对 40 例暴露部位白癜风患者和 30 例非暴露部位白癜风患者的心理进行调查分析,SCL-90 测评结果显示：白癜风患者暴露组、白癜风患者非暴露组在人际关系、焦虑和抑郁项的得分显著高于对照组，HAMD、HAMA测评结果显示：白癜风患者暴露组、白癜风患者非暴露组的得分显著高于对照组。蒋新等（2009）对50例隆乳术患者进行有效的心理干预，取得了良好的效果。

从美容心理学在我国的发展历程来看，其广阔前景不容忽视，但我们也应该认识到，现今的研究正处于逐步地系统化进程中，在这一关键时期，更需要花大气力进一步深入研究，以建立和完善美容心理学的学科体系。

第二节　美容与心理学

一　心理学和心理的概念

（一）心理学的概念

心理学是一门既古老又年轻的学科。自苏格拉底、柏拉图、亚里士多德等人起，历代哲学家都把对"心"的探讨视为哲学上的主要问题之一。在中世纪，宗教神学占有统治地位，心理学被寓以浓厚的宗教色彩，把心理看作是灵魂的功能，应用的是猜测和推理的方法。直到19世纪后期，随着科学，尤其是生物科学的发展，心理学开始游离出哲学。以德国心理学家冯特（Wilhelm Wundt）于1879年在世界上建立的第一个心理实验室为标志，科学心理学从此确立，成为一门独立的学科。

心理学（psychology）一词由希腊文中psyche与logos两个字演变而成。前者意指"灵魂"，后者意指"讲述"，合起来的意思是：阐释心灵的学问。此界定不含科学概念，仅仅具有哲学意义。到了19世纪，科学心理学萌芽，心理学一度被定义为：是研究心理活动的科学。从长期从属于哲学，到开始被视为科学，心理学在内容上都只是涉及人类的精神或心理方面的问题。20世纪的20～60年代，又将心理学定义为：是研究行为的科学。此定义维持了40多年，直到70年代才确定为：心理学是对行为与心理历程的科学研究。

（二）心理的概念

对心理的定义可以概括为两句话：心理是脑的功能；是对客观现实的主观反映。

1. 心理是脑的功能　脑是心理活动的器官，心理是脑的功能。这是结构与功能的关系。古代人们认为心脏是发生心理活动的器官，这从汉字中有关心理的概念多包含有"心"字就可以看出。到19世纪中叶，才确定脑是人的心理器官。

现代科学研究表明，不论是低级的、简单的心理活动还是高级的、复杂的心理活动，其生理机制都是反射活动。实现反射活动的神经结构称为反射弧。它有五个基本组成部分：感受器、传入神经、神经中枢、传出神经和效应器。人的各种感受器接受到客观事物的刺激产生了兴奋，兴奋以神经冲动的方式经过传入神经传到神经中枢。中枢将感觉信息进行加工、联系、转换、储存后，做出的应答通过传出神经到达效应器，使效应器发生相应的活动，如动作、语言等。影响感官变化的客观事物称为刺激。由刺激而引起的身体某些部位的变化则称为反应。由刺激到反应的全过程叫做反射。如果反射弧中任何一个环节受损，反射就不会出现。

心理现象之所以复杂，是由于脑在反射活动中所起的异常复杂的联系和转换作用，即整合作用。整合作用是同一刺激可以引起不同的反应，而决定转换的，既有同时接受的刺激，又有过去经历过的刺激，以致使联系达到几乎可以说是无限复杂的程度。反射还有一个反馈环节，即反应活动本身又会成为新的刺激，引起神经冲动，新的信息又返回传入中枢，这就使心理活动变得更为复杂,从而使人更完善地反映客观世界。

2. 心理是客观现实的主观反映　有了产生心理的物质前提,并不等于有了心理活动。心理活动来源于外界环境的刺激,是客观现实的主观反映。没有客观世界就没有人的心理活动。人脑对客观世界的反映,并不是像照镜子一样,里面的和外面的一个模样,而是一种积极能动的过程。心理的能动性表现在人脑不仅反映客观现实的外部特征,并且经过抽象与概括,揭示其本质和规律;人对客观现实的反映,不仅反映当前的事物,还要反映过去经历过的事物;不仅对当前和过去经历过的事物产生映像,还可以想象出从未见过的事物。

心理学有两个最基本的分支学科:神经心理学和社会心理学。这两个学科之所以成为心理学的基本学科,原因在于它们分别探讨了心理与大脑和神经系统的关系,以及心理与社会生活的关系。

心理活动是生命活动过程中的高级活动形式,可分为心理过程和人格两部分(图 1-1)。

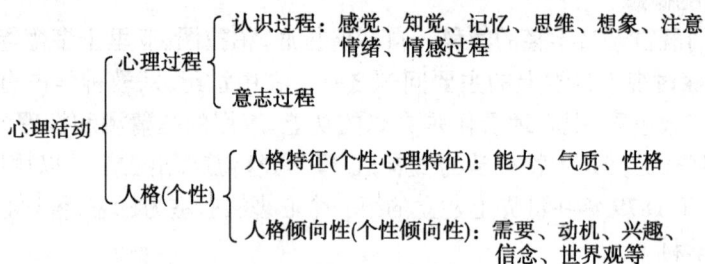

图 1-1　心理活动的结构

二 心理过程

心理过程是个体心理活动发生、发展和结束的过程。它包括认识、情绪情感、意志过程。这三个过程相互联系、相互促进、相互统一。

(一) 认识过程

认识过程是人们对事物进行了解、认识的心理活动过程,所以也称为"认知过程"。它包括感觉、知觉、记忆、思维、想象和注意。

1. 感觉　是脑对直接作用于感觉器官的事物的个别属性的反映。客观事物是具有多种属性的,如颜色、气味、温度、声音等。感觉反映的只是客观事物的某一个别属性,如耳朵听声、眼睛辨色、舌头尝味。根据所反映的事物属性的特点,感觉又可以分为内部感觉和外部感觉。

内部感觉:是接受个体内部刺激,反映身体的位置、运动和内脏器官的不同状态,包括运动、平衡和内脏感觉等。

外部感觉:是接受外部刺激,反映外界客观事物的属性的感觉。包括视觉、听觉、嗅觉、味觉和触觉等。

感觉有如下特性:

(1) 感觉的适应性:指同一刺激持续作用于同一感受器,感受性发生变化的现象。如由明处进入暗室,开始什么也看不见,过一段时间,才能分辨周围的事物,这是视觉的暗适应现象。嗅觉的适应性最强。俗语说:"入芝兰之室,久而不闻其香,入鲍鱼之肆,久而不闻其臭"。

(2) 感觉的相互作用:指感觉相互影响而产生感受性变化的现象。如我们吃过糖后再吃苹果,感觉到苹果是酸的。

（3）联觉现象:是指一种感觉引起另一种感觉的现象。例如,红色给人以兴奋、愉快的感觉;蓝色、浅绿色给人以轻松、平静的感受。

（4）感觉的发展和补偿:人出生后已具有一定的感觉功能,但感觉功能更主要的是靠在后天的实践活动中得到发展和提高。由于每个人的生活实践和环境的不同,因此人的各种感觉功能方面常常表现出很大的差异。受过某种特殊训练的人,他的某些感觉的感受性明显高于一般人。丧失某种感觉能力的人,通过实践锻炼,可以利用其他健全的感觉来弥补。如盲人有高度灵敏的听觉和触觉。感觉是人感受美的基础,其中对美的感觉以视觉为主。美感并不是一种单纯的感觉,也就是说美感不是感觉的一个部分,也不是感觉的简单的组合,而是一种复杂的心理过程。

2. 知觉 是人脑对作用于感觉器官的客观事物整体属性的反映。知觉的产生以脑中各种感觉信息的存在为前提,但不是各种感觉的简单总和,而是将各种感觉信息按照事物的联系和关系整合成为一个完整的映像。例如我们通过感觉认识到芒果的形状、颜色、硬度、味道等属性,在综合这些个别属性的基础上产生了对"芒果"这一整体属性的认识,这就是知觉。感觉是知觉的基础,知觉是感觉的有机综合。知觉有如下四个基本特征。

（1）整体性:当人们在知觉事物时,总是把事物的不同部分、不同属性综合起来作为一个整体来反映,这就是知觉的整体性。

（2）选择性:客观事物是多种多样的,在一定的时间、空间里,人不可能感受客观世界所有的事物,而只能或只需选择其中少数事物作为主要的知觉对象,这种特性称为知觉的选择性。知觉的选择性与对象的特点和个人的兴趣、需要、经验有关。知觉的对象与背景可以相互转换(图1-2)。

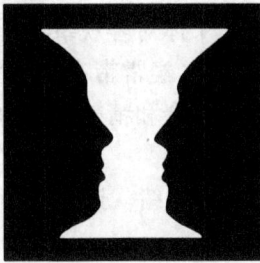

图1-2 花瓶人头双关图

（3）理解性:当人在感知某事物时,总是根据以往的知识、经验对感知的事物进行加工处理,并用词语加以概括与表达。这一特性称为知觉的理解性。这种特性与个人的知识、经验、兴趣、爱好及言语的表达能力有关。

（4）恒常性:当知觉的条件在一定范围内发生变化时,知觉的映像仍然保持相对不变,这是知觉的恒常性。知觉的恒常性在视知觉中表现得特别明显。从不同的角度或不同距离观察同一个物体,物体在视网膜上的影像会发生变化,但人们看到的物体大小和形状却没有变化。

3. 记忆 是过去经验在人脑中的反映。人们在生活过程中,所感知的人、从事过的活动、体验过的情绪等都可以成为记忆的内容。记忆是一个复杂的心理过程,它包括识记、保持、再认或回忆。人对外界信息的感知,在头脑中形成一种印象,称识记。识记后的信息持久地保存在脑中,称保持。当识记后的信息再次出现在眼前时,能正确识别出来,称再认。识记后的信息虽未出现在眼前,而以一定的形式重新把它反映出来,称回忆。

记忆是心理活动在时间上的持续,是人全部心理活动得以连续进行的基础。有了记忆,人才能使每一个反映都在以前反映的基础上进行,从而使反映更全面,更深入。有了新旧知识的相互联系,人的心理活动水平才能得以发展。

4. 思维 是人脑对客观现实概括的、间接的反映。思维和感知觉、记忆一样,都是对客观事物的反映过程。但思维使人们更正确、更深入、更全面地反映客观事物。思维的概括性是指思维能够反映事物的本质及事物之间本质的联系和规律;思维的间接性是指思维不是直接地,而是通过其他事物或已有的经验为媒介来认识客观事物。思维过程是通过对新输入的信息与脑内储存的知识经验进行分析、综合、分类、比较、抽象与概括等一系列活动而实现的。

分析是在头脑中把一个对象或现象分解为若干个个别特征或个别属性。综合是把对象或现象的各个部分按一定要求、线索组合起来。分类是按事物的特征,将事物归入相应的属、种、类之中。比较是对不同事物或现象加以对比,确定它们的共同点、不同点及之间的关系。比较是分类的基础,通过比较,根据共同点把事物归纳分类,从而使知识专业化、系统化。抽象是将事物的本质属性抽提出来,而舍弃其非本质属性的思维过程。概括是把抽提出来的本质特性加以综合,推广到一类事物中去。抽象与概括的结果形成了概念和理论,实现了认识过程的飞跃。

5. 想象　是一种特殊形式的思维,是在客观现实刺激下,在头脑中对旧形象进行加工改造,形成新形象的心理过程。想象不是表象的简单再现,而是自己从未感知过的新形象。但任何想象都不是凭空产生的,一切想象都源于生活,取自过去的经验。

6. 注意　是心理活动对一定事物的有选择地指向和集中。注意不是独立的心理过程,而是一种始终伴随在心理活动过程中的心理状态,尤其是在认知过程中。注意是心理活动的一种积极状态,它使心理活动具有一定的指向性。

(二)情绪和情感

情绪和情感是指人们对客观事物是否符合自己的需要而产生的态度体验。一般来说,人的需要获得满足会引起积极的情绪和情感,得不到满足就会引起消极的情绪和情感。

情绪和情感是两种既有联系又有区别的主观体验。通常把那些与生理需要(如安全、饮食等)相联系的内心体验称为情绪。例如,由于安全受到威胁而引起的恐惧。而把那些与社会需要(如交往、文娱、教育、道德)相联系的内心体验称为情感,例如爱情、友谊、爱国主义等。情绪和情感的共同点是:都是由刺激引起;都与动机和需要有关;都表现为表情、行为和生理的变化;又都是对情景这一客观事物的态度的主观体验。区别在于:情绪是个体对客观事物低级的态度体验,不仅人所具有,动物也常发生。情绪主要与生物性需要相联系,经常带有情境性,并有一定强度,伴有机体生理上的明显变化。而情感属于高级层次,是对社会和精神需要的复杂的态度体验,多具有稳定性,不伴有明显的生理变化。

任何一种情绪都有一种与之性质相反的情绪相对应,成为两个极端的情绪。这叫情绪的两极性。具体表现在:

1. 从本质上看　所有的情绪都可以归结为肯定性的和否定性的,情绪愉快与否取决于情境刺激这一诱因是积极的、愿意接近的、能满足其需要的,还是消极的、回避的、不能满足其需要的。

2. 从量来看　情绪可有不同的强度,常用不同的概念形容,如愉快和狂喜,不满和暴怒等。此外,情绪有多种表达形式,根据情绪发生的速度、强度和持续时间的长短,可把情绪分为三种基本状态:

(1)心境:是一种带有渲染作用、比较持久而微弱、能影响人的整个精神生活的情绪状态。它能在一定时期内,使人的一切态度体验和活动都染上同样的感情色彩。

(2)激情:是一种强烈、短暂而具有爆发性的情绪状态。通常由个体生活中具有重大意义的事件刺激所致。过度的抑制或兴奋也会引起激情。在激情状态下,人的自控力减弱,不能正确评价自己的行为后果,往往做出不顾一切的冲动行为。因此,在消极激情发生的萌芽阶段,应该有意识地加以控制。而积极的激情能成为人们学习、工作的强大推动力,这种激情不必要抑制。

（3）应激：是突然的、出乎意料的紧张所导致的情绪状态。应激一经发生，很快使个体的生理功能发生相应的显著变化。长期的或高度的应激状态会损害健康。

（三）意志

意志是人自觉地确定目的，并根据目的支配、调节行动，克服困难，以实现预定目的的心理过程。由于意志总是与行动联系在一起，所以常把意志称为意志行动。意志行动有三个特征：

1. **有明确的目的性**　没有目的的行动，不是意志行动。人的意志行动是有预定目的、有相应的行动方案、有计划，以及有步骤的。

2. **与克服困难相联系**　意志是在克服困难中表现出来的，意志的坚强程度是以克服困难的大小和难易程度为标尺的。

3. **以随意运动作为基础**　人的运动分为随意和不随意两种。不随意运动是指不受意识支配的不由自主的活动，属于非条件反射，如手碰到火就会自动回缩。随意运动是受人的意识控制和调节的，属于条件反射，如做手术。随意运动是意志行动的必要条件，只有掌握了随意运动，才有可能顺利完成意志行动。

三　人格

（一）人格的概念及特征

人格也称个性，是指个体在现实生活中所形成的独特倾向性和比较稳定的心理特征的总和。心理学将这种独特的倾向性称为人格倾向性。而比较稳定的心理特征则表现在能力、气质、性格等方面，称为人格特征。人格具有以下四个特点：

1. **稳定性**　人的个性是逐渐形成的，形成之后便具有稳定性。只有经常表现出来的心理倾向和心理特征才能反映一个人的精神面貌。人格的稳定性也是相对的，随着年龄的增长，实践活动的改变和自身的努力，人格也会发生变化。

2. **整体性**　人格是一个统一的整体。一个人的各种心理倾向和心理特征，以及心理过程都是有机地联系在一起的。在个体身上，不存在某种孤立的人格倾向、人格特征或心理过程。如果不能保持完整便是人格异常。

3. **独特性**　人的精神面貌既包含有一切共有的特征，也包含有个人不同的心理特征。世界上没有两个人格完全相同的人。

4. **倾向性**　人在与客观现实交互作用的过程中，对客观事物总有一定的看法、态度和趋向。这种对事物的选择性反应就是人格的倾向性，它是人格的主要特征。

人格是多侧面、多层次的复杂的统一体。它包括人格倾向性和人格心理特征两大部分。这两大部分有机的结合，使人格成为一个整体结构。

（二）人格倾向性

人格倾向性是人格中最积极的因素，决定着人对现实的态度及行为。主要包括需要、动机、兴趣、信念和世界观等。它们彼此之间的关系反映了人的行为规律：信念、世界观→需要→动机、兴趣→行为。

1. **需要**　是指人类对自身生存和发展所必备条件的渴求和欲望。如食物、衣服、婚配、学习、劳动和娱乐等，都是为了个体的生存和繁衍，为了维持社会的存在和发展所必需的。所以需要总是反映机体内部环境和外部生活条件的某种要求，它和人的活动密切联系着，是人活动的基本动力。需要推动人去从事某种活动,在活动中满足了部分需要又不断产生新的需要,使人的活动不断地发展。一旦需要消失,生命亦将终结。

人的需要是多种多样的。人们在为了满足需要而进行各种活动的同时,还可以有意识地控制调节自己的需要。既可以使某些低级的需要服从于高级的需要,又可以抑制某些需要。人的求美行为源于美的需要,即美欲。

2. **动机** 人的一切有意识的活动,包括思考活动都是由动机引起的,而动机又是在需要的基础上形成的。人有多种多样的需要,但并非所有的需要都会转化为动机。只有当愿望激起和维持人的行动时,这种需要才成为行为的动机。因此,动机和需要是紧密地联系在一起的,并且是人引发和维持活动的主观原因。动机是进行某种活动的内部动力。

3. **兴趣** 是指个体积极探究某种事物的一种认识倾向。这种认识倾向常常使人对某种事物给予优先的注意,并伴有向往该事物的激情。如一个人对穿着打扮特别有兴趣,那么不管工作多么忙,其他的事情如何多,总会抽出时间来装扮自己,而且经常性地这样做。倘若在别人的影响下,偶尔打扮一下自己,便不能说对穿着打扮有什么兴趣。兴趣以需要为基础。它对个体的活动产生巨大的推动力,从而使个体为满足自身对客观事物的需要或实现自己的目标而积极努力。

4. **理想** 是对未来有可能实现的奋斗目标的向往和追求。理想指引着人的行动方向。理想一旦确立,便使人具有从事艰苦工作的力量源泉,并对人格产生深远影响。理想是随着自我的发展、自我意识的形成而树立起来的,并受社会历史的制约。

5. **信念** 是坚信某种观点的正确性,并促使人们按照自己的观点、原则去行动。信念能使人激发出积极性和坚强的意志。

6. **世界观** 是人们对整个世界总的看法和根本观点,并指导着人的行动。世界观是人格倾向性的集中表现,影响人的整个精神面貌。

一个人的世界观对其审美观念和求美行为也会有影响。譬如,对整个世界持自然主义态度的人与持实用主义态度的人对美容有完全不同的看法。自然主义者追求自然美,反对人为地制造美,更反对以破坏人体自然结构为前提去制造美,如重睑术。相反,实用主义者会认为自然的不一定就是好的,只要"制造"出来的双眼皮比原来自然的单眼皮好,就有手术价值。

（三）人格心理特征

人格心理特征是个体在其心理活动中经常地、稳定地表现出来的特征,这些特征主要表现在能力、气质和性格等方面。

1. **能力** 是指顺利地完成某种活动,直接影响活动效果和水平的心理特征。能力分为一般能力和特殊能力两种。前者指人们在各种活动中所具备的基本能力,如观察力、注意力、记忆力、思维和想象能力等;后者指人们从事特殊专业所需的能力,如绘画、唱歌、跳舞、体操技能等。智力是能力的一部分,是人认识客观事物,运用知识分析问题,解决问题的能力。

2. **气质** 俗称"性情"或"脾气"。是人出生时就具有的心理活动的动力特征。心理活动的动力特征是指心理过程的速度和稳定性,心理过程的强度以及心理活动的指向性等方面的特点。心理活动和行为的速度主要是指知觉的速度、思维的敏捷性、情绪和动作反应的快慢;强度是指情绪与情感表现的强弱、意志努力的程度;稳定性是指注意力持续的长短、情绪的变化起伏;指向性是指心理活动倾向于内心体验还是外界环境。

西方心理学中有不少用生理因素解释气质的学说,如体液说、体型说、血型说、激素说等。目前在心理学界较为一致的看法是气质与神经系统的先天性关系最为密切。

3. 性格　是个体对客观现实的稳定的态度及与之相适应的习惯化了的行为方式。个体性格的形成是先天遗传和后天环境共同作用的结果,并在日常生活中表现出其稳定的、独特的行为方式。因此,性格是一个人稳定的、独持的心理特征。了解一个人的性格特征对其行为预测具有重要意义。

人的性格与气质彼此制约、相互影响。在一定程度上,气质可影响性格的表现方式,而性格又可掩盖和改造气质。相同气质类型的人可形成不同的性格特征,而不同气质类型的人也可形成同样的性格特征。气质主要是先天的,受高级神经活动类型的影响较大。而性格则主要是后天的,更多地受社会生活条件的制约。

第三节　美容心理学的概念、研究对象和范围

一　美容心理学的概念和研究对象

美容心理学是以心理学,特别是医学心理学为基础,以美容,特别是医学美容实践为领域的应用心理学分支学科。美容心理学研究的对象主要有:

1. 个体容貌对人格形成的影响。

2. 容貌缺陷对人心理的影响及容貌问题导致的各种心理障碍,包括各种容貌问题引起的神经症的心理咨询、心理诊断、心理治疗、心理疏导。

3. 容貌美的社会价值,人们对美容的态度以及文化观念导致的审美心理差异等社会审美心理学问题。

4. 容貌审美的心理学要素以及美容实践中所涉及的心理学问题。

二　美容心理学的研究内容

美容心理学研究的内容涉及很广,如容貌审美心理学、容貌发展心理学、美容社会心理学、美欲与人的心理需要、求美动机与行为、求美者人格与心理类型、美容受术者的心理、容貌缺陷心理学、美容与神经症、变态心理学、美容医患关系与交流心理学、美容心理诊断、心理咨询、心理障碍的治疗与疏导、容貌心理障碍的自我心理调节以及心理美容疗法等。

(一)容貌审美心理学

主要研究容貌审美所涉及的审美心理学问题,如容貌的美感与丑感、美容中的审美关系、美容审美主体、美容审美客体。容貌审美心理学的构成包括容貌审美感觉、审美知觉、审美想象、审美思维、审美情感、审美情趣、审美直觉、审美联想、审美差异等。

(二)容貌发展心理学

研究体象的产生和发展、影响体象的因素,各年龄阶段对自身的审美心理,包括儿童阶段、青年阶段、中年阶段、老年阶段等。同时还要研究先天性容貌缺陷者的心理,以及如何把握先天性容貌缺陷者的手术时机。

(三)美容社会心理学

美容、美容医学与社会心理学有着十分密切的联系,美容社会心理学有十分广泛的研究领域,如美容医学的社会学特征、美容与社会态度、不同人群对美容的态度,包括对一般美容的态度、对社会美容的态度、对医学美容的态度等。还研究关于美容偏见的原因、特征及转变;美容

与从众、流行心理；美容与人际交往和吸引，以及文化对美容心理的影响等。

（四）美欲、求美动机和行为

研究人的心理需要与美欲的关系，包括美欲的概念、美欲的性质、美欲在需要层次中的位置、美欲的特点及美欲与其他心理需要的关系，如美欲与爱的需要、美欲与尊重的需要、美欲与交往的需要、美欲与自我表现的需要等，还研究求美动机与行为，包括求美动机产生的原因、求美动机的种类、美欲与求美动机、容貌缺陷与求美动机、非容貌缺陷与求美动机、特殊的求美动机、病态求美动机等。

（五）求美者人格与心理类型

研究容貌与人格的关系、容貌对人格的影响、容貌与病态人格、求美者的人格特征、美容求术者的心理特征、先天性容貌缺陷者的心理特征、后天性容貌缺陷者的心理特征、美容受术者的心理类型等。

（六）美容受术者的心理

研究美容受术者的心理状态，包括美容受术者的一般心态、美容受术者的心理特征、美容手术前的心理疏导、美容手术后的心理反应及心理护理等。

（七）容貌缺陷心理学

以缺陷心理学为基础，研究容貌缺陷与心理障碍的关系、心理防御与容貌缺陷者的心理补偿、容貌缺陷导致的心理障碍，如压抑、抑郁、悲观、缺乏信心、封闭自己等，美容与神经症、变态心理的关系，包括常见的美容神经症，如美容强迫症、容貌抑郁症、美容焦虑症与美容癔症等。此外，还有美容手术的心理禁忌证。

（八）美容心理咨询

研究美容心理咨询的基本含义、目的及内容，美容心理咨询的形式、方式、技巧，美容心理咨询的原则等。

（九）心理障碍的诊断与治疗

研究美容心理诊断的意义和内容、美容心理诊断的方法和程序、常用的美容心理测验，包括一般心理测验和特定心理测验（如自像测验、求美动机测验），美容心理治疗的方法和形式、美容心理障碍的疏导，以及容貌心理障碍的自我心理调节。

（十）心理美容疗法

研究心理与容貌的关系，包括容貌美的心理要素、心理对皮肤美的影响、皮肤美的神经心理学、体型与心理、心理对形体美的影响、心理对容貌的影响、心身性容貌缺陷，包括影响容貌的心身疾病，如肥胖症、酒渣鼻、脱发与斑秃、痤疮、黄褐斑等，以及心身性容貌缺陷的治疗原则，还要研究改善容貌的心理疗法，探讨心理美容的概念、心理美容的种类、整体美容、自我催眠美容、心理暗示美容等心理美容的方法。

第四节　美容心理学涉及的心理学流派和研究方法

一　美容心理学涉及的心理学流派

在科学心理学的百年历史中，心理学的发展变化是令人瞩目的。由于心理学是在不同的国家，从多个学科领域中发展起来的，特别是在不同学术观点的激烈争论过程中发展起来的。因此，社会文化背景不同，各个学科研究的对象、范围和方法及侧重点也不同。有的从自然科学,有的从人文科学领域进行研究;有的以横向研究为主,有的则以纵向研究为主;有的侧重研究外显行为,有的侧重对内隐意识体验的研究。形成了百家争鸣、学派林立的局面。其中对心理学发展有较大影响的学派有:

(一)行为主义学派

行为主义(behaviorism)又称行为学派,系美国心理学家华生(John B. Watson)于1913年创立。行为主义学派的发展包括两个阶段:1913—1930年是以华生为代表的早期行为主义,亦称旧行为主义;1930年以后,则是以托尔曼(E. C. Tolman)、赫尔(C. L. Hull)和斯金纳(B. F. Skinner)等人为代表的新行为主义,但确立行为主义学派在心理学领域地位的,主要是华生开创的早期行为主义心理学。

早期行为主义认为,个体一切行为的产生与改变,均系于刺激与反应之间的联结关系。其主张主要有以下四点:

1. 强调科学心理学所研究的对象 是那种能够用刺激与反应加以描述并能够观察到的行为和动作,坚决反对把抽象的心理现象作为心理学研究的对象。

2. 认为心理学的目的是探索人的行为规律 因此,通过研究刺激与反应的关系就可以预测和控制人的行为。行为是刺激与反应的联结,或是由许多复杂的刺激组成的"情境"与一组反应整合而成的"动作"的联结。

3. 华生是心理学史上比较彻底的教育万能论和环境决定论者 他认为各种行为都是后天习得的,学习是人类行为发展的关键而否定遗传因素。华生夸口说:"给我一打健全的婴儿和我可用以培养他们的特殊世界,我就可以保证随机选出任何一个,不问他的才能倾向、本领和他父母的职业及种族如何,而把他训练成为我所选定的任何类型的特殊人物,如医生、律师、艺术家、商人、乞丐或小偷。"

4. 反对传统的心理学所倡导的内省法,主张采用客观的方法 如观察法、条件反射法、口头报告法和测验法等。

行为主义发展到20世纪30年代后,其严格的自然科学取向受到批评,同时又因受其他学派的影响,许多行为学派的学者不再坚持绝对的客观原则,从而接受了意识成为心理学研究的主题之一的观念。行为主义中坚持该种取向者被称为"新行为主义"。

行为主义主要偏重在学习、社会行为以及行为异常方面的研究。因此,对人的求美动机、求美行为以及有偏差的爱美行为进行分析时,常需要用到行为主义的理论。

(二)精神分析学派

精神分析(psychoanalysis)由奥地利精神病学家弗洛伊德(Sigmund Freud)于1896年创立。精神分析不但是现代心理学中影响最大的理论之一,而且也是20世纪对人类文化影响最大的理论之一。精神分析的理论极为复杂,其核心是潜意识矛盾冲突假说。弗洛伊德认为:

1. 人的心理结构包括潜意识(无意识)、前意识(下意识)和意识三部分 潜意识是人心理结构的深层,由原始的本能欲望和冲动组成。由于受道德规范、现实可能性以及社会文化的约束,某些本能欲望和冲动得不到满足,被压抑到潜意识领域中,成为个体不可知觉的那部分精神生活。

前意识是介于潜意识和意识两者间的一个边缘部分。前意识的功能是在意识和潜意识之间充当"警戒"。潜意识活动内容要进入意识领域必须经过前意识的审查,不允许潜意识的本能欲望和冲动随意进入意识领域。

意识是心理结构的表层,它面向外部世界,直接感知外部世界,是个体能知觉到的那部分精神生活。人的意识是按现实原则进行活动的,受现实可能性所制约,其主要功能是不断地从心理结构中排除那些潜意识本能欲望与冲动的干扰。

2. 人格由本我、自我和超我三部分构成 "本我"是本能欲望和冲动的总代表,它是潜意识的,不为个体所知觉,是人格的基础结构。"本我"受"里比多"所策动与支配,始终遵循"快乐原则"进行活动。

"自我"是人出生后通过与现实环境接触,通过后天学习,使一部分"本我"获得了特殊的发展而形成的。在幼年时期,"自我"首先充当"本我"与现实环境之间关系的调节者,它感知外界刺激,了解现实环境,按"现实原则"进行活动,即根据现实可能,调节"本我"的基本需要。

"超我"是人在社会化过程中,通过教育,将社会规范内化而形成的理智与良知,是"道德化了的自我"。"超我"代表了人的个性特征。要想保持良好的心理状态,就必须依赖"本我"、"自我"和"超我"三种力量的平衡。从而使人格朝着健康的方向发展。否则,就会发生心理障碍。

早期的精神分析学派还包括两个重要的人物,弗洛伊德的学生及亲密合作者阿德勒(A. Adler)和莱格(C. G. Jung),他们不同意弗洛伊德片面强调生物性动机的决定作用而和他分道扬镳。后来,在美国出现了以沙利文(H. S. Sullivan)和艾里克森(E. H. Erikson)等为主要代表的新精神分析学派。通过他们深入的社会调查,一致强调社会文化因素对人的精神生活和个体人格发展的重要作用,否定弗洛伊德的生物本能决定论和泛性论,把生物本能、里比多置于附属地位。他们继承了弗洛伊德关于精神分析方法和潜意识矛盾冲突理论,对精神医学的发展起到积极的推动作用。

(三)人本主义学派

人本主义心理学是20世纪50~60年代在美国兴起的一个新的心理学学派。其代表人物是美国的心理学家马斯洛(Abraham Maslow)与罗杰斯(Garl Ransom Rogers)。因人本主义心理学兴起的年代较精神分析和行为学说晚,在心理学界的影响也比这两个学派势力小,故被称为现代心理学的"第三势力"。

人本主义心理学在理论取向上,认为精神分析和行为主义两者过于狭隘和偏激。批评精神分析是伤残心理学,批评行为主义是幼稚心理学。人本主义心理学主张:心理学应该研究正常的人;研究人类异于动物的一些复杂经验,如动机、需要、价值、情感、生命意义等真正属于人性的问题。马斯洛认为,人有强烈的自我实现的愿望,会不断追求新的、更高的目标,永无止境。人本主义学派的研究不仅仅局限于了解人性,更看重如何为人性的发展创造环境,以达到自我实现的境界。人本主义心理学的特征就在于:人本主义心理学是以人的需要为出发点去研究人,跟以往各学派以科学的需要去研究人性有所不同。

在美容心理学研究中,将应用人本主义的理论,对美欲与人的心理需要及求美的动机进行研究。

(四)格式塔学派

格式塔心理学(Gestalt Psychology)又称完形心理学。主要代表人物是德国的心理学家韦特墨(Max. Wertheimer)、考夫卡(Kurt Koffka)和苛勒(Walfgang Kohler)。韦特墨于1912年发表了题为"运动视觉的实验研究"的论文,成为该学派诞生的标志。"格式塔"一词来自德语"Gestalt"的译音。其含义有二:一是指事物的形式或形状。二是指任何一种被分离的整体或完形。

格式塔学派认为,任何一种心理现象,都是一个格式塔,都具有整体性与结构性。反对将心理现象分解为心理元素。强调组织的整体性。认为整体先于部分而存在,并制约各部分的性质和意义,但不等于部分之总和。

格式塔心理学理论被应用到审美心理学研究中,以至格式塔审美心理学成为西方审美心理学的一个重要流派。

(五)认知心理学

认知心理学不是由某人独造的,而是受多种因素影响逐渐演变而成的。认知是指人对事物知晓的历程。在此历程中,包括对事物的注意、辨别、理解、思考等复杂的心理活动。人的审美和自我审美,实际上是典型的认知过程。对审美认知过程的科学研究就是审美心理学。

(六)神经心理学与生理心理学

神经心理学是研究大脑神经生理功能与个体行为及心理过程关系的理论。神经心理学是从生理心理学中分化出来的一个新学科。科学心理学的奠基人冯特就是生理心理学家。冯特认为,一切心理现象都是由简单的心理元素组成。如光亮、颜色、软硬、粗细为感觉元素。愉快、紧张、兴奋为感情因素。冯特认为,研究人的直接经验要用内省法,但他改造了传统思辨式的内省,主张把握心理现象,要靠精确的观察。他在实验室里开展了感觉心理学和心理物理学的研究。

二 美容心理学的研究方法

(一)观察法

观察法是在日常生活的条件下,通过被试者的动作、行为和谈话等外部表现,以判断个体心理活动的特点和规律。观察的实质不单纯是记录研究者所目睹的事实材料,更重要的是科学地分析心理活动产生的原因,并从中总结出一些规律性的东西。观察者与被观察者之间的关系,通常有两种:一种是参与观察,即观察者参与被观察者的活动。另一种是非参与观察,即观察者不参与被观察者的活动。无论采取哪种方式,原则上是不使被观察者发现自己的活动被他人观察,因为这样会影响他的行为表现。观察法的优点是所得的观察结果比较真实可信,缺点是观察条件不易控制。

(二)个案法

个案研究法是对个人或以个人组成的团体为对象的一种研究办法。个案研究是医学心理学最早的研究方法,是医生了解患者病情及生活史的一种方法。个案资料包括家族史、疾病史、教育背景、人格发展、个人经历、工作情况、社会关系和当前心理状态等。无论是对美容心理学理论,还是对临床美容心理学的研究,个案研究都是重要的研究工具。

(三)调查法

调查法是预先拟定问题,让被调查者根据自己的实际情况,自由表达其态度或意见的一种方法。调查法可采用两种方式,一是访问法,是测试者和被试者有目的、有计划地面对面谈话,从而了解被试者的某些心理特点。访问调查是收集第一手材料的可行方法,但研究对象只能限于少数人,花费时间较多,所以不易实施。而且也容易受主客观因素的影响,有不真实的可能性。另一种是问卷法,通过填写事先拟定好的表格、问题等形式来研究其心理的一种方法。问卷调查收集资料简便易行,又可使调查范围扩大,因而被广泛应用。

谈话法和问卷法都应与其他有关的方法结合进行,对所有材料相互补充和验证,才能做出较准确的结论。问卷制定的关键是注意问题内容的明确性,同时要符合统计学的要求。例如,采用问卷法研究求美者的动机,先设定问卷动机内容若干项:婚姻需要、交往需要、工作需要、环境需要等,然后对问卷结果进行统计学分析,从而判定求美者的动机类型和所占的比例。

问卷法又称心理测验,是运用测验材料,用标准化的方法对人的心理活动进行数量化的测量,从而确定人们心理活动差异的性质和程度,为判定某些方面的心理水平提供依据。测验法是心理学常用的研究方法之一。目前应用较多的测验方法有修订的韦氏智力测验、明尼苏达多相人格测验、艾森克人格测验等。有关美容心理学的研究,也必须使用上述有关的心理测验。譬如,研究容貌缺陷者的人格特征及心理过程,可借助有关的人格量表、情绪量表。此外,还可以建立美容医学实用的心理量表,如"体象心理测验量表"、"求美需要与动机量表"等。一个标准的量表必须具有较高的信度和效度、标准计分方法和可以比较的常模,才能用于实际研究。

(四)实验法

实验法是有目的地设置一定的条件并严格控制,引起某种心理现象进行研究的方法。按其研究目的、手段的不同,分为实验室实验法和自然实验法。实验室实验法是在实验室内借助各种专门的仪器设备进行心理实验的方法。不仅可以观察到被试者的行为表现,还可通过仪器精确记录各种生理指标。而且对实验的结果可进行反复的验证。其缺点是,由于被试者意识到正在接受实验,易干扰实验结果的客观性。自然实验法在自然的生活环境中进行,一方面控制和改变某些条件,另一方面又利用自然条件来探索某些心理现象的变化规律。可使被试者消除紧张情绪而处于自然状态中,研究的结果比较切合实际。其不足之处是实验情景不易控制。

(何伦 黄华金)

参 考 文 献

[1] Bradbury E. The psychology of aesthetic plastic surgery[J]. Aseth Plast Surg. 1994,18:301.

[2] 张涤生. 我国美容外科发展及现状[J]. 中华医学美学美容杂志,2003,9(4):198.

[3] David B. Sarwer,Thomas A. Wadden,Michael J. Pertschuk,Linton A. Whitaker. The psychology of cosmetic surgery:a review and reconceptualization[J]. Clinical Psychology Review,1998,18(1):1-22.

[4] David B. Sarwer,Magee,L. ,& Crerand,C. E. Cosmetic surgery and cosmetic medical treatments. In J. K. Thompson(Ed.),Handbook of eating disorders and obesity[M]. New York:Guilford Press,2003.

[5] Edgerton,M. T. ,Jacobson,W. E. ,& Meyer,E. Surgical-psychiatric study of patients seeking plastic (cosmetic) surgery:98 consecutive patients with minimal deformity[J]. British Journal of Plastic Surgery,1960,13(14):136-145.

[6] Meyer,E. ,Jacobson,W. E. ,Edgerton,M. T. ,& Canter,A. Motivational patterns in patients seeking elective plastic surgery[J]. Psychosomatic Medicine,1960,22(3):193-202.

[7] Webb,W. L. ,Slaughter,R. ,Meyer,E. ,& Edgerton,M. Mechanisms of psychosocial adjustment in patients seeking"face-lift" operation[J]. Psychosomatic Medicine,1965,27(2):183-192.

[8] Baker,J. L. ,Kolin,I. S. ,& Bartlett,E. S. Psychosexual dynamics of patients undergoing mammary augmentation [J]. Plastic and Reconstructive Surgery,1974,53(6):652-659.

[9] Goin,M. K. ,Burgoyne,R. W. ,Goin,J. M. ,& Staples,F. R. A prospective psychological study of 50 female face-lift patients[J]. Plastic and Reconstructive Surgery,1980,65(4):436-442.

[10] Micheli-Pellegrini, V. , & Manfrieda, G. M. Rhinoplasty and its psychological implications：Applied psychology observations in aesthetic surgery[J]. Aesthetic Plastic Surgery,1979,3(1):299-319.

[11] Wright, M. R. , & Wright, W. K. A psychological study of patients undergoing cosmetic surgery[J]. Archives of Otolaryngology,1975,101(3):145-151.

[12] Shipley, R. H. , O' Donnell, J. M. ,& Bader, K. F. Personality characteristics of women seeking breast augmentation[J]. Plastic and Reconstructive Surgery,1977,60:369-376.

[13] Hay, G. G. Psychiatric aspects of cosmetic nasal operations[J]. British Journal of Psychiatry,1970,116(530): 85-97.

[14] Hollyman, J. A. , Lacey, J. H. , Whitfield, P. J. , & Wilson, J. S. P. Surgery for the psyche：A longitudinal study of women undergoing reduction mammoplasty[J]. British Journal of Plastic Surgery,1986,39(2):222-224.

[15] Robin, A. A. , Copas, J. B. , Jack, A. B. , Kaeser, A. C. , & Thomas, P. J. Reshaping the psyche：The concurrent improvement in appearance and mental state after rhinoplasty[J]. British Journal of Psychiatry,1988,152:539-543.

[16] Napoleon, A. The presentation of personalities in plastic surgery[J]. Annals of Plastic Surgery,1993,31(3): 193-208.

[17] Ercolani, M. , Baldaro, B. , Rossi, N. , & Trombini, G. Five-year follow-up of cosmetic rhinoplasty[J]. Journal of Psychosomatic Research,1999,47(3):283-286.

[18] 李祝华. 美容医学的确立、内涵与发展[J]. 实用美容整形外科杂志,1991,2(4):48.

[19] 郭树忠,鲁开化. 美容外科发展的回顾与展望[J]. 中国医学美学美容杂志,1994,3(2):113.

[20] 何伦,方彰林. 美容医学心理学[M]. 北京:北京出版社,1998.

[21] 陈忠存,郭连荣,等. 美容受术者焦虑抑郁情绪测定及临床分析[J]. 实用美容整形外科杂志,1996,7(5):256.

[22] 何伦. 美容医学心理咨询学科专科建设与人才培养——增设"美容心理专科医师"系列势在必行[J]. 中华医学美学美容杂志,2004,10(5):302-303.

[23] 樊建勇,杨慧兰. 白癜风患者心理调查与结果分析[J]. 中国美容医学,2006,15(12):1390-1392.

[24] 蒋新,王天舒. 心理干预对隆乳术患者焦虑及疼痛的影响[J]. 中国美容整形外科杂志,2009,20(11):704.

┃ 第二章 ┃ 人体审美心理与外表吸引力 ┃

审美心理学是研究人们审美心理的发生、发展、反馈及其规律的科学,也就是研究审美主体的审美意识和审美心理的科学。它是一门多学科交叉的学科,遵循人的心理活动规律,以带有美属性的客观事物为审美客体,探求审美主体的审美认识、审美情感、审美判断和审美需要等。容貌和形体审美心理学则以人体为审美对象,研究审美主体对人的容貌和形体的审美经验、审美态度、审美感受等。

第一节　容貌形体美感

美感是客观事物美的属性被人们的感觉器官所接收,通过神经网络输送到大脑而引起的感受。也就是说,美感是人们在审美过程中产生的心理现象,是一种复杂的心理活动和心理过程。美感最本质的特征是形、情、理的统一,是愉悦和功利的有机统一,同时也是共性和个性的统一。

一　容貌形体的美与丑

(一)美的含义

美(beauty)的含义十分宽泛,既用于美学范畴,又用于日常生活。"美"从词源学来看,起源于"羊大为美",原始人认为羊长得肥大就是美,因为肥大的羊与人的感性需要有直接关系。在日常生活中,美包含着自美观念诞生以来的两种含义:一是表示感官愉快的强形式。人的口腹之欲得到满足时,为表示高度赞许,常说:"真美!"等;其二是伦理判断的弱形式,常用来对人的行为道德方面进行肯定。

在美学范围内,美有三层含义:①专指审美对象。凡是能够使人得到审美愉快的欣赏对象都是"美"的。②指美的性质。对美的认识有两种对立的学派,即主观论和客观论。主观论把美和审美对象看成一回事,审美对象是由人的主观的审美感受、审美态度创造出来的。客观论则认为一个事物能不能成为审美对象,最终还是决定于客体的审美性质,故将美作为审美性质看待,于是产生了美在形式说。③指美的本质,即美从根本上到底是如何来的?关于此问题长期在美学界存在着争论。国内多数学者认为,美的本质有两个基本特征,这便是美的客观社会性和形象性。美的客观社会性是指美是客观存在的事物的属性,是不依赖于人们主观感受的存在而存在的,但它不是一种纯粹的自然现象或自然属性,而是与人类社会生活有着密切关系,是一种人类社会生活的现象和属性,作为人的对象客观地存在于社会生活之中。美的形象性是指美是以一定的具体形状或现象存在着的,人们能强烈地感觉到它。美有社会美、自然美和艺术美之分,但不论何种形态的美,都离不开上述两个基本特征。

(二)人体美与身体魅力

1. 人体美的概念 人体美是人体在正常状态下的形式结构、生理功能和心理过程的合乎目的的协调、匀称和统一,是自然美与社会美的交叉表现,但又以自然美为主,并且为其最高表现形式。人体的自然因素是人体美的基础。人的体型富于造型美;人的肤色,在一定光线的作用下富于色调的变幻;人的姿态,千变万化,蕴涵着无限的美。人体美是人类进化的产物,又是人对自身的认识和评价。审美使人体本身有了价值,它不但使人体成为创作和鉴赏的对象,而且也对人类的遗传、优生、改良起着积极的作用。将人体作为审美客体来看,其具有以下特征:①人体是和谐统一的整体。人体的和谐统一的整体美,集中表现在局部与整体、局部与局部、机体与环境、躯体与心理所对应关系的协调和谐上。②人体具有均衡匀称的形态,主要表现在人体左右对称,比例均衡,体形匀称,动作协调上。③人体的生命活力美。生命是人体的载体,只有生命才能赐以人体现实的美。

2. 容貌与形体美概念 容貌(face)即相貌、容颜,指人的面部与五官的形态。容貌美(the beauty of face)是人体美最重要的组成部分,其决定因素有头发的色泽与质地、面型、头型、五官的形态,以及以上诸因素完满和谐的统一。此外,容貌美更突出地体现出人体美的社会属性,要求面部与五官形态与人的气质、精神状态的完满统一。人体是三维的立体造型,构成其美感有五方面要素:①尺寸与比例,如人体整体或局部的高矮、宽窄,整体与局部,或局部之间的长、宽等尺寸的比例关系。②体型姿势、左右差及弯曲度。③人体的有机构成。④体表的起伏度、条纹、斑纹、肤色及肌理等外貌特征。⑤运动中的体形变化与动作的协调程度。通常这五方面的综合感觉便是某一具体人体美感的来源。

(三)丑与缺陷

丑(ugliness)是美学范畴之一,是美的对立面。19世纪中叶以后,西方美学开始把丑归入审美领域。丑的存在是客观事实,与美并存。现实生活中的丑有两种情况:一种是与形式美相背,其外观不漂亮不好看,但却有一种内在的精神美。由于外观的不漂亮,那内在的精神性的美反而表现得更强烈、更崇高。这一类的丑就具有审美价值。古代广泛流传于民间的钟馗、济公便属此类。虽然他们外表形象丑陋,但一身正气,除暴安良,在民众心里树立了良好的形象。再如江南的太湖石,从形式上说奇形怪状,却博得人们喜爱。清代刘熙载说:"怪石以丑为美,丑到极处,便是美到极处。"另一类丑却与此相反,它们在审美活动中引起的不是肯定性的情绪反应,而是否定性的情感反应,是审美中的反价值。这种丑在生活中普遍存在,一般只有消极、否定的意义。但这种丑被反映到艺术作品中时,仍然具有审美价值。在艺术中,丑的价值主要表现在:①以丑衬美。通过美与丑的对照、映衬,使美更加突出、更感人。这种以丑衬美的方法,符合对立因素相克相生、相反相成的辩证规律。②化丑为美。通过艺术的典型化,使艺术中的丑不同于一般的生活丑。从艺术效果上看,它已成为美学意义上的美了。在美容领域中的丑,多是一种生活的丑,这种丑的转化,需要借助各种美容手段的修饰、掩盖,以及纠正人体的缺陷或丑。

人类丑意识的产生与人体的缺陷有着内在的联系。正如人类的美意识的来由,是从妙龄女性日见增长的修长的身段和四肢、丰艳的肉体,洋溢着娇嫩、活泼的生命感的容姿中得到的一种美的感受。而丑的原始来由是对人身体的一部分或全部的形状、姿态的特殊性,或对秽物、臭气等产生的感官上的某种感受。身体矮小、病弱的人,往往是缺乏生命力的,而美的东西都是洋溢着生气勃勃的生命感的东西。

对于相当多的求美者来说,他们的求美动机的本质并不是向往美貌,而往往是意识到丑陋才来寻求美容的,只有少部分人是为了追求一种完美而要求美容的。

二　人体美学评定

广义的容貌实际相当于外貌、外表(appearance)或身体外表(physical appearance),并包括了头面部和形体或体型。在美国和一些欧洲国家,美容医学和美容心理学实践和研究中,很少使用人体美和容貌美这样的词汇,究其原因,这些词汇均是较客观或理想的描述。在西方文献较多地采用了"外表"一词,相当中文中广义的"容貌"。同时用更为主观的"身体吸引力"(physical attractiveness)来评价人体美的状态。

人体美学评定即制定出人体美的客观标准,根据专家的评定来定量确定人体的美学等级。该种测定相对客观,但多具有一定的专业性。例如利用"人体美学因素评级表"来测定就是按预先确立的等级,对要审定的人体各个美学因素进行分类评定,以建立各因素的美学级别。"美学因素"是指一切从美学观点来看可能具有某种意义的因素,例如人体的某一部分、衣着、首饰等。上述评级,从最美到最不美各个级别都有。但主要分7大等级:3个肯定级,1个中间级,3个否定级。或称3个"+"级,3个"-"级,1个"±"级。中间级是美学上的中性级,如观察者所见某女子的乳房或裙子为中间级时,其目光不停留,无美丑之认识,不予关注。当然对这一评估是否有效,还有一些必要的有效控制条件,如评估的客观性和因素评定独立等。人体美学评定可以分部位来进行,主要有面部、人体正面、背面、性感器官等。

面部美学因素等级评定:面部美学因素往往有头发、眼睛、鼻嘴、牙齿、下颌和耳朵。评定有效条件有:面部呈自然状态,无假饰或脂粉,以防改变原有色彩,或扩大美学因素自然范畴。如眉毛、睫毛不得描画,口红不得超过唇的真实界限等。其表现形式如具体评定嘴的分级标准:①唇的厚薄;②上唇对下唇的相对厚薄;③唇的宽度。其中评定为"+"级的标准是:唇厚度中等,唇上下相等,宽度中等。

人体正面美学因素等级评定:为评定人体正面的美学因素等级,一般选择颈项、肩、乳房、腹部、身高、脐部、大腿、小腿、脚和手这些因素作为评定对象,由此分纵横、行列制成表即是人体正面美学因素等级评定表。测定人认真逐一测定后,把结果分级填入表内,作为提供评估人体美的依据之一。乳房的美学等级评定内容是:①外形;②挺脱程度;③乳头与乳晕之大小。其中评为"++"的标准是:乳房呈锥形,较大,挺脱,发达,乳晕面积大小中等。再如腹部美学等级评定内容主要是:侧身观看的外形;是否有负级因素存在。例如,肥胖而产生鼓突、下垂的松垮皮肉或皮肤萎缩斑纹等。

人体背面美学因素等级评定:测定人体背面美而制定的表式称为人体背面美学因素等级评定表。其因素通常有:颈部、背部、臀部、大腿、小腿和踝骨等。其中的大腿、颈部等因素评定与正面一致,但女性后颈却有其特殊的标准,因为头发的装饰,对其后颈具有性美学价值。与前面观测结果具有很大不同的是小腿。当双脚并拢时,小腿便成为最好的美学形态测试标尺,这时,小腿的一切缺陷,如长度、围长、腿肚形态、小腿的笔直程度等,都会因这种姿势而赤裸裸地显现出来。另外,背部美学因素等级评定内容有:总体外形、腰部弯曲、肩胛骨的形状、脊柱沟状态及负级因素等。

性感器官美学因素等级评定:性感器官的评定及美学等级观测是评定人体性美感强度的

关键,因此评定表的制定、因素筛选、结果控制一直受到医学美容、社交或公关、信息广告、文艺影视等领域的高度重视。通常专家们以嘴、乳房、腹部、脐部、臀部、耻骨和大腿为主要评定内容。如耻骨部位美学因素(女性)定级包括外形、阴毛等。外形微隆起,阴毛较浓,就只能定为"＋"级。再如脐部美学等级评定对象是:脐的大小、腰内侧骨突结构、脐外部鼓突结构等。可评为"＋＋＋"级的标准应是:脐大小中等、呈圆形,有时有轻微斜度,无内、外鼓突。

三 人体审美意识与美感

(一)审美意识与美感

1. 审美意识(aesthetic consciousness) 是客观存在的审美对象在人们头脑中的能动的反映,是广义的"美感"(它包括人的审美趣味、审美能力、审美观念、审美理想、审美感受等;狭义的"美感"则专指审美感受,它是审美意识的核心部分)。审美意识是在人类长期的审美实践的基础上产生的,是社会实践造成的审美主体与审美客体相互作用的结果,并随着人类的社会实践和审美实践的发展而发展。它的生理基础是审美主体敏感、健全的感官和神经系统;它的心理基础是审美的感觉、知觉、表象、判断、思维、想象、情感等相互作用的活动;它的认识基础则是人们在审美实践活动中所建立起来的特有的把握现实的感性方式。审美意识不同于其他意识的特点是:它是以一种感性观照的方式对审美对象进行直接感性的把握,因而它的感性因素更突出、更强烈,而理性因素则消融于其中,达到和谐的统一。

2. 美感(sense of beauty) 即审美感受,它是客观事物的美的属性被人的感觉器官所接收,通过神经网络把信息输送到大脑所引起的感受。这种感受伴随着主体人的情感因素,是一种复杂的心理活动和心理过程。人们进行审美活动,需要具备对客观美的感受能力,也就是说要有与美的特性相适应的感觉器官。倘若仅从感官的生理功能而言,人的感官的灵敏程度还远远不及某些动物,但由于人具有动物所没有的思维、联想等心理活动功能,人的感觉器官脱离了动物状态,具备了感受美的能力,这是人的社会实践,主要是劳动实践的结果。人在社会实践中不仅改造了自然界,同时也改造了人本身的自然,发展了审美意识,培养了人的感官的审美能力。人的美感不同于快感。美感是一种精神上的愉悦,蕴藏着理性的内容,为人类所特有。快感则是生理需要和生理欲望得到满足而引起身心的愉快或舒服的感觉,本质上是物质的。美感具有以下一些特点:

(1) 美感的直觉性:审美活动中,当美的事物出现在面前时,人们立即得到了美的感受,事前并没有经过一定的思考推敲,这种在刹那间产生的美的感受,就是美感的直觉性。客观的美所以能被人直觉和直接感受,从审美对象而言,源自美的形象性,即凡是美的事物,总是以具体的、鲜明的、可感的形象表现出来。从审美主体方面探究,它与人的生理、心理结构分不开。人们将个人的审美经验,包括所懂得的人类审美历史成果储存在大脑中,形成表象记忆,个人长期形成的审美习惯,也会形成条件反射。这样,人们在审美活动中,将客观事物的美的属性传到大脑,立即与大脑中储存的表象记忆结合,加上条件反射的作用,便有了审美感知的直觉性。

(2) 美感愉悦性:在审美活动中,作为审美主体的人是充满感情色彩的,表现了对审美对象的一定的情感态度。人们面对各种各样美好的事物,往往会全身心地沉浸到该事物中去,被深深地感动,从而感到喜悦、惬意、愉快、舒坦、满足,甚至陶醉,这就是美感的愉悦性。它是美感的基本特征之一。美感愉悦性是精神性的,是审美者对外部世界的一种体验,属于精神上的享受。不仅面对社会美、艺术美这些本身就凝结着情感的审美对象,人们会顿生爱慕、喜悦、愉乐之情;就是那些本身并无所谓情感的自然美,也会使人们心旷神怡,情痴意醉。

(二)人体美感与性感

人体审美与人们的性态度有着显而易见的关系。为说明这一点,我们可以追溯到人类最早的人体审美现象——原始艺术。玛克斯·德索在其所著的《美学和艺术理论》一书中,介绍了由霍尼斯建立的一种原始艺术的分类方法,即把艺术分为三类:①身体装饰和舞蹈等以人体为媒质的艺术;②为了视觉的需要,在空间中展现的艺术,有雕塑、绘画和器物装饰等;③音乐与诗歌等需要用听觉的、在时间中表现的艺术。这个分类的第一和第二类中的大多数艺术都与人体有密切关系。而原始人的身体装饰、舞蹈和雕塑,程度不同地与性关联着,这点已得到古代人体雕塑和现代原始人体艺术研究的证明。

在容貌审美中,美感和性感常常是浑然一体的。但是,由于长期存在的性压抑的文化,在对人体审美时很少把性感和美感相联系。所谓性感(sexual sensation)是指启动性亲近的心理体验,它是美感中与性有密切关系的表征,能给异性以强烈的、集中的感受。费尔巴哈说过:"大自然的美全部集中于,而且个性化于两性的差异上"。两性不同的生理特征正是性感的基础,同时也成为人体审美的基础。

女性的性感体征除了表现在眼、唇之上,往往在作为第二性征的乳房、臀部和浑圆的双臂、精巧的手脚上有所反映。异性间的性吸引美感和性感同时起重要的作用。有人写了一个性吸引的公式:性吸引力=气质美+外在美+性感,并解释说,气质美是灵魂,是核心;外在美是躯壳,是基础;而性感是催化剂。没有气质美的性吸引力是原始的、低下的生物本能;而缺乏外在美和性感的性吸引力则涂上了柏拉图式的色彩,是不完美、不协调的,甚至是变态的两性关系。

(三)人体美感与形式美

美的形式指的是美的内容显现为具体形象的内部结构和外部状态,是美的内容存在的方式。它包括内形式和外形式:美的内部组织结构是它的内形式,美的形态外观是它的外形式。美的形式是为表现美的内容服务的。真正美的形式,总是完全与它所表达的内容融为一体的。但形式美又有相对的独立性,表现在人们常把某些形式美视为一种好像与内容无关的独立的审美对象,诸如自然界和艺术领域的某些美。同时,美的形式除了要受到内容的影响外,形式美还有其自身的继承性。人体的形式美包括:人体线条、人体轮廓线、人体曲线、人体雕刻度、人体美立体感、人体美量感、人体美质感、人体起伏度、人体美光感、人体比例等。

(四)人体丑感

丑感(sense of ugliness)与美感相对立,是人对事物的一种消极的反应,即人的高级感官感到不快。在艺术的领域,丑感并不是一种单纯性的对丑作出的令人不愉快的反应。作为近代美学的新范畴,丑感被视为一种复杂的现象。一般来说,当一个人意识到自己丑陋时,就意味着自我意识中包含了消极的体象,即对自身的容貌或形体不予认可,相伴随的便是不愉快的"丑感"。但是,有时人们尽管从理性上认为自己丑陋,但并不伴随不愉快的感觉。原因在于人们对自身的适应或情感的升华。

所以,并不是认识到自己的丑陋就必定带来不快的"丑感",形成消极体象。只有为自身的丑陋痛苦的人才会有强烈的丑陋的感觉,也只有在这种时候,才形成了真正的消极体象。

四 美感的生理基础与健康

(一)美感的生理学基础

美感的实质是美的事物通过感官作用于大脑引起的一种高级神经活动,其中皮质下中枢神经和自主神经在美感产生过程中处于显著地位,而大脑皮质则起着调节作用。各种美的信号,以其形象、声音、色彩等作用于人们的感官是如何唤起人内心的和谐共鸣的?人的大脑是否存在着"美感中枢"?近年来国外学者对美感的生理学机制进行了大量的实验研究,证明美感的激发和定向在很大程度上取决于丘脑、下丘脑和边缘系统的功能,在那里存在着"美感中枢"和"快乐中枢"(图2-1)。

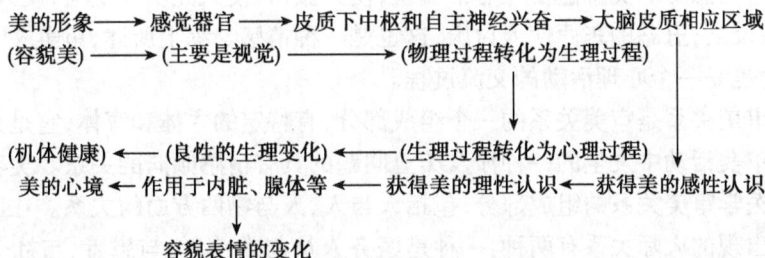

美的形象 → 感觉器官 → 皮质下中枢和自主神经兴奋 → 大脑皮质相应区域
(容貌美) → (主要是视觉) → (物理过程转化为生理过程)

(机体健康) ← (良性的生理变化) ← (生理过程转化为心理过程)
美的心境 ← 作用于内脏、腺体等 ← 获得美的理性认识 ← 获得美的感性认识

容貌表情的变化

图2-1 美感的生理-心理过程

美感作为一种高级的社会性情感,是以人的感觉系统和大脑高级神经的活动为其主要生理基础,这些美的信息经视觉、听觉等构成了人的美感外部生理机制,它使人获得外界的各种各样的美的信息,这类美的信息经视觉、听觉渠道传入神经通路传导到人的大脑高级神经中枢后,就能使人产生美感体验。

(二)美感与健康的关系

美感与人的心身健康的关系极为密切,这种关系是通过人的情绪的活动作为中间媒介来实现的。相对于愤怒、忧愁、伤感等"负性情绪",美感可以说是一种十分有利于人体健康的"正性情绪"。

美感是一种高级情感活动。当人们在欢乐舒畅时,自主神经系统功能处于平衡状态,血压、呼吸、脉搏、面色均进入正常生理常态,外貌表现平静、轻松。一旦美感丧失,则表现为自主神经功能失调现象。如愤怒时,血液循环加强,呼吸快而短促,心跳加快,机体处于生理应激状态。忧郁时,血糖降低,胃肠蠕动和消化液的分泌受到抑制,面色苍白,语调低沉。

美感存在时,神经体液调节系统功能保持平衡。当美感遭到破坏时,肾上腺皮质激素、甲状腺素、儿茶酚胺等升高,而5-羟色胺的水平下降。这些神经递质浓度的改变,会导致机体水电解质代谢紊乱和内脏功能的失调。

美感还可以增强机体的免疫能力。主要是通过增强巨噬细胞、粒细胞、淋巴细胞的活力,促进血球蛋白形成,来提高机体的免疫功能。反之,美感受损,可导致机体免疫功能的下降。

第二节 美容医学中的审美与容貌审美心理

一 美容医学中的审美关系

审美关系(aesthetic relation)是人们在社会审美交往和审美活动中所发生的一种涉及美丑问题的具有情感倾向的关系。对这个表述,应有两点必要的理解:其一,人的社会交往和社会活动都是一种社会行为。人的社会行为包括经济行为、政治行为、法律行为、道德行为、日常生活行为等。伴随着人的社会行为,随时都会出现审美心理活动,也可以说审美心理活动贯穿于人的一生,它们是在人自觉的或不自觉的状态下出现的。其二,审美关系具有情感倾向,这种情感倾向来自审美感受。美感能使人心情愉快,使人振奋,使人充实和受益,使人神往,因而总是倾注着情感;反之,丑恶的东西使人讨厌,这也是一种情感。综上所述,审美关系是一个教育影响过程,同时也是一个心理活动的交流过程。

美容医学审美关系是审美关系的一个组成部分,有特定的主体和客体,它是人们在美容医学审美交往和审美活动中发生的一种涉及美丑问题的具有情感倾向的关系。美容医学审美关系首先是一般医学审美关系的组成部分,包括人与人、人与物两方面的关系。在医学审美交往和审美活动中出现的人际关系有两种:一种是医务人员与求治者、与患者、与社会人群之间的审美关系,医务人员是主导方面,是医学审美的主体;求治者、患者和社会人群是医务人员服务的对象。但接受医药卫生服务的也是有意识有主观能动性的人,他们并不是作为纯粹的审美客体而存在,在一定情况一定条件下,他们也要以医学审美主体的姿态出现,能根据自身的医学审美观点和需要,进行审美评价和医学审美选择。协调这种医学审美关系,主要依靠处于主导地位的医务人员的努力,包括悉心听取意见和合理化建议,也要依靠求治者、患者、社会人群的协作和配合。另一种是医务人员之间的医学审美关系,他们之间不是单纯的主客体关系。医学审美中人与物的关系,是指人与客观医学事物间的关系,即医务人员、患者、社会人群把医疗卫生机构的基本设施、医院布局,以及推而广之凡能影响人体健美的自然和社会环境等作为审美对象,在医学审美活动中出现的关系。

美容医学实践中美容医师与求美者建立的关系也是一种特殊的医学审美关系。特殊性在于以容貌形体审美为对象或核心内容,美容医师与求美者共同参与审美过程,并需要达到一定程度的共识。这就使得美容医学审美关系成为美容医学实践的不可缺少的重要内容。

美容医学实践的审美主体由美容医师与求美者共同组成,两个审美主体之间的审美联系有着十分重要的意义(图2-2)。

从审美关系方面看,美容医师与求美者的联系可以划分为3个阶段:第一个阶段:求美者提出容貌审美要求,美容医生做出审美判断,并与求美者沟通,力求达成一致;第二阶段:美容

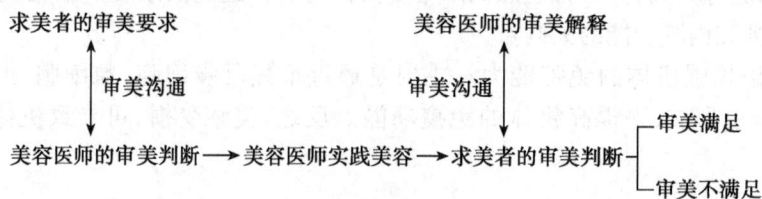

图2-2 美容医学中审美的主体关系

医生根据医患双方达成的审美共识,设计美容方案,实施美容手术;第三阶段:求美者对美容结果进行初步判断,得出满意或不满意的结论,美容医师对求美者解释说明。这三个环节均十分重要,如能顺利进行,往往就是一个成功的美容手术,否则,即使美容手术本身是成功的,也未必能取得满意的结果。

在美容医生眼里,相对能够较为客观地审视求美者的容貌或形体,但求美者审视自己就不一样了。求美者始终既是审美主体,又是审美客体,他们的感觉与美容医生有所不同,这样,美容医生"客观"的判断就不能不受到具体个体不同境遇的影响。没有适应性、可塑性的审美变化,就不能适应美容医学中的审美活动。

二 容貌审美标准与判断

(一)审美标准

审美标准(aesthetic criterion)即审美评价的标准。人们在审美评价中总会自觉或不自觉地运用某种尺度去衡量审美对象,这种用以衡量对象审美价值的尺度,就是审美标准。虽然由于社会生活的丰富多彩,由于审美对象的具体形象的变化多端和无比丰富,由于个人的生活经验和审美经验的不同,形成了各个人独特的审美感受。这种感受从表面看来本身似乎没什么客观标准可言,但是,由于美的事物的审美价值是客观存在的,审美主体与审美对象的审美关系也是客观地形成的。所以,在个人千差万别的主观感受之中,总会这样那样地反映出对象的客观审美属性,总会积淀着不以个人主观意志为转移的客观内容。因此,审美标准是具有客观性的。客观的审美标准是对人类审美经验的科学概括和总结,它是人类在各个历史时期的社会实践和艺术实践的产物,必然要随着历史的发展而发展,具有时代的、民族的、阶级的特点,因而不存在什么永恒不变的绝对的标准,而只有历史的具体的审美标准。

评价容貌的标准不但很多而且易变,随历史与文化环境的不同而有所不同。但在各种标准的背后可以发现一些共性的审美范畴。"美"的范畴实际上包含了许多不同的容貌特征。如女性可以为清秀、艳丽、贤淑、妖冶,也可以为雍容华贵、百媚千娇、纯朴自然、花枝招展等;男性可以有英俊、俊雅、魁梧、秀气,也可以有"粉面小生"、"冷面小生"、风流倜傥、铁面冰心等。这种种不同的类型都可以称为美。容貌审美的趣味性,决定了审美标准的多样性。

但是,我们往往会发现另外一种倾向,人类在人体审美经历中试图把美的理想统一起来,用一个标准来规定它。特别古代人美的观念对人们的行为有巨大的左右能力,否则绝不会有"三寸金莲"的广泛流行。现代社会的"选美"活动无疑也宣传了这样一种信念:相信各种各样的"美貌"其实是一种东西,只要有标准、有眼力就能分出优劣来。特别是当人体审美与商业行为联系在一起,这时对人体审美价值的认识不仅仅是美的标准,而且包含了信息和商业价值,即"最美"的含义不是指最强烈的、最新鲜的或最高层次的审美感受,而是指具有最大信息传播能力,类似于销路最好的书或最卖座的电影。无疑,最受欢迎的并不一定是具有最高审美价值的。

美貌是以生理特征为判断基础的。但是美的生理特征要是成为一个绝对的标准,那么就意味着其成了一个恒常的东西,生命感的具体化与个别化的特征被掩盖了。人体所以美的灵魂被抹杀了,美就失去了其价值。笔者曾论述道:"绝大多数的美容医师有良好的科学训练,从而比较容易接受用科学的方法研究人体美。但是却不能清醒地意识到科学方法的局限性。譬如,科学研究需要标准化、准确化,然而并不存在标准化的美。若真有标准化的美的群体,这将是人类的悲哀。"人体审美是对个体化的生命的最直接的关照,美感来自主客体的认同与生命的交流。因此,审美的评价是主客体关系的表现,单独从人体的生理学特征方面去寻找统一的美的标准显然是个谬误。

(二)审美判断

美容医学中审美的一个中心环节是审美判断,这也是美容医学能否成功的一个关键。而审美判断与审美评价、审美价值的概念关系又十分密切,在此一并论述。

审美判断(aesthetic judgment)是人对客观事物是否为美的认可,是人类审美心理现象之一。审美判断由人的主观感受作出,以情绪反应为其特征。它比科学判断、实用判断包含着更为复杂的心理因素,其中特别包含了情感的因素,常带有对感性形象的感情色彩,在感觉的限度内依据情感作出判断。因此,在审美判断中,人感到自己是完全自由的,它既不以概念、功利为基础,也不以概念、功利为目的,是无任何目的的判断。审美判断是一个历史过程。它的标准在不同时代、社会、民族、国家都具有一定的普遍性和共同性,也有较大的相对性,在不同生活经历、审美修养、审美趣味、审美能力的人那里表现出一定的差异性。

在美容医学实践中,始终存在着美容医师与求美者审美判断的矛盾与统一的问题。作为美容实施者的美容医师,审美判断相对客观些,但是也很难说是完全客观的。原因在于美容医师的审美观也要受其主观诸因素的影响。作为客体的求美者,对自身的审美判断的主观色彩就更为突出,有时甚至会十分离奇。

审美评价(aesthetic appraisement)是审美主体从自己的审美经验、审美情感和审美需要出发去把握审美对象并对其做出评定的综合思维过程,是一种极为丰富而复杂的心理活动过程。审美评价是主观的,它取决于审美主体的审美修养、思想水平、个人的生活情感好恶等等。从目前美容临床来看,审美评价主要包括如下部分:①毛发:发色、发质、数量变化;②面型、眼、鼻、耳审美缺陷;③唇齿:唇形、颌关系、牙齿排列、缺少、颜色等;④面部颈部皮肤:粗糙、松弛、瘢痕、褐斑、痤疮等皮肤病;⑤形体:肥胖、过瘦、平胸、乳房松弛、腹腰臀等局部脂肪堆积;⑥其他:必须作出可能的医学诊断并进行美学评价与美学描述,如颜色、形状变化、数量多少、质地感觉等,有的要描述动态的变化。

审美价值(aesthetic worth)指审美对象所具有的能在一定程度上满足人的审美需要、使人得到审美享受的客观属性。美容外科是医学审美与外科技术相结合,对人体某些生理解剖范围的美的缺陷加以修复和再造,以增进人体形态美感的医学学科。美容外科审美评价在医学审美评价中占有重要地位,这是以直接追求美和再现美为目的的医学实践,因而对审美主体的美学修养和手术技巧有较高的要求。成功的美容外科手术须符合下列三个条件:手术满足受术者的审美要求;手术不影响受术者原有的正常功能;手术后容貌和形态的改变符合国情民俗,并与大多数人的审美观念、审美习惯相吻合。凡不符合上述条件,或手术后出现并发症、后遗症,甚至导致毁容、损容的,均被认为是美容手术失败,审美价值也就无法体现。

容貌的审美价值在于人际交往需要。因为,在人际间的相互吸引过程中,容貌的好坏起着关键的作用。尤其是现代社会中,容貌的审美价值意境被无限制地夸大了,乃至具有十分明显的功利目的。商业化的过程中,美貌常常被作为广告宣传的媒介,无意中渲染着美貌的重要性。

三 容貌审美的特点

（一）容貌审美的整体性

容貌审美的整体性是由于人的整体美的根本特征决定的。在现实生活中，人们主要的审美对象是自身。而人是一个独立自主的整体，作为审美的对象，人也必须以整体美出现，人的美由内在美（心灵美）和外在形体美两大部分组成。内在美是指理智美、道德美、审美鉴赏力；外在美包括静态美和动态美，静态美是指躯体美。从整体美出发，人应要求构成人体美的各组成部分也是美的。一个人如果容貌躯体不美，或容貌美、躯体美而服饰不美，都会使已存在的美受到削弱，缺乏美的力量。同样，只具有静态美而不具有动态美，只具有形体美而不具有心灵美，也会形成缺憾，使整体美受到妨碍，降低美的价值。整体美不仅要求各部分之间是美的，而且要求各部分之间是协调统一的。只有这样，才能真正形成有机的整体，否则也会失去整体美。

（二）容貌审美的社会性

容貌审美具有很强的社会性。根据人体美的内涵，容貌和形体本质上就不是单纯的自然美，而是包含着丰富的社会心理因素。人类自古到今，从来就没有统一的人体美的标准，更不用说不同地区、不同国家、不同民族的对人体审美的变形了。人体审美标准的差异本身就已经说明了容貌审美的社会性。其次，从审美价值观来看，人类对自身审美的价值虽说不是最高的审美价值，但确实是最实际、最切身的审美价值。也就是说，一个人的审美价值的高低，会决定一个人的社会价值。父权观念影响下的社会，女性的根本价值恰恰在于美貌。

（三）容貌审美的差异性

审美差异（aesthetic difference）是指同一审美对象，可以使不同的审美主体产生不同的审美感受；而同一审美主体在不同的时期对同一审美对象，也可能产生不同的审美感受。容貌审美的差异性是十分明显的，不仅表现在同一个人的容貌长相，在不同的人们审视时，会有不同的评价，同时也表现在人们对于自己的容貌的评价也不很稳定，有时觉得很美，有时却会有相反的感觉。

（四）容貌审美的个性化

容貌审美具有个性化的基本特点。对于容貌人们似乎有更多的评判标准，本身就反映了容貌审美的多样性。多样性的原因之一就在于人们审美过程中有不同的情趣。所谓审美个性指个人在审美活动中所呈现出的独特性，即审美感受的差异性。人们的审美认识、审美情感是有千差万别的个性差异的。这是因为，人们的生活经历、经验、环境各不相同，有时，也由于个人的情绪、心境不同，便形成了个人独特的审美感受，使审美个性呈丰富的多样性，这是符合人的精神生活需要的。在审美活动中，最忌那种要求一律或一致。

容貌审美个性具有积极的审美价值，是造就丰富多彩人世间生活的前提。其实，人的容貌本身就具有个性化的特点，即其本身就不是千人一面的状态。所以，容貌审美的个性化与容貌本身的个性化是相统一的。在美容热潮中，有一种低俗的审美倾向就是在容貌美上追逐时髦，如不少女性在选择隆鼻术时不顾自己的容貌特征，一味追逐流行，结果鼻梁虽然垫高了，却破坏了容貌的整体性与个性。

四 人体审美的感知觉

（一）美感觉与知觉

感觉是人的一切认识活动的基础,它是对客观事物个别属性(如各种色彩、声音、形状、硬度、温度等)的反映。审美感觉(aesthetic sensation)是人的一种特殊感觉,是审美主体对审美对象各种感性状貌的把握,是审美感受最基础的心理形式。审美感受中其他一切更高级、更复杂的审美心理现象(如知觉、想象、情感、思维等)都是在通过审美感觉所获得的感性材料基础上产生的。人的视觉和听觉是最发达的感觉,审美感觉主要是由视觉和听觉构成的。因为客体对象所能引起人的审美感受的感性形式,主要是色彩、形状、声音等与视、听器官有关系的属性。

审美知觉(aesthetic perception)人所特有的一种特殊知觉,是对审美对象的感知,是由知觉主体(即审美主体)与知觉客体(事物的审美属性而不是它的物理属性)相互契合、渗透而成的,是一种对事物表现性的知觉,是审美感受的心理形式。它的发生首先有赖于某种对象的刺激,这和普通知觉一样。它在表面上是迅速地和直觉地完成的,但它的后面却隐藏着知觉者的全部生活经验(包括信仰、偏见、记忆、爱好),从而不可避免地有着想象、情感和理解的参与,在它们共同作用下,将一般感性映象改造为审美意象。它排除对对象的功利性考虑,特别注意选择和感知对象的形象特征(如外貌、线条、色彩),使对象的全部感性丰富性被感官充分接受。审美知觉活动的结果就是将外部世界与人的丰富的内心世界融为一体,在审美主体的头脑中以表象呈现出来。

审美知觉力能按照审美需要的要求对客体进行加工处理或完形,主动建构审美对象。比如,那座著名的"维纳斯"雕像,是用大理石雕成的。这块大理石实际上有许多缺陷,那"维纳斯"鼻子上的污痕,胸脯上可能是由于水的侵蚀而产生的许多粗斑、空穴、小孔,等等,不仅不能有助于审美,反而是有害的。但审美知觉力会忽略大理石的这些不美的东西,好像根本没有看见它们,相反,却"看到"她的鼻梁毫无瑕疵,胸脯平滑,所有的洞穴都被填上,等等。也就是说,审美知觉力会对对象进行加工补充,建构一个完美无缺的审美对象。只有这样,大理石的雕像才变成了真正的"维纳斯",即审美知觉中的美人。"情人眼里出西施"在审美活动中是常见的现象,眼中的"西施"即知觉中的西施必定不同于那个客观的女人,那是按主体情感要求修改和建构的心灵化的对象。

（二）人体审美的知觉侧重

人活一张脸。婴儿通过观察不同面孔把自己与周围的人区别开来,用口唇及舌来感知外界物体,用各种表情及语言来表达自己,开始了最初的社会交往。渐渐长大后,语言及面部表情越来越丰富,社会交往也越来越多。人们在与他人交谈时,往往把注意力集中在对方的脸上,对他们的第一印象也多是从他们的脸上产生的。

学者们对面部各个不同部位在人际交往中所起的作用进行研究。早在1921年的一项研究表明,那些令人讨厌的女性其不产生好感的特征多集中在面部。在另一项实验中,100名男女评委对一些女学生的容貌进行分析,以判定女性最具魅力的特征是什么。结果表明,女性最吸引人的是她们的眼睛和微笑。女性的微笑魅力无穷,能融化一切。真诚而可爱的笑脸是对付男性最直接最有力的武器。"这个女孩真甜,脸上总是挂着微笑,使人感到亲切和温暖。"这是许多男性对微笑的心理效应。一个男性说:"走在路上,或其他公共场所,如有一位陌生的女孩向你微笑,你一定会觉得自己充满魅力,心里一下子就兴奋起来,并希望能和她交往。"可见,女性不能没有微笑。

(三)容貌审美知觉的"格式塔"理论

格式塔系德文"Gestalt"的音译,主要指完形,即具有不同部分分离特性的有机整体。"格式塔"(Gestalt)一词具有两种含义。一种含义是指形状或形式,亦即物体的性质,例如,用"有角的"或"对称的"这样一些术语来表示物体的一般性质,以示三角形(在几何图形中)或时间序列(在曲调中)的一些特性。在这个意义上说,格式塔意即"形式"。另一种含义是指一个具体的实体和它具有一种特殊形状或形式的特征,例如,"有角的"或"对称的"是指具体的三角形或曲调,而非第一种含义那样意指三角形或时间序列的概念,它涉及物体本身,而不是物体的特殊形式,形式只是物体的属性之一。在这个意义上说,格式塔即任何分离的整体。

将这种整体特性运用到心理学研究中,产生了格式塔心理学,其创始人是韦特墨、考夫卡和苛勒。格式塔心理学的理论核心是整体决定部分的性质,部分依从于整体。他们通过实验的方式证明感知运动不等于实际运动,也不等于若干的单一刺激,而是与交互作用的刺激网络相关,整体不等于各部分简单相加之和。通俗地说格式塔就是知觉的最终结果,是我们在心不在焉与没有引入反思的现象学状态时的知觉。

格式塔心理学创始人主张格式塔效应的普遍有效性,认为格式塔效应可以被应用于心理学、哲学、美学和科学的任何领域。主张研究应从整体出发,考察以便理解部分。20世纪30年代后,他们把格式塔方法具体应用到美学中,与心理的各个过程结合,促进了具有格式塔倾向的美学研究。如把对视觉的研究与对艺术形式的研究结合,视觉成为对视觉对象结构样式整体把握的感觉能力。

发源于德国的格式塔心理学或完形心理学,已成为知觉心理学最重要的支柱理论。德国美学家阿恩海姆又将该理论用于审美知觉研究,并形成审美心理学中的一个重要流派。以往的心理学研究知觉时认为,外在刺激时,个别的元素等于意识的整体;而格式塔心理学则认为,部分知觉之和不等于整体意识,而是整体大于部分之和。原因是在集知觉而成意识时,加了一层心理组织。格式塔心理学被应用到审美心理学研究中,乃至格式塔审美心理学成为西方审美心理学的一个重要流派。

容貌美本身是一个整体的协调,如果东方人形成一个如同欧美人那样挺拔高耸的鼻梁,并不显得美。从美学角度上看,面部的各个器官组成容貌,其造型的优劣对人的面容美观都会产生很大的影响,然而尽管它们可能各自都符合美型标准,但单纯哪个都无法给人带来整体的美感。因为容貌美不仅与单个器官的美有关,而且还有一个"搭配"问题。

第三节 外表吸引力

一 身体外表与人际吸引

身体外表主要是指一个人的体型、肤色、面容、高矮、胖瘦、须发、服饰、风度等。人们在身体外表方面的差异主要集中在如下几方面:基因、种族、民族、身高、体重、肤色、体毛、性器官、痣、胎记、雀斑、头发颜色、头发质地、眼睛颜色、鼻子形状、耳朵形状、体型、身体畸形,其他各种创伤,如受损、瘢痕、烧伤等。身体外表和人际吸引有着重要的联系。心理学家对人际吸引的影响因素进行研究,发现外表是影响人际吸引的第一要素。

身体外表并非单一特质,而是由许多综合因素构成:脸部的五官、肤质、发质、发型、身材比例、挺拔度、姿态、化妆、衣着、色彩,还有非语言因素。但不可否认,在身体外表方面富有魅力的人,总是讨人喜欢的。在日常生活中,只要我们留心观察一下,便不难发现,在其他条件大致相同的情况下,人们喜欢漂亮的人,而不那么喜欢长相不好的人。在异性交往中,男性比女性更看重身体方面的吸引力,男性更受女性魅力的影响。在选择伴侣时,男性比女性更注重对象的外表。正因为这个缘故,女性比男性更留意自己的容貌。

但是,所有关于人际吸引的研究都证明,身体外表的吸引力只在人际关系建立的最初期起重要作用。如果人们进一步得到关于其他方面的信息之后,身体吸引力的影响程度将逐渐下降。为什么漂亮的人更受人喜爱,而且在交际开始阶段起着重要的影响作用呢?这主要有以下五个方面的原因:

1. 人们看人时有一种类型化的倾向,认为漂亮的人还具有其他方面的好的人格特质,如性格开朗、心地善良等。有些极端的观点则认为"漂亮的人就是好人"。因此,在日常生活中,人们对外表好的人更有兴趣、评价更高。

2. "爱美之心,人皆有之"的缘故。漂亮的人看着就舒服,能使人沉浸于美的享受之中,从而满足了人们爱美的需要。

3. 生活中学到的。漂亮的人才值得爱,无论是电影还是电视中,被爱的几乎都是漂亮的人,因此,美貌就起了爱的反应线索的作用。

4. 维护自我形象的需要。同漂亮的人在一起,在别人面前总有一种荣耀和光彩的感觉。有时候只因有漂亮的女朋友,其人就受到有好感的判断。

5. 因为美貌比内在的智能、性格、态度等更容易让人迅速作出正确判断。沃尔斯特等人在一项实验中发现,人们对于美貌的判断一般只需几秒钟,而且判断非常有效。

总之,身体外表的吸引力对于人们建立友好关系十分重要,身体外表吸引力的大小影响第一印象的形成和性质,外表魅力大的人给人以好的印象,这种印象对以后的交际具有较大的影响。

二 外表吸引力及其光环效应

(一)外表吸引力

外表吸引力(physical attractiveness)是对身体外表的认知,引起主体愉快或美好的感受。外表吸引力判断基本建立在身高、体型、对称性、荷尔蒙性别特征(sex-typical hormonal markers)和其他一些具体的体貌线索上,是一种主观体验,一般用等级评定的方法进行测量。外表吸引力的判断有着明显的性别特点,体貌特征是外表吸引力的重要影响因素,女人一般测量体重指数和腰臀比例,男人则测量肌肉与脂肪的比例和身高。另外,脸部特点,如脸部的匀称、对称性与脸部的男性化与女性化特质程度都反映了吸引力等级。

国外关于外表吸引力的研究表明:①外表吸引力判断基本建立在身高、体型、对称性、荷尔蒙性别特征和其他一些具体的体貌线索上;②外表吸引力判断包含着进化心理学的意义,是适应环境的结果;③外表吸引力的体貌线索与健康有一些关联,女性腰臀比例和体重明显地预测吸引力和健康;④"美的即是好的"外表吸引力偏见是普遍存在的。

(二)外表吸引力的光环效应

心理学家埃里克森曾做过这样的试验:他让被试者看一些照片,照片上的人有的漂亮,有的不漂亮,然后让被试者评价照片上的人的品质,其中包含一些与漂亮无关的品质。结果漂亮的人在各方面的得分都比不漂亮的人高。事情就是这样,外表漂亮的人更受欢迎,更容易获得他人的青睐,这就是"光环效应"的作用。一个人的某一品质被认为是好的,他就被一种积极的光环所笼罩,从而也就被赋予其他好的品质;如果一个人的某一品质被认为是坏的,他就被一种消极的光环所笼罩,也就被赋予其他不好的品质。

外表漂亮的人能够让旁观者自动地、不假思索地产生一种爱屋及乌的反应。研究结果表明,我们经常会下意识地把一些正面的品质加到那些外表漂亮的人头上,像聪明、善良、诚实、机智等等。比如,在一个对1974年加拿大联邦政府选举的研究中发现,外表有吸引力的候选人,得到的选票是外表没有吸引力的候选人的两倍半。在公司雇人的过程中也有类似的现象。在一个模拟的招工面谈中,申请人是否被雇用,很大程度上取决于他是否精心修饰自己,这比资历还重要。在这里,即使是主持面谈的人也承认,申请人的外表起到了一定的作用。

其实,外表有吸引力的人的优势,不仅表现在是否被雇用上,也表现在他们的薪水上。经济学家们在美国和加拿大做过一项抽样调查,发现相貌漂亮的人的工资比他们不漂亮的同事平均要高出12%到14%。还有一些别的研究结果也证明了"光环效应"。外表漂亮的人在司法系统中会得到很多优待。比如说,在一项司法研究中,研究者在审判开始之前先给74名男性被告的外表打分,然后在审判结束之后比较这个分数与他们的刑期之间的关系,结果发现那些英俊的被告判的刑明显较轻。事实上,外表有吸引力的被告免受惩罚的机会是外表没有吸引力的人的两倍。

外表漂亮的人在我们的文化中的确享受着巨大的优势。他们更为人喜爱,更有说服力,更经常地得到帮助,而且被认为有更高的个人品质和智力水准。这种优势在他们很小的时候就开始积累了。对小学儿童的研究发现,如果一个长得可爱的小孩有攻击行为,老师一般不会觉得是什么不好的行为,而且老师们会认为长得好看的小孩比不好看的小孩更聪明。

所以,光环效应经常被一些从业者利用是毫不奇怪的。因为我们喜欢外表有吸引力的人,而且我们更容易服从我们喜欢的人,所以推销员训练计划中经常包括一些关于怎么修饰自己的小建议,时装店通常都挑选漂亮的人做他们的现场销售人员。

个人魅力和外表吸引力的实验告知我们一个重要结论:社交获得对方好感的主要因素来自外表吸引力,而外表吸引力又可以通过后天的学习、训练、模仿来达到和弥补先天的不足,即便是通过整形外科手术我们也能让自己焕然一新。

三 外表吸引力的影响因素

人与人交往中,让人眼睛放电、使人怦然心动、令人心旌摇荡都是因为人的外表吸引力。外表吸引力又可分为两个层面:其一是静态的外表吸引力。它包括人的五官、身材、发式及衣着打扮等,这些静态特质甚至不用见到本人,只要凭着照片便可评判美丑。普通人口中说的美就是这种外表的静态美。另一种吸引力更灵动更深层,它来自对方的脸部表情、目光诉求、举手投足、音色语调和语气,这些动态美的特质会在外表美的基础上更令人着迷。一般而言,动态外表吸引力深受文化背景、家庭出身、社交圈子和经济实力等因素的影响。

(一)气质美

气质是人的魅力中最动人的因素,气质构成个人魅力中的个性色彩,气质本身就是一种个人素质,气质是一种"化合物"。构成气质的有与生俱来的容貌、体质、血型和微妙的遗传因素,更有后天得之的家庭环境、文化素养、审美情趣、价值观念和心理机制。很多女性的美并不是漂亮而是有气质,有时在各种场合你冷不丁会碰上一个有气质的女人,她就像一道悦目的风景,也似一杯浓郁醇厚的红葡萄酒,一首余音缭绕的小夜曲,还有那午夜魂牵梦萦于心中的怀旧情结,仿佛触到了心中最柔软的部分,令你心驰神往。女人的气质有"化学实验室"之说,人们走进去,采摘自身和外在的诸种元素,置换、中和、稀释、强化、离析、合成……人们最终获得怎样的"化合物"也就显示他们各自是什么气质的人,气质如同璞玉,可雕可琢可镂,未有尽时。然而,气质也有稳定性,你获得哪种气质,它很可能与你风雨同程,伴随终身。

(二)人格美

人的形象的内在支撑是人们常说的人格魅力,有较高的内在价值形象必然会闪烁出动人的人格魅力。有位哲学家说过:最温和的慈爱、最无畏的坚强、最温厚的感情、最崇高的热情,这一切都会震撼人们的心房,使之充满生机和力量。譬如,美丽与魅力的区别就在于是否具有人格美的要素。那些充满人格美元素的女性,身上不用世俗的美丽、无须华丽的包装,仅靠她的个人魅力所产生的光环就足以令人迷恋。因为来自女性内在的人格魅力是最个性化的、最令人难忘的、最感人肺腑的美。

个人品质产生的吸引力,会使人喜爱、仰慕并渴望接近。这样反映一个人精神和品德的内在属性的人格能力,能像磁铁般地使众人聚集在他周围。尽管东西方有文化、宗教的差异,但在最高层次的观念上是相通的,人格魅力的最高标准或最完全的标准是真、善、美。比如,人格魅力的光辉使女性具有风韵,有的柔和,有的强烈,有的短暂,有的持久,很多平凡女性因其人格魅力的彰显显得楚楚动人。

四 外表吸引力与健康的关系

在某种程度上,人类外表吸引力判断因其与健康的相关关系而被推动,进化论研究者广泛地接受吸引力与健康存在关联。在 20 世纪早期,Westermark 与 Ellis 是该理论的拥护者。在 20 世纪 80 年代,Symons(1979)认为性吸引力建立在繁殖观上,包括健康和女性的年龄(Buss,1994;Symons,1995),但这些观点都缺少实证研究。20 世纪 90 年代初,健康与吸引力的相关研究再次引起研究者的兴趣,关注吸引力的预测因素——腰臀的比例、身体对称和荷尔蒙性别特征。"好基因"性别选择理论常常谈及吸引与健康的关联,该理论认为健康是生物体繁殖的中心环节,人们的健康水平有差异的部分原因源于遗传,因此人类优良基因的交配可以保证机体的健康,从而提高个体的适应性。吸引与健康关联更多是从遗传基因的质量得到,期望更健康物种之间的交配能提供更多的资源和保护。典型的好基因理论还包括基于年龄的线索,年龄对女性而言是与健康相关的,独立于基因质量的一般变量。

外表吸引力的判断建立在一系列能被证实的身体线索上,这些线索与健康相关,形成外表吸引力本身与健康有关系的结果,对女性而言,外表吸引力与健康关系密切;对男性而言,外表吸引力与健康的关系不如女性明显。在过去的 10 年内,通过寻找吸引力判断建立的身体线索,吸引力与健康链接被证实。这些线索受到了极大的关注,包括身体和脸部的对称性、均和、脸部特征的性别特点、体型和一些其他的身体指标的测量。同时,也注意到一些其他的线索,包括发质、皮肤的质感和颜色、眼睛的亮度和透明度等。吸引力与健康存在关联的观点认为每一个体貌类别代表着所有者的健康状况。研究发现:①对称性反映个体发展过程的稳定性,代表着不管周围的环境怎样,个人基因在建设相称性的有机体方面是成功的。②性荷尔蒙是一种免疫功能,高荷尔蒙分泌的个人具有特别好的免疫系统。合适的雌激素水平被认为是女性生殖健康的一个标准。③肥胖和过于消瘦是健康的消极效果。

(何伦　陈旭辉)

参 考 文 献

[1] 何伦.美容心理学[M].北京:科学出版社,2006.

[2] 徐辅新,程民治.自然科学美学[M].合肥:安徽教育出版社,1992.

[3] 付选刚.论美感的中枢生理机制[J].心理学,1996(2):86-90.

[4] 张文刚.中国现代文艺鉴赏理论概观[M].北京:当代世界出版社,2001.

[5] 余琳.审美评价在临床医学中的应用及其价值[J].实用美容整形外科杂志,2001(10):281-283.

[6] 李祝华.审美及美感在美容医学中的系统应用[J].实用美容整形外科杂志,2000(10):233-237.

[7] 秋子.今日交流法[M].海南:海南出版社,2001.

[8] 彼得,等.金科玉律——改变人类生活的18条法则[M].北京:机械工业出版社,2004.

[9] 裴少桦.白领女性必修课[M].杭州:浙江人民出版社,2004.

[10] Grammer K,Fink B,Moller A P,et al. Darwinian aesthetics:sexual selection and the biology of beauty[J]. Biological Reviews,2003,78(3):385-407.

[11] Hume D K,Montgomerie R. Facial attractiveness signals different aspects of "quality" in women and men [J]. Evolution and Human Behavior,2001(22):93-112.

[12] 莎伦.布雷姆.亲密关系[M].北京:人民邮电出版社,2005.

[13] 陈欣.国外有关外表吸引力研究的回顾与展望[J].常州工学院学报:社科版,2008(4):30-35.

[14] Fumham A,Moutafi J,Baguma P. A cross-cultural study on the role of weight and waist-to-hip ratio on female attractiveness [J]. Personality and individual difference,2002,32(4):729-745.

[15] Weeden J,Sabini J. Physical attractiveness and health in western societies:a review[J]. Psychological Bulletin, 2005,131(5):635-653.

| 第三章 | 体象与美容医学 |

体象是心理学、精神病学领域应用十分广泛的概念,是人格理论的重要组成部分。此外,体象也是与美容医学关系最密切的一个心理学的基本概念,因为求美者或多或少都要涉及体象问题。可以说,体象和关于体象的理论是美容心理基础研究的核心内容,也是美容医学实践的心理学焦点问题。

第一节 体象的概述

一 体象的概念

1. **体象**(body image) 也称为身体意象、自象、身象等,是人们对自己身体的心理感受,是对自己身体的姿态和感觉的总和。简言之,是个体对自己身体所给予的美丑、强弱等的主观评价。体象是所有传入身体的感觉在大脑进行的整合,且与情绪和人格不可分割地结合在一起,它为身体活动提供一个参考系统,也为自我评价提供了一个恒定的基础。

从对个体心理发展及导致的结果来看,体象可以分为积极体象(positive body image)和消极体象(negative body image)。从自我概念出发,前者是一种有利于自我肯定、自我接受的体象,所以也可以称之为肯定性的体象;后者是一种不利于自我肯定、自我接受的体象。对于消极体象,有众多的表达术语,根据对个体的影响程度,人为地将其分为体象困扰和病态体象两大类。

2. **体象困扰** 主要是指体象蔑视。体象蔑视(body image disparagement)是一种慢性的心理困难或失调,是否定评价自身容貌形体的结果,并表现为一系列贬低自我的心理困难。其主要表现是自我否定、自我蔑视,自己不能接受自己,常常伴随着自卑感、自我封闭、自我放弃等行为。

3. **病态体象** 指的是一些与体象有关的心理障碍,包括神经症和精神病症,如体象变形、体象障碍等。

(1)体象变形(body image distortion):"distortion"在英文中为"委屈"、"曲解"、"变形"的意思,在物理学中,指透镜成像产生的"畸变"。人在哈哈镜面前看到的是一个变了形的自己的面孔或形体。人们在认识自我形象确立体象的过程中,也要借助类似镜子一样的媒体,以及复杂的内心活动,所以人们有时也会形成一个变了形的自我体象,我们可以将这样的一个过程称为"哈哈镜效应"。

（2）体象障碍（body image disturbance）：又称为躯体变形障碍（body dysmorphic disorder），是一个精神或病理心态的症状，是对自身躯体形态的歪曲认识或错觉。

二　体象的特点与意义

（一）体象构成的完整性

传统的体象观点坚持 Schilder 主张的"人只有一个完整的体象"。实际上，人是不可能形成一个绝对完整的体象的，起码视觉的局限性就限制了完整体象的产生。例如，人对自身的认识从来就是局限的，对自己的身体的认识更是如此。通常，我们对自己身体的直接（观察自己的手、足、腿等），或间接认识（通过照片、录像、镜子等）总是局部的一部分，从前面、后面、侧面等等，或进一步通过行为、姿势、表情和声音形成一定的形象。一般的人都会有这样的感觉，有时看自己还觉得很漂亮，有时则相反。这就像我们去照相馆拍照，有的照片把自己照的很漂亮，而有的则不然。许多不同的身体知觉形成了不同的、相应独立的体象，我们不可能完整回忆所有的体象，而只能在整体上有一个概念。因此，所谓完整统一的体象，实际上是无数个体象的集合体。

（二）体象与人格的统一性

体象不仅仅是对自身外表的心理反应或投射，而且与他人对其外表、行为的评价密切相关。所以，体象是自我概念发展的基础，决定了人格的结构，为人的社会行为提供了心理蓝图。也就是说，有什么样的体象，就会有相应的人格结构，进而，有一定的社会行为模式。例如，一个人有较为肯定的体象，就会有与之统一的自信的人格特定，那么其社会行为就可能是开放的，善于交往的。

（三）体象是人际交流的基础

身体外表是人际交往绝对必要的条件。身体是心理交流的非语言系统的唯一媒介。人类的非语言交流包括外表、表情、姿势、动作等，这些非语言交流系统被人们形象地称为"身体语言"。不言而喻，身体是非语言交流的不可少的媒介。在人类社会生活中，身体从来就不是单纯的生物体，而具有一定文化的象征意义，或者更具体地说，是信息的载体。譬如，男性躯体与女性躯体的差异就是一种性信号或性标记。

三　体象与美容医学

体象是美容心理学的一个核心问题，自然也是美容医学的一个焦点。体象与美容医学的关系可以从理论和实践上概括为以下几点：

（一）重塑体象：美容医学的目的

从根本的意义上，与其说美容医学是重塑人体形态，还不如说是重建病人患者的体象。在西方一些文献中，为了将美容手术与一般的整形重建手术相区别，常用体象治疗（body image treatment）与体象手术（body image surgery）这些术语。从中我们也可理解美容医学的意义。这不仅是由于不少美容医学受术者存在程度不同的体象困扰和体象障碍，而且也因为体象本身就是一种心理的知觉，任何一个要求美容的患者或多或少存在对自身的不满，也就是说或多或少有些体象问题。对这些美容者来说，缺陷不仅仅有生理学外表的根据，也是心理发展过程中多种要素对体象的影响的结果。

（二）体象困扰：美容患者的特征

人的美与丑不仅仅在于客观生理形态的存在，还在于自己对自己的感受，也就是自我的体象。尽管绝大多数人仅仅是为美而去美容的，但是也有相当数量的人存在着这样或那样的对自身容貌形体的不满。对这些人与其说人是认识到美而美容的，不如说是意识到自身的丑而要求美容的。这就如同想吃饭时往往是饥肠辘辘之时。由此可以推断，相当多的求美者是自惭形秽的人。根据南京铁道医学院与北京黄寺美容外科医院对美容整形患者和普通人体象认知的调查，美容整形患者的体象困扰显然地比一般的调查对象多得多。美容整形患者中间存在大量与体象有关的心理问题的结论也被许多报告所证实。

（三）体象纠正：美容医学的手段

美容医学的目的是为患者建立良好的体象，然而要达到这个目的单单靠手术刀是不够的。许多求美者从根本上说需求美是由于病态的体象，因此，心理医学、精神医学配合美容手术治疗或单独运用于对求美者的治疗均是必要的。

按一般的常规，美容外科医生是不治疗存在较严重心理障碍的美容整形患者的。但近年来不少美容整形医生与精神、心理医生合作，开展了手术刀加心理疗法的工作。一些医生根据患者心理异常的具体情况，分别侧重地使用手术或心理治疗，如 Ohjimi（1988）与精神病学家合作诊治了 25 名美容整形求术者的结果也证实了这一点。他们将 25 名具有心理障碍的求美者分为手术与非手术两组，分别采用手术和心理治疗。结果是令人惊奇的，不但手术组取得了良好的效果，非手术组也取得了同样好的效果。不能不令人惊叹，美容手术刀与心理疗法竟然有如此异曲同工的效果。此外，还有些医生，对有较严重心理障碍的患者联合使用手术和心理疗效，如 Edgerton（1991）报告，他们采用手术 + 心理疗法治疗了 100 名体象障碍的求美者，获得了良好的疗效。

第二节　体象知觉与自我体象的形成

一　知觉与身体知觉

（一）身体知觉与知觉对象

根据知觉对象的不同，可分为物体知觉和社会知觉。物体知觉包括空间知觉、时间知觉和运动知觉。社会知觉包括对个人的知觉、人际知觉和自我知觉。对一个人的知觉是指通过对一个人的外表和语言来认识这个人的心理特点和品性。人际知觉是对人与人之间关系的知觉，有明显的感情成分参与；自我知觉是指通过对自己的言行观察或对身体的状况觉察来认识自己。此外，还可以根据知觉映象是否符合客观实际分为正确的知觉和错觉。

与体象有关的身体知觉包括物体知觉与社会知觉，因为任何一个人的体象均是物体知觉和社会知觉两者共同作用的结果。社会知觉是指人对人的知觉。体象知觉既是物的知觉，也是对人的社会知觉，这就是体象知觉的复杂性所在。

（二）身体知觉与感觉

知觉是根据感觉过程（视、听、味、嗅、触、动、平衡），形成空间知觉、时间知觉、移动知觉等。与体象有关的主要是空间知觉。

空间知觉（space perception）是指以感觉为基础，对自身所在空间与自身周围空间中各种事物之间关系综合了解的心理过程。空间知觉又分视空间知觉和听空间知觉。对身体的审美显然是视空间知觉。

（三）身体内部知觉和外部知觉

形象（image）是对以往感觉体验的心理描绘；知觉是对不断的感觉体验的进一步认识。那么，体象就是以往对体验的身体知觉（body percept）的一种心理描绘。然而，并不是所有的身体知觉都可以形成体象。

身体知觉可以分为内部身体知觉（internal body percept）和外部身体知觉（external body percept）。内部身体知觉包括痛觉、饥饿、机体感觉等，是由内脏感觉、触觉等刺激引起的躯体感觉状态的认识。因此，内部身体知觉并不能形成体象。

外部身体知觉是通过视听所获得的对身体各部分的认识知觉。之所以认为视听所形成的知觉是外部的，这是因为这类知觉等同于所有的非主观的知觉。例如，我们能够听见自己说话的声音，别人也能够感受到；反过来，别人能够看到我们的外表，而我们自己也可以借助于镜子、照片等媒介看到自己。但是真正的主观知觉别人是感觉不到的，如饥饿只有自己知道。所以，身体的外部知觉可以形成体象。

（四）体象与社会知觉

社会知觉（social perception）是指人对人的知觉。体象知觉既是物的知觉，也是对人的社会知觉，这就是体象知觉的复杂性所在。人对物的知觉不一定客观，可以出现所谓的错觉。而人比物要复杂得多，且人与人之间的外部和内部条件均有很大的差异，因而根据人的外表形成的知觉会有很多的误差。一个人无论对他人还是自己的认识，都受到许多社会心理因素的影响，会有很大的偏差。

Rothbart 等（1977）曾做过一个实验，让 A 与 B 两组大学生看一个德国中年人的照片，并得出印象的评价。结果两组的结论截然不同。实验是这样设计的，首先分别给这个照片上的人定性，对 A 组的学生说，他是当年希特勒手下杀人集团盖世太保的首脑人物之一，在第二次世界大战中曾杀害了上万个犹太人；对 B 组的学生说，此人是反纳粹地下组织的领导人之一，在第二次世界大战中曾挽救过上万犹太人的生命。然后，分别让两组的学生根据照片上人物，表述他们的印象。实验结果发现：A 组的学生将此人描述为面目凶恶，残忍成性的人；B 组学生均将此人描述为面容和蔼，心怀仁慈的人。

造成学生对同一个人评价如此大的差异的原因，在于人的知觉模式的不同。即在人们的观念中的存在反纳粹的意识，并左右了他们的知觉。

体象的知觉必然要受到多种社会意识的影响，例如审美观的影响。审美观本身就是一个具有多样性、变化着的文化价值观。人们的审美观不同，体象知觉的结论自然不同。

二　自我体象的形成和发展

（一）自我体象的形成

在人的心理过程中，最迷人的现象之一就是自我体象的形成和发展。自我体象的心理要素在还未形成个体完整的外表前就存在和应用了。

幼儿在第一年里对自我的认知主要是通过身体的感觉，对躯体"我"（me）的认识。一个正常发育的儿童，对自己身体的外部知觉一般是到儿童后期或青少年期才逐渐形成的，这时对身体外观萌发强烈的关注，然而在语言和理解力发展的最后阶段，儿童总是通过环境的评价来认识身体特征和行为。也就是说，孩子对自己的认识，并不是通过对自己的观察，而是依赖于外界的评价,如父母、同伴、老师的评价等。

在小学期间,每一个儿童都会逐渐认识到自己的身体特征,如身高、体重、力量、协调性、肤色、长相等,会被同学、老师等用来评定他们在社会和体育活动中的地位顺序。身体缺陷变成了一种潜在的折磨和羞辱。天生的身体条件成了友谊、受尊敬和被同伴接受的资本。因此,儿童到了其成长的晚期便开始真正地认识自己的身体外表,并不可避免地意识到这样的事实,身体的特征将成为其人格中所具有的"社会标记"(social marker)。

体象充分的形成开始于儿童进入青年期这个阶段。特别是伴随着身体的发育、抽象思维能力的增强和继之而来的自我反省能力的增强,标志着显而易见的心理与生理统一的自我意识的开端。他们常常花大量的时间在镜子前研究身体的形状和特征,研究鼻子、耳朵、下巴、牙齿的样式,手臂、腿脚、肌肉、胸脯、臀部的形状,反复地检查哪个部分"好",哪个部分"不好",喜欢哪里,不喜欢哪里,等等。他们尝试各种姿态、运动、发型,与同伴一起亲昵地探讨自己到底给别人留下什么印象。

这些自我研究导致体象的不断增长和积累,每一个体象描绘了对身体不同部位的知觉,虽然还不能在心理上对身体的认识有一个完整的勾画,但是这些认识成了完整体象观念的组成部分。

自我体象的形成有两个基本的意义:第一,因为自我体象是个体对自身身体方面及与之相联系的心理本身的心理描绘,用最易理解的词表述就是"自我意象"(self-image),或自象。而自象恰恰是自我概念(self-concept)的基础。第二,体象是自身外表和其对他人起作用的一面心理镜子,是设计个体社会行为的心理蓝图。

成人所形成的自我概念由无数种不可重复的体验和不可完整表达的内部、外部知觉、思想和自我反省组成。

(二)体象与人际交流

在每一次人际交流中,身体不可避免地参与到不可言传的交流语言中,结果,人们在评价别人外貌的时候,不可能将自身外表如何作用于别人和别人如何评价分开,同样也不可能脱离自身外表在心理上留下的印迹去评价别人。因为,体象的特殊组成包括与自我外貌相联系的环境评价和与别人外部体象有关的自我心理体验。

很少有如舞台表演时演员和观众之间的交流那样能说明体象的应用。演员的任务就是使观众相信他像角色要求的那样去做了。如表现悲伤时,演员通过自己的身体形态或动作来表现心理状态,在舞台上或止步不前、垂头搭肩,或面部表情凄凉、声音疲惫冷漠等,他设想这些身体表现会被观众内在设想的悲伤认同。演出结束,观众或给予礼节性的雷鸣般的掌声,表达了对他们精彩表演的认可,或无动于衷,不予以认可。

在人生日常生活的舞台上,普通人如同演员一样在运用体象。人们在表达礼节性的问候或真实的感觉,隐瞒动机或假装关注等,都要运用外部体象,做出期望别人理解的身体表象,如赞许时点头,疑惑时皱眉等。

三 体象错觉

(一)体象错觉现象

体象也是一种知觉,因此形成错觉的原理同样适用于解释体象错觉现象。但是体象知觉与一般的知觉又有所不同,特别是与自我体象有关的知觉,更多地受到心理因素的影响。下面不妨从对体重的错觉来理解体象错觉。

日本学者 Ohtahara 等(1993)对 255 名 6~18 岁的日本青少年进行了一项关于体重知觉的研究。为了揭示研究对象对自己实际体重和理想体重的判断,他们使用了由 Storz 和 Greene 设计的图形(图 3-1),该图形中的 5 种不同的形象,代表了不同体重的体型,便于年龄不大的少年儿童研究对象并做出选择。这些图形是高度相同,但宽度不同的象征图,与研究用的剪影图类似。每个图像都表示一定体重:图 3-1a 表示体重偏轻 20%;图 3-1b 表示体重偏轻 10%;图 3-1c 为标准体重;图 3-1d 为超重 10%;图 3-1e 为超重 20%。研究要求孩子们认定自己的实际体重所符合的图形,以及按自己理想所选定的图形。

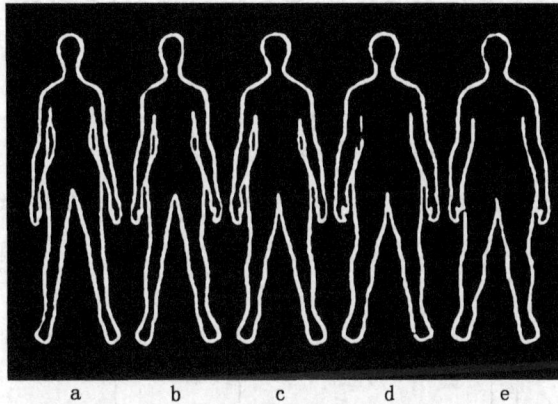

图 3-1 Storz & Greene 体重知觉测量图
(资料来源:Ohtahara H, et al. Abnormal perception of body weight is not solely observed in pubertal girls. Acta Psychiatr Scand,1993)
a. 体重偏轻 20%;b. 体重偏轻 10%;c. 标准体重;
d. 超重 10%;e. 超重 20%

Ohtahara 的研究把研究对象分成了 4 组,小学生(6~11 岁)为 E 组,又分男、女两组;中学生(12~18 岁)为 H 组,也分男、女两组。此外,根据实际测量的身高、体重分 3 组:超重组(O):体重超出 10% 或更多;正常组(N);偏轻组(U):体重偏轻 10% 或更轻。结果经统计学处理,用图形表示实际体重与理想体重的关系(图 3-2)。

该研究从对体重的错误知觉,揭示了在青少年中存在的体象错觉。根据 Ohtahara 的研究结果,我们可以清楚地看到下面一些体象错觉。

1. **两性对体重知觉的差异** 男女两性对体重有不同的知觉。女中学生(H 组)以压倒优势的人数(68%)选择了图 3-1a 和图 3-1b;且没有一个人选择超重的图 3-1d、图 3-1e。在小学生组(E 组),尽管大多数的女生选择了图 3-1c,但仍然有不少人(41%)选择了图 3-1a、图 3-1b。男性中学生、小学生相比,存在明显的差异,后者多选择图 3-1c 作为理想的体重。

2. **高估实际体重的体象与低的体重理想体象的矛盾** 这种状况在女中学生(H 组)极为明显。有 80% 的人把实际体重认定在标准或以上的几个图形(图 3-1c、图 3-1d、图 3-1e),而 100% 的人将理想体重认定在标准或以下的几个图形(图 3-1c、图 3-1b、图 3-1a)。两者之间的反差如此之大,是令人深思的。

3. **实际测定体重与理想体重的关系** 实际测定体重分为超重组(O 组)、正常组(N 组)和偏轻组(U 组),尽管有些差异,但有一点是肯定的,女性都有较实际体重轻的理想体重目标。

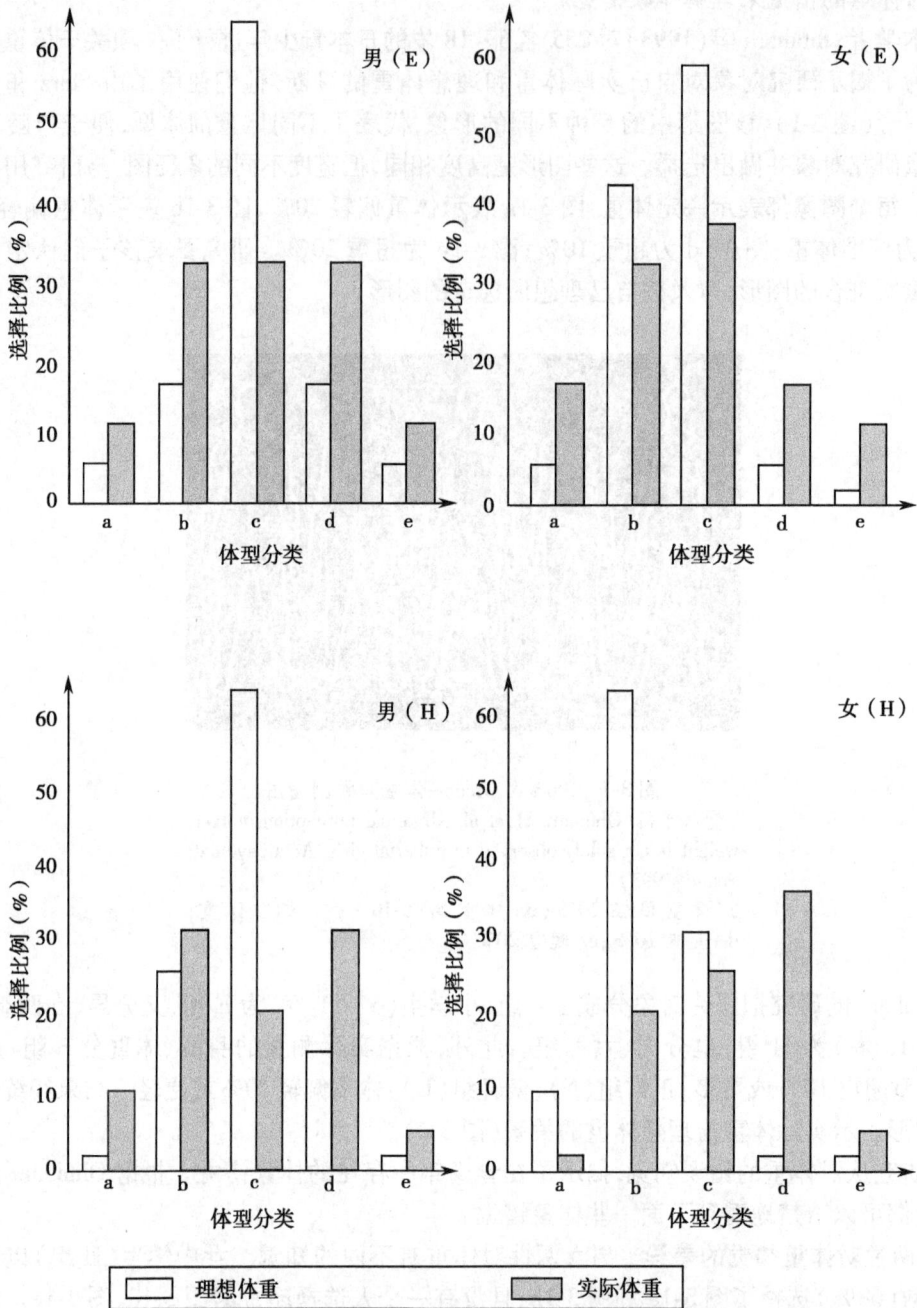

图3-2 小学生与中学生的实际体重与理想体重的关系
(资料来源：Ohtahara H,et al. Abnormal perception of body weight is not solely observed in pubertal girls.
Acta Psychiatr Scand,1993）
a. 体重偏轻20%；b. 体重偏轻10%；c. 标准体重；d. 超重10%；e. 超重20%

4. 年龄的影响 年幼的女孩在体象体重上与男孩有差异,最年幼的女孩组(6～7岁)
29%的女孩选择了图3-1a、图3-1b,而只有17%的男孩选择了相同的图形,而且没有随着年龄
的增长而发生较大的变化,说明女孩开始就受到一定的文化审美观念的影响,且随着年龄的增
长而增大,14～15岁的女孩选择图3-1a、图3-1b的比例上升到71%,男女的差异加大。

(二)体象错觉的心理学原因

知觉除依靠感觉器官的生理功能接收信息外,更重要的是靠个人对刺激的主观解释。对事物的知觉并不是单单凭客观刺激就可以决定的,还要看什么人、在什么情况下的感受。事实上,决定知觉的是心理因素,包括注意、经验、观念、动机与需要。体象错觉除了遵循一般错觉的规律外,更可能受到多种主观因素的影响。特别是对自我体象的认知。现根据对知觉的影响因素,探讨体象错觉的一般性根源。

1. **经验的影响** 人与动物相似,最基本的知觉多是本能性的,很少需要学习。但是复杂的知觉是需要学习与经验的。体象知觉是一种十分复杂的知觉,受主观的经验的影响。人们在进行人体审美时,特别容易产生先入为主的各种观念。

2. **观点的差异** 人的知觉往往有一个着眼点,作为知觉解释的根据,这就形成了个人对某一事物的"观点"问题;观点不同,知觉经验自然不会一致。体象知觉更是如此,这是因为人们看待身体形态的美与丑的观点是非常复杂的。张三认为很漂亮的女孩,李四可能会认为她不漂亮,甚至很丑。

3. **动机与需要** 动机是行为产生的根源。动机对知觉的影响也很大,面对同样一个事物,由于观察者的动机不同,知觉体验也会有所不同。如面对一个美丽的海湾,画家、科学家、旅游者可能会有不同的知觉。动机又来源于需求,个体如果对所求之物特别需求,知觉上也会受到重视。譬如,一个爱美的人对美就比较敏感,总是能在生活的每一个角落发现和寻找到美的东西。然而,当一个人对自身美的需求较高时,还会产生另外一种情况。如特别想减肥的人,对自己实际体重的估计往往会过高。求美心情比较迫切的人,也往往会错误估计自己的缺陷。

4. **注意与敏感** 注意无疑与知觉有相关性,越是注意,知觉就越是深切、清晰。这就是为什么注意会影响学习和记忆的原因。对于体象知觉来说,过分注意也会引起一些问题。有些对自己体象不满的人,特别注意自己的某些缺陷,越看越觉得丑陋或难看。但外人看起来,并没有像他本人描述的那样丑陋。有时人们对缺陷的过分注意会导致知觉的一种敏感状态。

5. **情感与情绪** 情感和情绪也会影响知觉的准确性。"情人眼里出西施"便是情绪对知觉影响的最生动的例子。人们在心情不好的情况下,会看什么都不顺眼,相反,愉快时会感到什么都挺美。体象知觉会更多地受到情绪和情感的影响。不论爱一个人因而觉得他美丽,或者恨一个人而感觉他丑陋,均是由于情绪情感所造成的体象错误的知觉。

当然,体象的知觉错误仅用单纯的生理感觉和心理知觉的过程进行解释是远远不够的,还必须从更广泛的心理现象与社会心理学角度来进行探讨。

第三节 影响体象形成的因素

一 体象与自我

体象是人格的重要组成部分,是人格不可分割的必要成分,是自我的关键内容之一。因此,体象与人格是整体与部分的关系。

(一)自我的组成

每一个人都有一种自我感觉,觉得自己既对立于自然环境,又对立于社会环境。换言之,每个人都有一个"我"的概念。自我是如何构成的呢? 弗洛伊德认为自我是由"本我"、"自我"与"超我"构成,詹姆士认为自我包括5个层次,即物质自我、心理自我、作为思维情绪过程的自我、社会自我和理想自我,由这5个层面组成了总的自我概念。体象与自我的这几个层次均有联系。如物质的自我是与自己躯体相关的自我。如个体对自身躯体的感觉综合在一起,构成了自我的一幅基本图形或图式(schema)。体象恰恰就是这个图形的主要组成部分。

人是如何看待自己的? 有一项研究,心理学家要求156名中学生针对"我是谁?"这个问题在6~7分钟写出15个不同答案。然后对这些答案进行统计学的分析。以揭示被试者的自我描述的实际内容。结果发现(表3-1),除一些年龄、角色和性别外,外表是较常描述的内容(36%)。由此可见,自我概念包括了对物质的自我认知,从深处来看,这种认知就构成了体象的一部分。

表3-1 中学生如何看待自己

主　题	回答人数(%)
与其他人的关系如何(一般)	59
判断、兴趣或活动(足球运动)	58
有代表性的行为和感情(高兴)	52
外貌(漂亮)	36
决定自己命运的自由(自主)	23
道德价值感(自重)	22
别人对他的反应(出名)	18
他们的物质财产(拥有一辆车)	5

(二)自我观念与体象

卡尔·罗杰斯(Carl Rogers,1902—1987)的人格理论以个体的自我为中心理念,故一般称之为"自我论"(self theory)。他采用现象论的看法,将人所经验到的一切称为现象场(phenomenal field)。现象场内的经验,属于个人从自身方面所得的经验,称为自我经验(self experience)。自我经验代表个人经验中对自己一切的知觉、了解与感受。即包括"我是谁?""是什么样的人?""我的长相如何?"等一切可能答案。如将答案汇集起来,总结归纳,就形成了个人的自我概念(self-concept)。自我概念的形成是个体在其生活环境中对人、对己、对事物交感互动时所得经验的综合结果。体象是自我概念的组成部分,是个体在生活中对自己认知的结果。

罗杰斯认为个体根据直接经验与评价性经验形成自我概念时,伴随强烈的寻求别人的"积极关注"(positive regard),简言之就是"好评",希望别人以积极的态度支持自己。人们对自己的容貌体型的认知也是如此,被人认为丑陋总是一件令人不愉快的事。因此,所谓美容的根本动机是为了获得人们的赞许。

罗杰斯还有一个心理学的概念是"自我和谐"(self congruence),指一个人自我概念中没有自我冲突的心理现象。根据罗杰斯的理论,自我不和谐状态往往产生于"理想的我"(ideal self)与"真实的我"(real self)两者不一致时。如一个身高不足160厘米的人(真实的我),偏偏想当蓝球国手(理想的我),这种人就很难达到自我和谐。自我不和谐实际上是理想与现实的冲突。任何一个人的体象形成过程中,都会面临这样的问题。容貌和形体是相当客观性的存在,很少能给予根本性的改变,特别是一些基本的生理素质条件,如高矮、胖瘦、皮肤黑白等。

但是，人们还是愿意幻想自己的容貌改变，并在想象中将自己理想化，如换肤术所以能层出不穷，响应者如此众多，也反映了人们将"真实的我"与"理想的我"进行神奇般统一的期望。许多美容术实际的功效并不显著，但从满足人的"自我完善"的心理需要来说是颇为成功的。问题是现代美容术在许多方面尚达不到人们实际所求的，因此，理想与现实的统一很难从现实意义上入手，大多只能从调整心态方面解决。

（三）自我统一体与体象发展

奥尔波特（Gordon Allport，1897—1967）认为人格是由生物结构和心理结构组成的，人格的原始材料（raw materials of the personality）为人的气质、智力和体格。人格就是在这些材料的基础上，包括了一切有利于内心统一的所有方面，形成所谓的"自我统一体"。无疑，人的躯体形态包含在奥尔波特的生物结构和体格要素里，依此而产生的体象伴随着人格的发展而发展。奥尔波特认为，自我统一体是一个发展的过程，完善的自我统一体是人格发展的最后一个阶段的结果。现在我们根据奥尔波特人格发展的8个阶段，来看看体象是如何随之发展的。

1. 对躯体的"我"的意识（1岁）　幼儿对自我的认知，首先是对自己躯体的认识，也就是对作为对象的"我"（me）的认识。幼儿通过感觉和知觉体验，知道了自己身体的存在。由此可见，人对自我的认识，是从对身体的认识开始的。体象产生的起点，也就是人格产生的起点。

2. 对自我同一性的意识（2岁）　开始意识到自己与别人的差异，如体型的大小，长相的不同。通过反复听到别人呼叫自己的名字，逐渐把自己作为一个独特的参照体系。随之而来的是形成对社会群体中独立地位的意识。这时的孩子可以通过镜子里的自己认识自我的独特性。

3. 对自我尊重的意识（3岁）　这时的儿童知道他们能独立地做一些事情，并为此而骄傲。

4. 对自我扩展的意识（4岁）　在这个阶段，儿童知道了"我的"含义，不仅意识到身体属于自己，而且玩具、父母、一些用品等也属于自己。这时，自我意识被扩展到外部事物上去。

5. 自我意象的形成（4~6岁）　在这个阶段，儿童形成了"好的我"、"坏的我"的参照评价体系。儿童开始把自己的所作所为与他人的期望进行比较，形成了所谓的真实自我和理想自我。此时也是儿童形成积极或消极体象的第一个关键时期，儿童会将自己的身体与别人的相比，形成对自己身体的初步认知，并结合他人的评价，朦胧地形成消极或积极的体象。

6. 理性运用者的自我形成（6~12岁）　这一时期的儿童开始运用"思维"来解决生活中的问题。开始重视外界的评价，并对容貌的作用有了意识。

7. 追求统我的形成（12岁至青春期）　儿童形成了未来的目标，开始以未来的目标组织自己的生活。奥尔波特认为"长远目标的获得，被认为是一个人个人存在的关键，它把人与动物、儿童与成人区分开来，而且在许多情况下，把病态的人格和健康的人格区分开来。"这个时期是个体形成肯定或否定体象最为关键的时期。

8. 作为理解者的自我形成（成年）　当自我意识达到了统一，并超越了自我的以上7个方面时，这个阶段就到来了。也就是说，作为理解者的自我综合了所有的统我功能。在体象方面，表现为对自己容貌形体的认可或接受。

（四）体象和自尊

青少年正处于生理和心理发生巨大变化的阶段，由于开始对自己的容貌、身材、第二性征表现出一定的关注，因此部分青少年对自身的某些现状感到困惑或不满。体象烦恼是介于正常体象心理和体象障碍之间的体象心理,在症状表现程度上不如体象障碍严重,但更具有普遍性和弥散性,是一种自我认知偏差引起的心理问题,表现为个体过分夸大自身缺点和轻微缺陷,与器质性因素无关。自尊是自我的一个核心表现,是一个人在对待自己的态度上表现出来的对自我价值的判断。身体自我是和自尊紧密联系在一起的,身体自我影响自尊水平,自尊水平也影响着个体对身体自我的感受。

晁粉芳等(2009)对在校大学生体象与自尊的关系进行调查,发现大学生的体象得分与自尊得分相关显著,这和以往研究相一致。体象得分在性别上差异显著,男生显著高于女生,这是因为与男生相比,女生更关注自己的形体,注重自己的外表形象,因此容易产生烦恼。另外,大一学生的体象得分显著高于大三学生,这是和以前研究不一致的地方。以往的研究是随着学生年龄的增大,身体趋于成熟,对自我的关注度下降。而该项调查的结果是大三学生比大一学生更关注自我,可能的原因是大一新生在一个新环境中,把大部分注意力投放在外界世界上,如参加活动、与人交往等,放在自己身上的注意力就少了。而大三学生已经有了自己固定的交往圈,也不再参加很多课外活动,放在自己身上的注意力就比大一时多了,因此容易产生体象烦恼。

对有体象烦恼的学生的数据分析表明,自尊得分上不存在性别差异、生活区域差异及学科性质差异。高亚兵等(2005)研究的数据显示,男生自尊得分显著低于女生,说明体象烦恼对男生自尊的影响比女生更大。

二 体象与性

(一)青春期有关性征的体象焦虑

当某个青年对以第二性征为重点的体象不认可,而且很难将其改变时,就会出现烦恼和焦虑。如认为自己个子矮,乳房太小或太大,身上多毛或胡须过多过少,他们自觉或不自觉地认为体象不佳会大大影响自己的性吸引力。对于青少年来说,年龄越大,越是接近恋爱、结婚、过性生活的年龄,这方面的烦恼和焦虑就越是严重。

上海性社会学研究中心组织的"中国性文明调查"中,曾对大学生自我体象认知进行了调查,该调查结果显示,处于青春期的大学生对自身体象的方方面面,存在不同程度的烦恼和焦虑(表3-2、表3-3)。

表3-2　性别与对体象情况的焦虑*（1）

体象情况	男性(650人)		女性(548人)	
	人数	比例(%)	人数	比例(%)
阴毛太稀	83	12.8	30	5.5
阴茎太小	69	10.6	0	0
乳房太大	6	0.9	131	23.9
乳房太小	17	2.6	298	54.4
其他	180	27.8	89	16.2

* P<0.001;资料来源:刘达临. 中国当代性文化. 上海:上海三联书店,1995

表3-3　性别与对体象情况的焦虑 * (2)

体象情况	男性(1318人)		女性(980人)	
	人数	比例(%)	人数	比例(%)
个子矮	646	49.0	247	25.2
有粉刺雀斑	279	21.2	222	22.6
胡须重	73	5.5	10	1.0
不长胡须	55	4.2	2	0.2
肥胖	88	6.7	369	37.7
秃顶	27	2.0	5	0.5
少年白发	101	7.7	30	3.1
多毛	49	3.7	95	9.7

* $P < 0.001$;资料来源:刘达临. 中国当代性文化. 上海三联书店,1995

从调查资料可以看出:①有体象方面烦恼和焦虑的青年(大学生)比例相当大。如因对自己的阴茎或乳房不满而感焦虑的人占回答该问题人数的67.9%,占调查人数的25.5%;对自己体象的其他方面如个子矮、有粉刺、雀斑等不满而烦恼的占调查人数的71.5%。②男女青年(大学生)所关注的体象方面有所不同。对女性来说,体态肥胖是令人烦恼的事。从调查来看,有37.7%的女大学生为肥胖而烦恼。对于男大学生来说,为肥胖烦恼的人较少,而为自己个子矮烦恼的人较多,占49.0%,几乎占回答该问题的男大学生的一半。这与当前社会普遍的审美心理有关。年轻的女性一般都喜欢身材高大的男子,认为身材高大才富有男子汉的气概,常有女性择偶要求对方身高必须在1.75米以上,而认为身高在1.70米以下的男子是"二等残废",这种观念加剧了男性的烦恼。相反,由于社会普遍的对女性体型的审美是喜欢苗条的身材,因而女性更容易为自己体型肥胖而烦恼。③与性直接相关的体象受关注。对男大学生来说,顾虑自己阴茎太小的居多,占45.2%;对女大学生来说,顾虑自己乳房太小的最多,占54.4%,大大高于焦虑自己乳房太大的人数。这同样反映了当代女性性意识觉醒下普遍的乳房审美观。

(二)乳腺癌患者的体象和性特征

乳腺癌对女性患者体象和性功能的影响非常突出。唐丽丽等(2002)研究表明:乳腺癌患者在接受改良根治术和化疗后,因乳房的残缺、形体改变及脱发引起自尊心受损、自卑感和无助感,认为自己失去女性的魅力,因对自己的身体感到羞愧而回避社会交往等。Broeckel等的研究表明乳腺癌患者和健康女性相比,对性生活的兴趣更少,在放松和享受性生活、性欲激起和达到高潮的过程中存在更多困难。这些问题的发生率分别是健康女性的2.7~3.1倍。

乳腺癌患者常见的性功能问题有对性生活缺乏兴趣、次数减少,性交疼痛,难以达到高潮等。随着患者日益追求生活质量,保留乳房手术逐渐得到医务人员的重视。

王慧琳等人根据手术方式,把乳腺癌患者分成两类:保乳组和根治组。他们使用体象量表和沃茨性功能问卷对124名乳腺癌术后患者进行调查,发现根治组患者认为乳腺癌给体象带来负面影响的有62.9%,显著高于保乳组29.3%。

乳腺癌改良根治术造成的乳房外形的改变,会给女性带来沉重的打击,体象会成为她们考虑的主要问题。该研究发现在体象方面,保留乳房手术有着显著的优势。保留乳房手术的基本优点是患者更容易选择合适的衣着,避免佩戴义乳的不方便,更容易正视自己暴露的身体,对她们的外表担忧更少。根治组患者不穿衣服时不愿正视自己,感到身体不再完美,对伤疤感到不满意。即使可以用义乳来弥补,从外表无法辨识,患者也不会把假体纳入自身体象的概念中,义乳也不能帮助患者解决身体残缺感的问题。

三 体象与社会文化

社会文化是体象知觉产生的背景。这就是说一定的体象总是产生于一定的文化背景中,因为体象是一种社会知觉。人体文化与人体审美观无时无刻不在影响人们对自身的认知。

变形的传说经常在传说和神话故事中出现,神常常将人变成云、树、动物或者异性来惩罚或奖励人们。在一些原始文化中,为了遵从其民族或习俗的规定,人们在极大的范围内残害身体,如部分肢体切除,在身体上造成疤痕,缩短、加长、再造肢体等等。在现代,我们可能不亚于原始人,花费了大量的金钱、时间和精力来改变身体的外貌,研究和发明了布、漂白粉、染料、烫发火、服装、文身等。而整形外科只是使我们能够更接近我们心目中的形象的一种手段。其次,体象也并非是一成不变的,它的改变取决于我们"自身"的态度、感觉和经历,它也可由道德力量和流逝的时间来改变,或者受另一种文化的影响。在第二次世界大战前,日本妇女追求的是平坦的胸部,由于战后受西方人的影响,到了现代,则普遍夸张她们的乳房。因此,美容医生必须对体象有明确的认识,才能对美容患者的动机、关心焦点有所了解,消除其恐惧和复杂的心理反应和障碍。

国外大量关于社会文化因素对身体意象的影响研究中,普遍认为影响身体意象的社会文化有三大主要来源:媒体、家庭和同伴。

(一)媒体

媒体对青少年理想瘦的标准有着极大的影响。杂志阅读是女性身体意象和饮食混乱的一个稳定的预测指标。Harrison 和 Cantor(1997)发现,杂志阅读与大学生的身体意象和饮食混乱相关。Harrison(2000)发现,接触杂志上苗条的理想身体的增加和青春期女孩饮食失调症状的增加相关。也有研究者发现,阅读那些关于苗条、美丽、体重信息的量的增加与对身体不满意、饮食失调高度相关。媒体对身体意象的影响探讨较多的是对女性的影响。大多数研究认为,媒体对女性身体意象有着负面影响,会导致女性产生更多的体重关注、自我意识、身体不满意、低自尊、消极情绪,并减少对自身吸引力的知觉。也有少数研究认为媒体对女性身体意象有着积极的影响,或媒体与女性身体意象没有关系。有关媒体影响女性身体意象内在机制存在四种理论:社会比较理论、社会文化理论、培养理论和社会学习理论。

(二)家庭

家庭因素对大学生身体意象的影响主要体现在父母的影响。Rieves 和 Cash(1996)对女大学生的研究发现,她们的身体意象障碍与父母的身体不满意有显著正相关。Kanakis 和 Thelen(1995)发现女大学生的进食障碍与父母对她们身体的嘲笑有显著关系。但是,研究忽略了家庭凝聚力、家庭经济状况等因素的影响。

(三)同伴

同伴在大学生的生活中扮演着重要的角色,他们是大学生的外部参照系,也是社会信息的主要来源之一。Stormer 和 Thompson(1996)对女大学生的研究发现,同伴的嘲笑对她们身体意象扭曲和不满有显著关系。Berg(2002)等也发现,那些由于体重而被同伴嘲笑的大学生,同伴的饮食失调行为在他们的身体不满意和饮食失调行为的产生和持续中有重要作用。该研究还发现,大学生与同伴的社会比较能够导致身体不满和进食障碍。

第四节　消极体象和积极体象

一　消极体象

(一)消极体象的含义

从对个体心理发展及导致的结果来看,体象可以分为积极体象(positive body image)和消极体象(negative body image);从自我概念出发,前者是一种有利于自我肯定、自我接受的体象,所以也可以称为肯定性的体象;后者不利于自我肯定、自我接受,所以是一种否定性的体象。

Moore 等(1988)报告 67% 的女孩和 42% 的男孩对自己的体型不满意。还有一位西方学者调查了 2000 名 11~18 岁的女孩,询问她们"如果可能的话,你最希望改变什么? 你的外表、性格,还是你的生活?"结果 59% 的孩子希望改变自己的外表,而只有 4% 的孩子希望更有能力。还有一位学者进行了一项调查,他让小学生和中学生完成这样一个句子:"我希望自己……"结果,大部分男孩回答"我希望长高点";女孩则回答"我希望小巧点"。这些希望的背后,恰恰隐藏着对体象的不满。

(二)消极体象的种类

对消极体象有众多的表达术语,根据对个体影响的程度,人为地将其分为体象困扰和病态体象两大类。体象困扰主要是指体象蔑视;病态体象是一些与体象有关的心理障碍,包括神经症或精神病症。

1. **体象蔑视**(body image disparagement)　体象蔑视是一种慢性的心理困难或失调,是以对自身容貌形体否定评价的结果,并以一系列贬低自我为表现的心理困难。其主要表现是自我否定、自我蔑视,自己不接受自己,常常伴随着自卑感、自我封闭、自我放弃等等行为。

容貌形体缺陷者往往会有体象蔑视。Colleen(1983)调查 84 位肥胖者的体象状况。由于肥胖者在实际生活中常常遭到他人的羞辱,他们中有 71 人曾被人因为肥胖辱骂过,并有 39%(n=28)有严重的体象蔑视,另外有 48%(n=34)有某种程度的蔑视;只有 13%(n=9)没有身心的失调。而在非肥胖者中只有 10%(n=6)有严重的体象蔑视。体象蔑视是一种难以治愈的心理失调,具有一定的顽固性,很难一时消除,即使是在体重减轻后也是如此。

2. **体象变形**(body image distortion)　"distortion"在英文中为"歪曲"、"曲解"、"变形"的意思,在物理学中,指透镜成像产生的"畸变"。人在哈哈镜面前看到的是一个变了形的自己的面孔或形体。人们在认识自我形象确立体象的过程中,也要借助类似镜子一样的媒体,以及复杂的内心活动,所以人们有时也会形成一个变了形的自我体象,我们可以将这样一个过程称为"哈哈镜效应"。

3. **体象障碍**(body image disturbance):体象障碍是一个精神或病态心理的症状。无论在国内还是在国外,体象障碍均可以看作为一个精神症状或病态心理表现。体象障碍是对自身躯体形态的歪曲认知或错觉。体象障碍也可以作为一个独立的病症。在欧洲和美国,体象障碍就被看作一个独立的病症,被命名为"丑形恐惧"和"躯体变形障碍"。尽管,在我国精神科、病态心理学中尚未将这些病症列入正式的文献,但由于其与美容医学有着十分密切的关系,我们在本书中将专门设立一章进行讨论。

4. 躯体变形障碍（body dismorphic disorder）：躯体变形障碍一种独立的体象障碍病症，是指倘若客观身体外表并不存在缺陷，或仅仅有轻微的缺陷，而个体想象出自己的缺陷，或是将轻微的缺陷夸大，并由此产生心理痛苦的心理病症。

二 积极体象

体象分为消极体象和积极体象，但是过去的研究却多集中在消极体象方面，直到最近几年积极心理学的兴起，积极体象才开始成为身体意象研究的一种新取向。

（一）积极体象提出的背景

国外许多学者诸如 Cash、Jakatdar、Thompson、Heinberg 等都认为体象是和身体有关的，复杂的、多维结构的自我认知和态度。它包括个体的许多成分，例如外貌评价、外貌取向、身体自尊、身形大小的感知精确性。体象研究的国际权威专家和 Body Image 杂志的主编 Cash 提到，尽管这些体象成分都是从积极到消极，但是对于体象的大部分研究都集中在身体的负面取向方面。大量身体研究的文献，极大地方便人们了解个体、文化、家庭、人际关系方面关于消极体象的预测源和结果，但对积极体象的预测源和结果却知之甚少。Striegel 和 Cachelin（1999）认为导致积极体象的各种变量和导致消极体象的变量成相反对应，作者还认为积极体象的影响因素不仅仅局限在消极体象研究中所涉及的变量因素，是单独研究消极体象所无法发现的。Williams（2004）在他的研究中，把被试群的体象进行聚类分析，分成了积极体象组、正常体象组、消极体象组，结果发现积极体象组要比正常体象组和消极体象组有更高的外表满意度，更少的体象焦虑，以及在影响他们的生活和社会功能中有更好的感觉倾向。研究中还发现，积极体象组拥有更高的乐观水平和自尊水平，呈现较低的完美主义水平。

1997 年 Seligmen 在就任美国心理学会主席一职后提出"积极心理学"的思想，从此愈来愈多的心理学家开始涉足此研究领域，逐渐形成了一场声势浩大、影响深远的积极心理学运动。对体象适应性层面的研究，同积极心理学运动强调通过品格力量和美德去增加和维持个体的幸福感一脉相承。积极心理学的倡导者 Seligman 等人提醒心理学研究者，不应该仅仅研究病理、脆弱和损伤，还要去研究那些维护人们心理健康的积极人格特质。研究积极体象能够帮助心理学家理解如何预防体象困扰，通过发现人性的优势力量去减缓体象困扰带来的痛苦。2004 年，Williams、Cash 和 Santos 等人在第 38 次行为治疗新进展年度会议中，提出探索积极体象将成为下一阶段身体问题研究的一种必然，国外专门针对积极体象的研究也开始逐渐出现。

（二）积极体象的特征

美国国家进食障碍协会（NEDA，National Eating Disorders Association）对消极体象和积极体象分别进行相关阐述。消极体象指个体对自己身体扭曲的认知，对身体某些部位的感知并不和实际情况相同。相信只有别人的身体才有吸引力，而自己的身体是一种失败。因而对身体感到羞耻、不自然、焦虑，认为自己的身体使人不舒服和难堪。积极体象指个体对自己的身体有一个清晰、正确的认知，看待自己各部位的身体如同其原貌。赞扬并欣赏自己身体自然的样子，认为人的性格和价值观并不受个人的外表所影响，可以接受自己独有的身体并感到自豪，不会去花大量不合理的时间担忧食物、体重、热量，对自己身体感到舒适和自信。

国内体象研究的最早开拓者何伦认为，从对个体心理发展及导致的结果来看，体象可以分为积极体象（positive body image）和消极体象（negative body image）。从自我概念出发，前者是一种有利于自我肯定、自我接受的体象,所以也可以称为肯定性的体象;后者不利于自我肯定、自我接受,所以是一种否定性的体象。

　　关于积极体象的特征较为流行的观点是 Cash、Freedman、Maine、Williams 等人根据自己多年来对体象研究所形成的概括总结。对积极体象的定义特征包括以下 4 方面:身体的赞许观念(不管现实的外貌如何,都维持赞许观念);接受身体(不管体重,体型等方面的不完美,都保持接受);尊重身体(注意需求,从事健康行为);保护身体(拒绝大众媒体所描述的不合实际的身体形象)。

(何伦　陈旭辉)

参 考 文 献

[1] 许又新. 精神病理学[M]. 长沙:湖南科学技术出版社,1993.

[2] 何伦. 体象与美容医学的关系[J]. 实用美容整形外科杂志,1996,(7):271-227.

[3] Cash TF. Cognitive behavioral perspectives on body image. A handbook of theory, research, and clinical practice [M]. New York:Guilford Press,2002b. 38-46.

[4] Cooper PJ,Taylor MJ,Cooper Z. The development and validation of the Body Shape Questionnaire [J]. International Journal of Eating Disorders,1987,6(4):485-494.

[5] Edgerton MT, Langman MW, Pruzinsky T. Plastic surgery and psychotherapy in the treatment of 100 psychologically disturbed patients [J]. Plast Reconstr Surg, 1991,88(4):594-608.

[6] Ohjimi H, Shioya N, Ishigooka J. The role of psychiatry in aesthetic surgery [J]. Aesth Plast Surg,1988,12(3):187-190.

[7] Erika M. Arndt, Arlette Lefebvre, Felicia Travis, Ian R. Munro. Fact and fantasy:psychosocial consequences of facial surgery in 24 Down syndrome children [J]. British Journal of Plastic Surgery,1986,39(4):498-504.

[8] 晁粉芳,宋娴娴,梁红艳,陈少瑞. 在校大学生体象与自尊的关系[J]. 中国健康心理杂志,2009(7):825-827.

[9] 高亚兵,彭文波,周丽华等. 青少年学生体象烦恼问卷的编制及信效度研究[J]. 中国学校卫生, 2005(12):1005-1006.

[10] 王慧琳,洪晔,王晓菁,王建平. 保乳和改良根治术乳腺癌患者体象和性功能状况比较[J]. 中国肿瘤, 2006,15(11):737-739.

[11] 唐丽丽,张艳玲,张瑛,等. 婚姻、社会支持对乳腺癌复发、转移影响的对照研究[J]. 中国肿瘤临床与康复,2002,9(2):101-103.

[12] Berg P,Thompson JK,Brandon KO. ,et al. The Tripartite Influence model of body image and eating disturbance:A covariance structure modeling investigation testing the mediational role of appearance comparison[J]. Journal of Psychosomatic Research,2002,53 (5):1007-1020.

[13] Harrison K,Cantor J. The relationship between media consumption and eating disorders[J]. Journal of Communication,1997,47(1):40-68.

[14] Harrison K. Television viewing, fat stereotyping, body shape standards, an eating disorder symptomatology in grade school children [J]. Communication Research. 2000,27 (5):617-640.

[15] Kanakis DM. , Thelen M. H. Parental variables associated with bulimia Nervosa [J]. Addictive Behaviors, 1995,20(4):491-500.

[16] Rieves L,Cash TF. Social developmental factors and women's body image attitudes[J]. Journal of Social Behavioral and Personality,1996,11(1):63-78.

［17］Stormer SM, Thompson JK. Explanations of body image disturbance: a test of maturational status, negative verbal commentary, social comparison, and social comparison and sociocultural hypotheses［J］. Eat Disorders, 1996, 19(2):193-202.

［18］Thompson JK, Heinberg L, Altabe M, Tantleff-Dunn S. Exacting beauty: Theory, assessment, and treatment of body image disturbance［M］. Washington, DC: American Psychological Association, 1999.

［19］Avalos L, Tylka TL, Wood-Barcalow N. The Body Appreciation Scale: Development and psychometric evaluation. Body Image, 2005(2):285-297.

［20］Striegel-Moore RH, Cachelin FM. Body image concerns and disordered eating in adolescent girls: Risk an protective factors［M］. Washington, DC: American Psychological Association, 1999.

［21］Williams EF, Cash TF, Santos MT. Positive and negative body image: Precursors, correlates, and consequences. Paper presented at the 38th annual Association for the Advancement of Behavior Therapy, 2004.

［22］Seligman ME, Csikszentmihalyi M. Positive psychology: An introduction［J］. American Psychologist, 2005 (55):5-14.

| 第四章 | 求美者的人格特征 |

美容医学的复杂性来自于美容求术者复杂的心理状态和人格,其中对求术者人格的把握有着十分重要的意义。Robert Goldwyn 博士在《超越外表》(*Beyond Appearance*)一书中写道:"美容外科是很难把握的,因为对技术的要求远远低于对美容外科患者人格和期待的把握。"(Lavell S,1984)。人格心理学是现代心理学最重要的组成部分,有着最复杂的内容。本章将概括介绍人格有关的概念和理论,并总体论述美容整形患者的人格问题。与人格有关的动机和需要,将在下一章"美欲、求美动机和行为"中介绍。此外,本书第三部分的各类美容手术心理学中,都会涉及与美容整形患者人格有关的内容。

第一节 人格与人格理论

一 人格的概念

(一)人格定义

人格是一个应用十分广泛的词汇。通常在伦理学或道德领域,人格是指个人的道德品质,如人们常用"人格高尚"来评价一个人的品质出众;在法学领域,人格则是某一作为人的权利、义务的主体资格;而在心理学领域,人格是指人的性格、气质、能力等特征的总和,或者说是指影响人的行为、思维和感觉的特定方式的内部诸因素的总和。

人格(personality),也称个性。人格一词来源于拉丁文"persona",原意是指面具。有的心理学家根据人格的词源,将其定义为"面具",即一个人的公开的自身。关于人格的定义有很多,但其共同点就是:人格被看作一贯的行为方式。

将各种人格理论的解释概括起来,人格可以定义为:个体在对人对己及对一切环境中的事物适应时所显示的异于别人的性格;个体的性格是在遗传与环境交互作用下,由逐渐发展的心理特征所构成;而其心理特征表现于行为时,则具有相当的统合性与持久性。

人格是人内部的统一的整体,而其中心就是自我。自我的概念可以一分为二:其一是主体的我,即作为知觉的我,多用"自我"(ego)来表达;其二是作为客体的我,即被知觉的我,多用"自己"(self)来表述。

(二)性格与个性心理特征

1. 性格由多种心理特征构成。人的性格多种多样,但总是由几个或一系列的具有特征的心理要素构成,这些要素可以看作为心理特征(psychological characteristic)。而心理特征与生理特征(physiological characteristic)是相对应的。前者是由个体行为与心理历程所显示,后者由身体或器官的功能所显示。心理特征包括知、情、意等心理活动方式和心理构成等,而人格心理主要研究的是人格特质(personality trait),即人格的构成要素和由其决定的行为模式。

2. 人的性格表现在对人对己及对环境的适应。个人的性格只能由其对人对己及对事物的适应而显现。说某人有自卑感或优越感,是指他在对自己关系上的一种适应方式;说某人有偏见或正义感,是指他对人对事关系上的一种适应方式。

3. 个人的性格表现具有统一性和持久性。构成一个人性格的各种心理特征,不但具有统一性,而且具有相当的持久性,否则就不能代表个体的性格。

(三)人格的形成

人格形成决定于人生的早期(3~5岁),并被生物遗传因素和社会环境因素决定。但是,人格模式还是可以在一定程度上改变,因为人格是一个活的发展的实体。人的生活中充满了选择的机会,况且人是具有主观意志的个体。人的生物遗传虽然变化很小,但人出生在一个大舞台上,人生的戏剧在上面不断地创造、再创造。超越人格是"创造性人性"的最好例子。

人格是一种特定的行为模式。那么,是什么原因使个体形成了特定的行为模式呢?概括起来有遗传观点、社会文化因素决定论、学习论等。但人格形成总的来说,可以概括为先天遗传与后天环境共同作用的结果。

早期的心理学家不是主张人格形成是由遗传因素决定的,就是主张人格形成是由后天环境的因素决定的。现代的心理学理论不再主张是由单方面的因素决定,而是它们之间有着复杂的关系。

(四)人格与体象、容貌的关系

人格与体象、容貌三者之间有着内在的有机联系。它们之间的关系体现了人的生理与心理方面的统一(图4-1)。

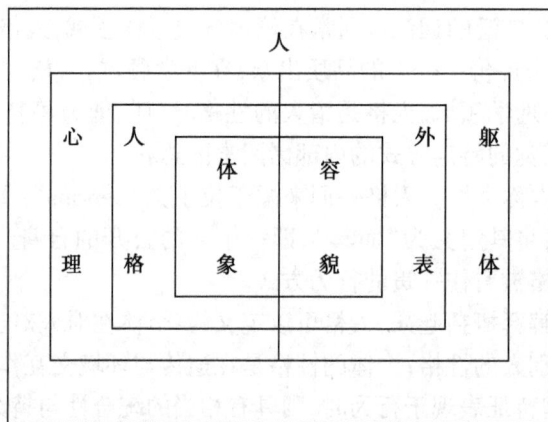

图4-1 人格与体象、容貌的关系

1. **人格与体象的关系** 体象是人格不可分割的组成部分。人格的中心是自我,自我的重要成分包括"自我意象"(self image),即自我认知的形象,体象恰恰是自我意象的最重要的内容。按心理学家高尔顿·奥尔波特(Gordon Allport)的理论,儿童(4~6岁)开始形成自我意象,即形成了"好的我"、"坏的我"的参照系的良知,对体象的认知就包含其中。

2. **容貌与体象的关系** 人的容貌与形体是客观的生理性的存在,它通过他人或自我的评价对体象形成有决定影响。一般的规律是容貌、形体较好的人,多可以形成较为积极的体象;反之,容貌丑陋或有缺陷的人,多会形成消极体象。在日常生活中人们会有这样的感受,漂亮的人自我感觉较好,也更为自信;而长相差的人容易自卑。

3. 容貌与人格关系 容貌对人格形成的影响包括两个方面:一是特定的容貌或形体是与特定的人格相对应的。这在体质与心理的关系的理论中已论述。二是容貌与形体通过对体象形成的影响而作用于人格形成。

一 人格理论

现代人格理论内容繁杂。美国学者 B. R. 赫根汉在其所著的《人格心理学导论》(1986)一书中将人格理论分为:精神分析学派范型,包括弗洛伊德、荣格的理论;社会-文化范型,包括阿德勒、霍尼、埃里克森的理论;特质论范型,包括阿尔波特、卡特尔的理论;学习论范型,包括斯金纳、米勒的理论;存在-人本主义范型,包括凯利、罗杰斯、马斯洛的理论。现根据研究美容心理学的需要,选择性介绍如下:

(一)体质学说:心理与容貌、形体的关系

体质、生理活动与心理是存在紧密联系的。早期的心理学理论主要是从这个角度研究人的性格的。

1. 在《黄帝内经》一书"阴阳二十五人说"中,完整地描述了人格的生理类型,根据人的体格状况,生理解剖特点,将人的禀性分为金型、木型、水型、火型和土型五类,每种类型又从五音的太、少、阴、阳以及左右分为五种次类型。

(1)金型的人:面方,肤色白皙,头小,肩背小,腹小,手足小,足跟坚厚,全身骨轻,经常在身体上保持清洁,禀性急躁,能静能动,动则猛捍难当,善于担负行政职务。对于时令的适应,大多能耐于秋冬,不能耐于春夏。他们的态度一般都是坚而不屈的。

(2)木型的人:肤色苍白,头小,面长,两肩宽阔,背部挺直,身材小巧,手足灵活。他们有卓越的才能,非常劳心,但体力不强,多忧虑,做事勤奋。这种人大多能耐于春夏,而不能耐于秋冬,感受了寒凉,极易生病。他们的态度都是雍容自得的。

(3)水型的人:肤色黑,面部凹陷,头大,劲部呈菱形,两肩狭小,腹部宽大,手足好动,行路时摇摆身体,腰至耻骨联合处距离比较长,背部的长度也超过一般人。他们的禀性既不恭敬,也不惧怕,善于欺骗人。大多能耐于秋冬,不能耐于春夏。他们的所作所为一般都是不着边际的。

(4)火型的人:肤现赤色,背脊肌肉宽阔,面瘦,头小,肩、背、髀、腹各部的发育都很均匀,手足不大,步履稳定,着地无声。他们对事物的理解和领会都很敏捷。行路时两肩摇摆,背部的肌肉丰满。他们的作为有气魄,对钱财看得很轻,但缺乏信心,多顾虑,明事通理,爱好漂亮,心急,不能享有高龄,易受暴病而死。大多能耐于春夏,而不能耐于秋冬。他们的态度一般都是真实的。

(5)土型的人:肤现黄色,面圆,头大,肩背的发育壮健,腹部宽大,下肢自大腿到足胫部都生得健壮,手足不大,肌肉丰满,全身上下各部都均匀相称,步履稳重,着地无声,行路时举步不高。他们的内心安定,爱好做有利于人的事情,不喜欢有权势,而乐于依附旁人。大多能耐于秋冬,不能耐于春夏。他们的态度一般是诚恳而忠厚的。

2. 20世纪初,有许多欧洲的学者研究了人的体型与心理的关系。如 Kretschmer(1924)认

为体型与性格有内在的联系。他把体型分为四种：

（1）矮胖型：体型为脏腔大、四肢细、面圆颈短、肥胖，具有躁郁性格，表现为乐观、好交际、务实、易适应环境、情绪波动于忧喜两极。

（2）瘦长型：体型为躯干和肢体瘦长、面颈俱长、肌肉不发达，具有分裂性格，表现为沉静孤独、冷淡固执、敏感傲慢、隐秘多疑、情绪波动于激动与淡漠之间。

（3）力士型：体型为肌肉发达、骨骼坚实、强健有力，性格表现与瘦长型相同。

（4）畸形：体型特点是各个部位的发育不成比例，有去势型、肢端肥大型、侏儒型等。性格表现与瘦长型相同。

3. 有些心理学家认为，人类胚胎三叶若均衡地发育，由脑、肌肉和内脏器官均衡地组合成为一个完美的整体。但是有些受精卵中的某一叶的发育可强于其他叶的发育。在胎儿发育完成后，有的消化道发育强于脑的发育，有的脑发育强于肌肉的发育。而个人的心理活动显然与胚叶的发育关系十分密切。由于胚胎三叶发育的不平衡，有人属于"消化系统型"，有人则属于"肌肉型"或"脑型"，与此相应的便有"消化系统型人格"、"肌肉型人格"和"脑型人格"。

（1）内脏优势内胚叶体型：躯体浑圆，肌肉松弛，胸脯厚实，大腹便便，宽脸粗颈，大腿和上臂均大而手脚短小，乳房发育过度，皮肤软而光滑，容易秃顶。此类人性格特点是风趣乐观，善于交际，悠闲自在。

（2）躯体优势中胚叶体型：粗壮而肌肉丰富，前臂和小腿粗大，胸腹部发育均衡而结实，头大腮方，肩宽胸厚，皮肤粗厚而有弹性。此类人爱好活动，胆大无忌，勇于承担责任。

（3）脑优势外胚叶体型：多半身体单瘦，两肩塌陷，腹部平坦，小腿长，颈与十指纤细，卵形长脸，皮肤干燥且薄。此类人敏感，感情多变，行为唐突。

（二）精神分析学说：弗洛伊德的人格理论

精神分析的人格理论以弗洛伊德的人格学说最有代表性。其内容主要有人格结构、人格动力、人格发展等。

1. **人格结构**　按弗洛伊德的理论，人格是一个整体，包含本我、自我和超我三部分内容。①本我（id）是人格结构中最原始的部分，从出生之日起即已存在。构成本我的成分是人类的基本需求，如饥、渴、性三者均属此类。支配本我的是快乐原则（pleasure principle）。②自我（ego）是个体出生之后，在现实环境中由本我中分化发展而产生。由本我而来的各种需求，如不能在现实环境中立即获得满足，他就必须迁就现实的原则，并学习如何在现实需要中获得满足。因此支配自我的是现实原则（reality principle）。③超我（superego）是人格结构中居于管理地位的最高部分，是由个体在生活中，接受社会文化道德规范的教养而逐渐形成的。超我由自我理想——要求自己的行为符合理想和良心，要求自己的行为符合道德两部分内容组成。超我遵循的是完美原则（perfection principle）。

本我、自我、超我三者如能彼此协调，就会发展成为一个良好的人，如果三者失去平衡，或彼此长期冲突，就难免导致个体生活适应困难，甚至演变成心理异常。

2. **人格动力**　是指个体人格结构中，由于本我、自我、超我的功能不同，目的不一，彼此相互激动的结果，就会产生一些内在的动力，继而由动力形成外显的行为。按弗洛伊德的理论，由人格动力所形成的行为是个体为减少超我与本我冲突产生的焦虑而改变了本质的行为。此类行为，多是一些心理防御性的行为。

3. **人格发展**　按弗洛伊德理论，人格发展有 5 个时期，主要是围绕性的发育进行的。因为在弗洛伊德看来，性是人性发展的一种原动力。

（1）口唇期（oral stage，0～1岁）：原始欲望的满足，主要靠口腔部位的吸吮、咀嚼、吞咽等活动获得满足。成人中有所谓口唇性格（oral character）者，可能就是口唇期发育不顺利所致。在行为上表现为贪吃、酗酒、吸烟、咬指甲等，在性格上较为悲观、依赖等。

（2）肛门期（anal stage，1～3岁）：原始欲望的满足，主要靠大小便排泄时所产生的刺激快感获得。成人中有所谓肛门性格（anal stage）者，行为上表现为冷酷、顽固、刚愎、吝啬等，可能为该时期教养不当所致。

（3）前生殖器期（phallic stage，3～6岁）：原始欲望的满足，主要靠性器官的触摸得以满足。这时幼儿开始分辨男女性，出现恋母情结（oedipus complex）——男孩以父亲为竞争对手而爱母亲的现象和恋父情结（electra complex）——女孩以母亲为竞争对手而爱恋父亲的现象。

（4）潜伏期（latent stage，7岁至青春期）：7岁以后的儿童，兴趣扩大，由对自己身体和父母感情转向周围事物。从原始欲望来看是处于潜伏期。

（5）生殖器期（genital stage，青春期以后）：此时期个体性器官开始成熟，生理上与心理上显示两性特征，两性差异开始显著。自此后，性的需要转向相似年龄的异性。

（三）社会决定说

德国心理学家斯普伦格（E. Spranger，1882—1963）提出根据人类对于社会文化的态度而进行个性分类的学说。该学说认为，心理只是精神自我运动的表现，心理学的任务就是揭示一个人的价值定向。由此出发，斯普伦格根据客观文化范畴或人类所追求的文化价值将人格区分为6种类型：

1. **理论型**（theoretical type）　这类人渴求知识，渴求真理，对各种事物采取的态度完全是客观的。对"理论型的人"来说，生活显示为面向问题、面向价值的定向。

2. **经济型**（economic type）　是把一切重要关系都放在首位的人。对于这种人来说，一切东西都成为维持生命、为生存而斗争和最好地安排自己生活的手段。在最好的场合下，由于生活上获得充分满足，便表现出爱美的特征；在最坏的场合下，由于缺乏精神需求，表现为爱财如命。

3. **审美型**（aesthetic type）　这类人渴求好的形象，通过自我表现来认识世界。把一切事物都感知为某种和谐或不和谐的东西。他们的审美态度偏重于形式、美丽、协调和比例。对于审美型的人来说，世界的客观性总是以对形状、色彩、节奏的感知形态呈现出来的。

4. **社交型**（social type）　此类人愿意与他人结交成志同道合的人，渴求普遍的爱，对人类的爱。他们直接行动都是在爱的情感影响下进行的，为社会谋福利是他们一切活动的前提。

5. **政治型**（political type）　这种类型的人倾向于对权力的追求，按照斯普伦格的说法，权力是指具有贯彻最高要求的能力。真实的权力是建立在真正的精神价值之上的权力，有权力的人决定精神形象，因此追求精神形象的人才是权力型的人。

6. **宗教型**（religious type）　这类人的价值定向就在于他所探索的生活意义。斯普伦格认为，"宗教的实质在于探索生活的最高意义。这种探索状态的特征就是心情不安和情绪不满。宗教型的人就是经常把自己的精神结构完全集中于对价值的追求而达到最高体验的那种人。"

由此可见，由于人所追求的人生目标的不同，在特定文化背景下所形成的生活风格的不同，所具有的人格特点也不同。其结果是不同的人格有不同的行为模式。对美的需要以及所表现出的求美行为的强烈程度也会有所不同。对于理论型的人，会把对美的探索看作是探索生活的一部分，他们也许能欣赏非常高雅的艺术品，但自己却不修边幅；而对审美型的人，无论对客观世界存在的美,还是对自身的美都有兴趣,或许对追求自身完美看得更重。

第二节　求美者的人格与心态

一　美容求术者的人格与心理分类

（一）美容求术者的人格分类

美容整形患者的人格可以按一般的心理学人格分类方法加以分类,譬如,将患者的气质分为多血质、胆汁质、黏液质和抑郁质等;也可将性格分为内倾或外倾。但国内外不少学者根据临床实践,对美容整形患者进行了多种分类。如 Reich(1975)根据美容整形患者的人格特点,将他们分为 5 类:

1. **忧虑型**　这类患者优柔寡断,表面上看与医生特别配合,实际上顾虑重重。他们在手术前往往要医生提供详细的手术方法及改善后的容貌情况。对这类患者不能急于手术,要耐心地做好工作,让患者在充分考虑成熟后再作决定。

2. **依赖型**　这类患者需要周围人的支持和帮助,如果周围人说手术成功,他们会表现得非常高兴,如果周围人稍有议论,就会非常沮丧和忧虑。此外,他们又表现出一种假独立性,即使术前签了协议书,但术后稍不满意,就不执行该协议。

3. **情感型**　这类患者易于表达自己的感情,思想活跃而不切合实际。由于他们愿望明确,因而手术少有顾虑,即使对术前谈话中的一些并发症及不良后果,也丝毫没有异议。他们往往给医生留下好感。

4. **偏执型**　这类患者对自己的缺陷往往夸大,常常怀疑别人,易激怒,常要求他们所熟悉或以前给他们做过手术的医生再次给他们手术。对这类患者要有耐心并引起警惕,因为一旦他们接受手术,可能反过来向你诉苦,甚至指责医生。对这类患者不要轻易担保什么,特别是不能与其对立。有些医生将这类患者看作潜在的危险。

5. **分裂型**　这类患者胆怯、害羞,给人一种怪癖感。他们缺乏表达自己思想的信心和勇气,就诊时常常由家人陪同代言,对手术后的效果缺乏自信而难以满意。

有研究结果显示,对 208 例颜面美容手术求美者的人格进行调查,按上述方法可以分为忧虑型 42 例、依赖型 48 例、情感型 48 例、偏执型 27 例、分裂型 43 例。对各型人格的求美者术后 6 个月进行追访,了解各型人格术后纠纷的发生比例。结果各类人格发生纠纷的比例为忧虑型 0 例、依赖型 0 例、情感型 0 例、偏执型 8 例、分裂型 2 例。

（二）美容受术者的心态

爱美是人的天性,容貌美是每个人都向往和追求的,要求整形美容的多是年轻人,年老者和儿童也占相当比例,男女比例相近,女性稍多。要求容貌及体形美是他们普遍存在的心理状态。如有的患者诉说容貌老化带来的社会落差,原来的朝气大势已去,这在更年期以后的女性中尤为突出。如肥胖患者腹部或臀部显得过于臃肿等等,她们的心理可想而知,他们渴望的容貌年轻及体形美是正常要求。他们的心理属健康正常的心理状态。此外,常见的还有自卑、悲观的心理和期望过高追求完美的心理。而且求美者与求医者有若干不同,甚至是本质的不同,因此美容患者具有其自身的特点。

1. **求医目的不同**　一般求医者是在病理基础上要求解除痛苦,获得正常的生理状态,求医者多有明显的形态和功能异常,求医目的是驱除疾病。由于理解的个体差异和疾病的差异,当达到缓解症状、控制病情或延缓生命的目的时,患者即可满意,表现为求医目的的多层次性,最高目的达不到时可以退而求其次。求美者是在正常的生理基础上要求增加美感达到锦上添花,或者说求美者没有实际意义的疾病,而只要求通过医疗达到超常的目的,以此增加自我及他人心中的美感。可见求美是医疗的唯一目的,只要求美者认为不美,心理未达愉悦,求美的目的就没有达到,就容易产生不满情绪,纠纷就可能发生。

2. **在医患双方中的地位不同**　求美者属于主动参与,不是疾病缠身迫不得已找医生,求美者掌握着主动权,对美容医生有着明确的要求。因此,参与意识强,经过个人反复思考,甚至经过深思熟虑后形成的求美行为,就要求医生尊重其个人的知情同意权,而非由其家属代替行使知情同意权。

3. **对疗效的判断标准不同**　求医者经过医生的治疗后,最后的判断标准,除了求医者的自觉症状外,大部分判断标准是医方提供的。多数疾病都有明确的疗效判断标准,是客观的、可量化的,医患双方都能够接受这一标准,容易达成共识。求美者经过医生的治疗后,最后的判断标准是审美标准,是主观的、模糊的。医生认为是美的,求美者可能认为不美,或者因为种种原因难以达到其要求时,容易产生意见分歧。而且求美者周围人群的态度比医生的判断标准更重要。医生在求美者面前的权威性,相对一般意义的患者大打折扣。

4. **心理需求的层次不同**　求美者和求医者都有一定的心理需求,但层次不同。求医者的心理需求属于低层次的心理需求,只要病痛解除或缓解,能够像正常人一样工作和生活,甚至能够活下来就会达到心理满足。求美者要求较高层次的心理需求,包括审美的需求、交往的需求、被爱的需求、尊重的需求等,要求术后全面提高生活质量,被自我和社会所广泛认定和接纳。

近年来,国内有关美容手术受术心理状态研究的论著颇多。研究者从不同角度对美容手术受术者的心态进行了定性或定量的分析。如戴正福(1994)概括描述了美容外科受术者心理状态与求美的动机,将美容手术受术心理类型分为:单纯美容型、欲望过高型、自卑心理型、顺应环境型、适应需要型、迷信心理型、恋爱婚姻型、畸形患者型、精神异常型和思维异常型等10类。

王肃生(1993)也对美容整形受术者进行了心态分析,将美容受术者分为了6类:合理美容型(理智型和固执型)、适应环境型(主动型和被动型)、取悦他人型、畸形自卑型(先天性畸形者和后天性畸形者)、思维波动型等。

徐宏志等(1994)对283名美容门诊美容受术者进行了统计学分析,将美容受术者的心态分为3类:

Ⅰ型求美者:具有期望他人注目与关心的心理,以自我为中心表现出一种过高的自我陶醉意向,美容手术往往难以满足他们的要求。这一组人以16～25岁年龄段为多。该年龄时期是人生求学、就业、婚恋的重要时期,心理素质不稳定,易想入非非,理想与现实差距较大。为外貌上的一点小缺陷而焦虑不安。其手术的目的是为了在容貌上超过他人。此类求美者对手术的期望值远远超过手术能达到的客观效果。如果不分析就贸然进行手术,常常会引起无休止的医疗纠纷。

Ⅱ型求美者:对美容手术的要求并不强烈,只是因为别人的议论、侮辱或公开的轻蔑才开始为容貌而苦恼。此类求美者心理不稳定,易受他人影响,他们的手术是被动的,做手术的目的是为改变别人对自己的看法。如果没有对他们的心理状况进行充分的了解而匆忙进行手术,往往手术效果不理想。在选择好适应证的基础上,进行手术,其中大部分手术效果良好。

Ⅲ型求美者:此类求美者容貌上缺陷常比较明显,他们心里非常苦恼,没有自信心,性格内向,精神不振,常感到自己卑下,畏惧别人的目光。他们迫切要求改变这种境况,开始新的生活,是美容的最佳选择对象,且手术后一般效果良好。

二 先天性与后天性容貌缺陷者的心理特征

寻求美容手术的患者大多有一定的容貌形体缺陷。根据武汉市第三医院整形科 1980—1990 年间收治的 2040 名患者的统计分析,其中先天性畸形缺陷者 105 人,后天性缺损畸形者1404 人,无生理缺陷的求美者 531 人(杨宇南,1991)。对一些单纯的美容诊所来说,非缺陷的美容手术可能会更多一些。

(一)先天性容貌缺陷者的心理特征

先天性残疾的幼儿因无知,外貌异常对其心理影响尚不明显。4～6 岁儿童较多关心的是影响玩耍的四肢畸形,对于其他部位的畸形,有讳疾忌医、尽力设法隐蔽畸形部位者,有动辄哭闹不已者,亦有力争表现自己企图证明没有畸形存在者。学龄期儿童,颜面部的畸形,常常被幼稚的小伙伴们讥笑、嘲讽或起绰号,不良的刺激致使原有自信心、自制力的儿童,变得依赖大人,甚至出现一些攻击行为,如发怒、反抗,对周围物品随意摔扔、破坏,还可能发生兴趣与爱好的突然改变等。进入青春期后更加复杂,20 岁前后是青年求学、就业和恋爱等人生的关键时期,往往会因容貌上的很小缺陷忧虑不安,因疑心被人歧视而不愿意参加社会活动,有的表现出很强的自尊心,有的又兼有自卑感或者表现得特别好强上进,或者自暴自弃、性情孤僻,个别人甚至厌世轻生。中年以后,由于工作与婚姻问题已成定局,心理上逐渐获得平衡,生活的勇气显著提高。老年人对外貌异常已习以为常。

先天性畸形者不同程度地存在心理自卑感,因容貌不美影响婚恋及就业,长期以来心理压抑,希望矫正外露部位的异常,时而满怀信心,充满希望,急于要恢复生理功能;时而悲观失望,自暴自弃,甚至产生轻生念头。一般对外形美要求较低,能配合医护人员治疗,心理承受力较强。随着年龄的增长,逐渐使他们产生了一种特殊的心理状态,如沉默寡言,不愿与周围人交往等;问及病史,患者往往隐而不谈,实则忧心忡忡、担心病究竟能否治好、治愈后社会地位会不会改变等;这类患者术后改变较为明显,患者往往满意(杨宇南,1991)。

[实例 4-1] 张某某,女,21 岁,农民,因先天性面部畸形,五官呈猿猴状,下睑外翻,睑球粘连,双眼不能闭合,一副令人"可憎"的面容。来诊时用特大围巾遮盖面部,由亲属搀扶行走。患者对自己的"丑容"感到绝望,以至厌世,常常企图自杀,终因母亲要"以死殉死",而艰难地躲在家中"偷生"。医生先期为她做了睑球粘连松解术和植皮术,手术达到预期效果,使患者重新燃起了生活"欲望"。不到三个月,患者又要求行第二次手术,但家庭经济拮据,无力支付手术费用。此时,患者又自卑自弃,缺乏自信,害怕社交,人前矮三分,抬不起头来。经交谈了解,原来患者存在不适应生活的"心理缺陷":21 年来从未出过家门,终日与母亲相伴,整形后容貌改观,就有了与外界接触的更多机会,像常人一样生活、婚嫁等从不敢设想的事情可以变为现实,患者却感到束手无策,缺乏勇气挣脱自我封闭的枷锁,去创造自己的未来生活。"心病还需心药医",这种情况手术是治不了她的"心病",勉强动了手术,很可能再"节外生枝"。因为面部缺陷而受苦的人,容易引起精神上的焦虑,最迫切要求通过美容手术加以改善,脸上的缺陷虽不影响吃喝行为,但在心灵上,可能就是一个被放大若干倍的伤痕,造成极大的精神痛苦。针对患者的"心病",医生设法从多方面开导她,对症进行心理治疗和生活指导,帮助其

解开心灵上的症结,矫正变态心理,促其精神恢复健康,能像旁观者一样看清自己,耐心等待分期手术,并能平静接受手术后的环境改变。

先天性畸形者迫切希望恢复生理功能,如唇、腭裂修补等,要向他们客观地交代手术效果和成功的把握性有多大,但要达到和正常人完全一样是很困难的。这类求美者能与医护人员密切配合,术中能忍受肉体上的疼痛,术后改变较明显,他们对手术效果是比较满意的。

(二)后天性容貌缺陷者的心理特征

后天性畸形常常是由于外伤致残的,而且是突然发生的,伤残者本有健全的身心,理想的家庭、工作和社会地位,突遭不幸,其心理复杂而特殊。伤残较重者常认为自己已成了家庭与社会的负担,痛不欲生。未婚者更要考虑到自己婚姻、理想、事业等,急切希望手术矫正外露部位的异常,而且不现实的期望手术后能够恢复到受伤前的外貌。由于外形的破坏,患者心情抑郁,久之便形成自卑、羞怯,他们往往以我为中心,对自己的健康、前途和家庭特别担心,有的富于联想,有的感情脆弱易怒、失眠、多疑,渴望会见亲人又惧怕见到亲人,渴望走向社会又惧怕走向社会等矛盾的复杂心理状态。

后天性伤残患者均有不同程度的心理障碍,这类患者迫切希望恢复生理功能,希望早日返回工作岗位,或能恢复生活自理能力;他们对外形要求较低,一般能配合医务人员的治疗工作,忍受手术的痛苦(杨宇南,1991)。

外伤导致的伤残,虽无明显的生理功能障碍,但外貌丑陋,形体不美,严重损害了患者的心理健康,这类患者显著的特点是希望矫正外露部位的异常;由于外形破坏,长期心理压抑、自卑、羞怯,他们对外形美的要求要高一些(杨宇南,1991)。后天伤残者,虽无明显生理功能障碍,但体形、容貌不美,严重者认为自己成为家庭的负担。未婚者考虑婚恋、就业,导致性情偏激,倔犟急躁,影响他们的天赋与活动能力的正常发挥。

[实例4-2]林某某,男,25岁,儿时玩耍跌伤,致使鼻梁骨塌陷,后经医院鼻科治疗修补,有所恢复。随着年龄增大,体态变化(患者个高1.81米,脸颊宽大),相比之下,鼻梁塌陷明显地继发畸形,扁、塌、斜使颅面外形欠美,婚恋几经挫折,心理羞怯、自卑,既想通过整形美容手术使自己容貌得到改善,又害怕手术不成功,产生更坏的后果。后经医护人员反复进行心理辅导,商量手术方案,并客观地向求美者交代手术效果,使患者放下包袱接受手术,术后鼻梁形状有较大改观,半个月后满意出院。

后天性畸形者伤前形态功能都较正常,出现畸形后心理障碍尤为突出,长期以来心理压抑,求美欲望较强,对外形美的要求较前者高,通过整形手术,既希望能恢复生活自理能力或生理功能,又希望矫正外露部位的异常。因此,医护人员在治疗他们外伤的同时,还应注重心态的护理,鼓励他们树立生活的信心和勇气,诚恳细微,推心置腹,使求美者有被尊重、被理解的感觉。要反复征求求美者对手术方案的意见,说明手术方案的整体要求、手术原理及主要步骤,术前、后机体的反应特点,以及应注意事项等,以取得密切合作。其次,要向求美者说明决定手术的适当时机,因为许多人的伤残多是在年幼时发生,一般女性满18岁,男性满22岁,骨骼生长发育基本终止,如果在此之前进行手术,则可能产生继发性畸形,导致颜面或体态等方面的失调。医者要明确告知手术的最佳年龄。有些手术需要分阶段进行,时间跨度较大,有的需要二期乃至三期修复,求美者要有充分的时间准备,包括术前检查、术后恢复所需时间,不要匆忙手术,术后又急于出院。

第三节 人格障碍

一 人格障碍的定义

人格障碍是人格特征显著偏离正常,使患者形成了特有的行为模式,对环境适应不良,明显影响其社会和职业功能,或者患者自己感到精神痛苦。人格障碍通常开始于童年或青少年,并一直持续到成年或终身。在严重的脑或躯体疾病、精神疾病或精神创伤后所致的人格障碍偏离,不单独诊断为人格障碍,而作为原发疾病的症状,名为人格改变。

二 人格障碍的诊断标准

(一)症状标准

至少要符合下述的三项:

1. 患者有特殊的行为模式,这种行为模式通常表现在多方面,如情感、警觉性、感知和思维方式等,有明显与众不同的态度和行为;

2. 患者具有的特殊行为模式是长期的、持续性的,不限于精神疾病发作期;

3. 患者的特殊行为模式具有普遍性,导致患者社会适应不良。

(二)严重程度标准

须符合下述的一项:

1. 患者的社交或职业功能明显受损;

2. 患者主观上感到痛苦。

(三)病程标准

开始于童年、青少年或成年早期,现年 18 岁以上。

(四)排除标准

人格障碍不是躯体或精神疾病或精神刺激因素所致。

三 人格障碍的分类

我国的 CCMD-Ⅲ 将人格障碍分为 9 类 13 余种。

---

6 0.1	偏执型人格障碍
6 0.2	分裂型人格障碍
6 0.3	反社会人格障碍
6 0.4	冲动型人格障碍
6 0.5	表演型(癔症型)人格障碍
6 0.6	强迫型人格障碍
6 0.7	焦虑型人格障碍
6 0.8	依赖型人格障碍
6 0.9	其他人格障碍(被动攻击型人格障碍、抑郁型人格障碍和自恋型人格障碍等)

资料来源:CCMD-Ⅲ. 中华精神科杂志,2001(3)

四 各型人格障碍的诊断

（一）偏执型人格障碍诊断标准

偏执型人格障碍是以猜疑和偏执为主要特征的人格障碍，其诊断标准首先是要符合人格障碍的诊断标准，此外还要符合下述症状中的三项：

1. 广泛猜疑，常将他人无意的、非恶意的甚至友好的行为误解为敌意或歧视，或无足够根据，怀疑会被别人利用或伤害，因此过分警惕与防御；

2. 将周围事物解释为不符合实际的"阴谋"，并可形成超价观念（超价观念解释见第八章）；

3. 易产生病态嫉妒；

4. 过分自负，若有挫折或失败则归咎为别人，总认为自己正确；

5. 好记恨别人，对他人过错不能宽容；

6. 脱离实际地好争辩与敌对，固执地追求个人不够合理的"权利"或利益；

7. 忽视或不信任与自己想法不相符的客观证据，因而很难以说理或事实来改变其想法。

（二）分裂型人格障碍诊断标准

分裂型人格障碍是一种以观念、外貌和行为奇特，以及人际关系有明显缺陷，且情感冷淡为主要特点的人格障碍，其诊断标准首先要符合人格障碍的诊断标准，其次要符合下述的三项：

1. 有奇异的信念或与文化背景不相称的行为，如相信透视力、心灵感应、特异功能和第六感觉等；

2. 奇怪的、反常的或特殊的行为或外貌，如服饰奇特、不修边幅、行为不合时宜、习惯或目的不明确；

3. 言语怪异，如离题、用词不妥、繁简失当、表达意见不清，并非文化程度或智能障碍等因素所引起；

4. 不寻常的知觉体验，如一过性的错觉、幻觉、看见不存在的人；

5. 对人冷淡，对亲属也不例外，缺少温暖体贴；

6. 表情淡漠，缺乏深刻或生动的情感体验；

7. 多单独活动，主动与人交往仅限于生活或工作中必需的接触，除一级亲属外无亲密友人。

（三）反社会型人格障碍

反社会型人格障碍是一种以行为不符合社会规范为主要特点的人格障碍。其共同心理特征是：情绪的爆发性，行为的冲动性，对社会对他人冷酷、仇视、缺乏好感和同情心，缺乏责任感，缺乏羞愧悔改之心；不顾社会道德法律准则和一般公认的行为规范，经常发生反社会的言行；不能从挫折与惩罚中吸取教训；缺乏焦虑感和罪恶感。此种人格引起的违法犯罪行为最多。诊断标准为：

1. 符合人格障碍的诊断标准。

2. 患者在18岁前有品行障碍的证据，至少有下述表现中的三项：①经常逃学；②被学校开除过，或因行为不轨而至少停学一次③被拘留或被公安机关管教过；④至少有两次未经说明外出过夜;⑤反复说谎(不是为了躲避体罚);⑥习惯性吸烟、喝酒;⑦反复偷窃;⑧多次参与破坏公共财物的活动;⑨反复挑起和参与斗殴;⑩反复违反家规或校规。

3. 18岁以后有不负责任的违反社会规范的行为,至少有下述项目中的三项:①不能维持长久的工作或学习,如经常旷工(课),或多次无计划地变换工作;②有不符合社会规范的行为,且这些行为已构成拘捕的理由(不管拘捕与否),如破坏公共财产等;③易激惹,并有攻击行为,如反复斗殴或攻击别人,包括殴打配偶或子女(不是为保护他人或自卫);④经常不承担经济义务,如拖欠债务,不抚养小孩或不赡养父母;⑤行为无计划或有冲动性,如进行无事先计划的旅行,或旅行无目的;⑥不尊重事实,如经常撒谎,使用化名,欺骗他人以获得个人的利益或快乐;⑦对自己或对他人的安全漠不关心;⑧缺乏对家庭应尽的责任,如缺乏对孩子必要的关心和照顾等;⑨不能维持长久(一年以上)的夫妻关系;⑩危害别人时无内疚感。

在做出反社会型人格障碍的诊断时,所要考虑的最关键方面是患者对自己的反社会行为的反应,在上述特征中,无责任感和无羞耻心特别重要。

(四)冲动型人格障碍诊断标准

冲动型人格障碍是一种以行为和情绪具有明显冲动性为主要特点的人格障碍,又称爆发型或攻击型人格障碍,其诊断除要符合人格障碍的标准外,症状至少要符合下述的三项:

1. 有不可预测和不考虑后果的行为倾向;

2. 行为爆发难以自控;

3. 不能控制不适当的发怒,易与他人争吵或冲突,尤其是行为受阻或受到批评、指责时;

4. 情绪反复无常,不可预测,易爆发愤怒和暴力行为;

5. 生活无目的,事先无计划,对很可能出现的事也缺乏预见性,或做事缺乏坚持性,如不给予奖励,便很难完成一件较费时的工作;

6. 强烈而不稳定的人际关系,与人关系时而极好,时而极坏,几乎没有持久的友人;

7. 有自伤行为。

(五)表演型人格障碍诊断标准

表演型人格障碍是一种以过分感情用事或夸张言行吸引他人注意为主要特点的人格障碍,也称癔症型人格障碍,其诊断除要符合人格障碍标准外,还要至少符合下述的三项:

1. 表情夸张像演戏一样,装腔作势,情感体验肤浅;

2. 暗示性高,很容易受到他人的影响;

3. 自我中心,强求别人符合他的需要或意志,不如意就给别人难堪或强烈不满;

4. 经常渴望表扬和同情,感情易波动;

5. 寻求刺激,过多地参加各种社交活动;

6. 需要别人经常注意,为了引起注意,不惜哗众取宠、危言耸听,或者在外貌和行为方面表现得过分吸引他人;

7. 情感反应强烈易变,完全按个人的情感判断好坏;

8. 说话夸大其词,掺杂幻想情节,缺乏具体的真实细节,难以核对。

(六)强迫型人格障碍诊断标准

强迫型人格障碍是一种以要求严格和完美为主要特点的人格障碍,其诊断除要符合人格障碍的标准外,还要至少符合下述的三项:

1. 做任何事情都要求完美无缺、按部就班、有条不紊、因而会影响工作效率；

2. 不合理地坚持别人也要严格按照他的方式做事，否则心里很不满意，对别人做事很不放心；

3. 犹豫不决，常推迟或避免作出决定；

4. 常有不安全感，穷思竭虑，反复考虑计划是否得当，反复核对检查，唯恐疏忽和差错；

5. 拘泥细节，甚至生活小节也要"程序化"，不遵守一定的规矩就感到不安或要重新做；

6. 完成一件工作之后常缺乏愉快和满足的体验，相反容易后悔和内疚；

7. 对自己要求严格，过分沉溺于职责义务与道德规范，缺乏业余爱好，拘谨吝啬，缺少友谊往来。

（七）回避型人格障碍

回避型人格的最大特点是行为退缩、心理自卑，面对挑战多采取回避态度或无能应付，其诊断除要符合人格障碍的标准外，还要至少符合下述的三项：

1. 持续和泛化的紧张感与忧虑；

2. 相信自己在社交上笨拙，没有吸引力或不如别人；

3. 在社交场合总过分担心会被人指责或拒绝；

4. 除非肯定受人欢迎，否则不肯与他人打交道；

5. 出于维护躯体安全感受的需要，在生活风格上有许多限制；

6. 由于担心受批评、指责或拒绝，回避那些与人密切交往的社交或职业活动。

（八）依赖型人格障碍

依赖型人格对亲近与归属有过分的渴求。这种渴求是强迫的、盲目的、非理性的、与真实的感情无关。依赖型人格的人宁愿放弃自己的个人趣味、人生观，只要能找到一个可依赖的对象，时刻得到对象的温情就心满意足。依赖型人格的这种处世方式使得他越来越懒惰、脆弱，缺乏自主性和创造性。由于委曲求全，依赖型人格障碍患者产生越来越多的压抑感，并阻止自己的行为意图或兴趣爱好。其诊断除要符合人格障碍的标准外，还要至少符合下述的三项：

1. 请求或同意他人为自己生活中大多数重要事情作决定；

2. 将自己的需求附属于所依赖的人，过分顺从他人的意志；

3. 不愿意对所依赖的人提出即使合理的要求；

4. 由于过分害怕不能照顾自己，在独处时总感到不舒服或无助；

5. 沉陷于被关系亲密的人所抛弃的恐惧之中，害怕只剩下他一人来照顾自己；

6. 没有别人过分的建议和保证时做出日常决定的能力很有限。

第四节　美容受术者特殊人格类型与行为

一　美容受术者特殊人格类型

美容整形外科遇到得最多的患者是自恋型、依赖型、表演型、边缘型、强迫型人格等。现根据他们的特点加以介绍。

（一）自恋型人格患者

与正常人比较，自恋型人格的患者手术满意率较低。这些患者会因为经济因素而决定是否手术。他们中的绝大多数接受手术出于自我动机,并且保持着"自我驱动"(self-driven)的行为趋向,表现在他们对手术效果的非现实期望上。

Napoleon用其自己制定的"Napoleon术前检查"(NPT)来测试这些患者。该检查用了分别表示"现实的"、"理想的"、"当前的"的三个画框,让患者自己描绘。发现自恋型患者常在"现实的"画框里用"相同"(same)"理想的"这一单词表达理想的要求。这些患者对自己吸引力的主观评定往往比客观评定高。当自恋型的患者对自身的容貌评定结果具有较高的吸引力时,尤其是患者认为其童年吸引力极高时,这预示着手术的满意度会降低。自恋型的患者认为他们有更为显著的儿童吸引力,提示患者企图拥有失去的青春和完整吸引力。即使患者对手术效果满意,他们也会对显著的美容外科效果采取一种特征性的"腻味了"的反应方式(表4-1)。

表4-1 自恋型人格患者的特点

项目	特点
就诊率	十分高,达25%
关注部位	与年龄相关,尤其是眼睛与腹部
举止态度	傲慢、时髦和独断。期待用日光晒黑的皮肤
遵医行为	好,如果效果出现得早和明显,遵医会很好
治疗效果	确切。医生用信任的语气赞扬患者可以促进治疗效果
治疗不利影响	患者面临的现实问题会影响治疗,如房子租金、工作问题、孩子问题等
医务人员反应	医务人员会认为此类患者傲慢、好事和爱提要求
法律问题	高危险性,多有夸大和权利要求
与医生的关系	医生会被患者看作其自我中心的一部分

资料来源:Napoleon A. The presentation of personalities in plastic surgery [J]. Ann Plasty Surg,1993,31(3):193-120

(二)依赖型人格患者

这些患者多是被动地寻求美容手术,与其他类型的患者相比,他们自愿做手术的人最少,而且非常关心手术的费用问题,并根据费用来决定是否采用手术。总的说来,他们容易对手术效果满意(表4-2)。

表4-2 依赖型人格患者的特点

项目	特点
就诊率	平均高达12.0%
关注部位	浅表部位、胸部
举止态度	热情、渴望和可爱,能听从要求
遵医行为	好,尽管他们往往需要环境的改善
治疗效果	确切。富有人情的热心照料会有积极的结果
治疗不利影响	应该避免过于规则或非个性化的护理
医务人员反应	医务人员可以把这些患者想象为"小动物",他们需要被宠爱
法律问题	低危险性
与医生的关系	如同父母与孩子

资料来源:Napoleon A. The presentation of personalities in plastic surgery [J]. Ann Plasty Surg,1993,31(3):193-120

（三）表演型人格患者

此类患者对手术的满意或不满意都很多见，在统计上呈现双峰状图。这体现了这类患者易冲动、易变的人格特征。表演型的患者多为女性，其中自愿手术的人也不多。年龄往往较年轻（表4-3）。

表4-3　表演型人格患者特点

项目	特　　点
就诊率	平均高达9.0%
关注部位	胸、眼和口唇
举止态度	诱惑的、有魅力和活力的
遵医行为	如果对患者所要求的问题给予特别关注，遵医较好；相反顺应性就存在问题
治疗效果	确切。如果给予她们特别的关注，患者会有积极反应
治疗不利影响	冷漠、分析性治疗会起消极作用。患者的感情易受伤害，有性冷漠
医务人员反应	女性医务人员通常不喜欢这些患者；而男性医务人员会被她们吸引
法律问题	如果伴有自我障碍的话，具有高危险性。在生活中，她们常常遭遇性骚扰
与医生的关系	如果是男性医生，她们会扮演主妇角色，并回避女性医生

资料来源：Napoleon A. The presentation of personalities in plastic surgery[J]. Ann Plasty Surg,1993,31(3):193-120

（四）边缘型人格患者

边缘型人格的患者对手术满意程度往往低于其他类型的患者，而且患者对手术满意程度与手术的客观标准无关。即使是最轻微的并发症也会导致一场大灾难。这类患者往往低估自己容貌，即主观评价低于客观的评价，也可以说存在明显的体象障碍问题。此类患者中有不少是"体象畸形症"（一种以想象缺陷为主要特征的心理障碍，见第十五章体象障碍与体象畸形症）患者（表4-4）。

表4-4　边缘型人格患者特点

项目	特　　点
就诊率	平均高达9.0%
关注部位	高发体象变形，有许多关注的部位
举止态度	自我-他人的分界是模糊的
遵医行为	他们在完全反应和无反应之间摇摆
治疗效果	确切。在时空上是一致的。应避免模糊或限制性指导。要十分小心注射和药物的禁忌
治疗不利影响	这些患者从好到坏"分离"医生。这种判断是迅速做出的，而且没有预兆。习惯将错误转嫁给"坏"医生。
医务人员反应	医务人员会认为这些"病"是强加的，且不合适手术
法律问题	具有极高的危险性。这类患者常间接或直接被牵扯到不法行为中。
与医生的关系	医生或被看作是"上帝"，或被看作是"魔鬼"

资料来源：Napoleon A. The presentation of personalities in plastic surgery[J]. Ann Plasty Surg. 1993,31(3):193-120

（五）强迫型人格患者

此类患者对手术结果的满意度较低,并乐此不疲地吹毛求疵。常常拒绝承认手术效果不错或比原来要好,这与他们的自我满足域值较高有关。他们一般不会提出与手术无关的意见,且仅要求一个部位的手术。是否接受美容整形手术,费用对他们来说是一个决定性的因素(表4-5)。

表4-5　强迫型人格患者的特点

项目	特点
就诊率	非经常性,有4.0%
关注部位	浅表部位
举止态度	细心、准确、唠叨和警惕性较高
遵医行为	通常会不折不扣地行事
治疗效果	确切的。患者对书面、解释性和准确的指导反应较好
治疗不利影响	遭拒绝时一些医生和工作人员会不耐心
医务人员反应	患者常被看作是"吹毛求疵"的
法律问题	低危险性。尽管真实的危险性是极小的,但是患者为防止不测之事,会保留十分细致的记录
与医生的关系	在患者心里,医生被看作对话共鸣的对象。医生可能会对这些怀疑与愤世嫉俗的患者进行消极移情

资料来源:Napoleon A. The presentation of personalities in plastic surgery[J]. Ann Plasty Surg,1993,31(3):193-120

二　美容受术者特殊人格类型与有关因素分析

美容患者的人格对美容手术,特别是术后结果关系十分密切。Napoleon 等(1993)对133名美容整形患者进行了长达1年半的研究,以事实说明了这一点。患者的人格不同,对事对人的态度和行为方式也不同。根据 Napoleon 等的研究,发现美容整形患者人格异常比例是:自恋型人格所占的比例最高,达25%,其次是依赖型人格,占12%、表演型人格占9.75%,再下来依次为边缘型人格、强迫型人格、反社会型人格、分裂型人格、分离型人格、回避型人格、偏执型人格等。并根据这些人格,探讨了与美容整形医疗过程相关因素的关系(表4-6)。

（一）要求手术部位

根据 Napoleon 等的调查,患者要求手术部位平均为2.1个。有71%的人要求手术部位至少2.2个;15%的患者要求手术部位超过5个以上。要求多部位的人以边缘型人格的患者为多。临床经验也告诉我们,对要求手术部位过多的患者的心理问题,要特别的注意,因为有可能存在心理障碍。

（二）患者满意度

大部分患者对手术效果满意,但满意度与人格类型有密切关系。此外,患者满意度与患者对身体吸引力的评价、内在动机、期望值、手术部位要求多少均有关系。

（三）手术费用

68%的患者认为费用是他们决定是否手术的关键问题。说明手术费用问题是决定是否手术的一个重要因素。在我国,由于美容医学的市场化,手术费用较一般医疗费用高许多,如何确定合适的价格是一个值得研究的问题。

（四）身体吸引力

身体吸引力的标准由三方面评价组成：①客观评价的吸引力：来源于医生、护士和其他同行的共同感觉综合而来；②主观评价的吸引力：根据患者的术前自我吸引力的评价而来；③由患者评价其童年时期的吸引力。调查表明，客观等级为6.6；主观等级为6.2；而童年等级为6.9。该结果的意义在于可以看出，要求美容整形手术的患者往往较客观评价更低地看待自己的容貌和吸引力，而且强烈地感受到自己的容貌和吸引力不如过去。

患者如何评价自己的童年吸引力与他们手术后是否满意也存在显著相关。即患者对童年吸引力自我评价越高，对手术结果就会越不满意。

（五）内在动机

要求美容整形手术的动机可以是内部的，也可以是外部的。比如他人的意见或一定时期的审美观的影响。60%的患者接受美容整形手术的动机是外部的；40%的人诉说他们接受手术是受到他人的影响。

（六）期望

研究表明对手术结果的期望与患者满意度有密切关系。对于自恋型的患者尤其如此。因此对此类患者作好降低期望值的心理准备工作尤其重要。研究还发现，随着手术部位要求的增多，手术的满意率也随之下降。边缘型人格的人往往要求手术的部位较多，同时也是手术不满意较多的人群。

表4-6　美容整形患者的人格与诸要素

要　　素	偏执型	回避型	分离型	分裂型	被动攻击型	反社会型	强迫型	边缘型	表演型	依赖型	自恋型	正常
占总样本的比例(%)	0.8	1.5	1.5	1.5	3.0	3.0	4.0	9.0	9.7	12	25	29
平均年龄(岁)	28	59	46	28	47	40	45	48	40	44	34	55
确认的人格障碍(%)	90	70	85	95	80	85	84	90	85	76	75	0
要求手术的部位多少(个)	1.0	1.0	2.0	3.5	1.7	2.2	1.0	4.6	2.2	1.9	2.3	1.4
术后对手术满意度(1最低,10最高)	1.0	10.0	5.0	1.5	4.5	3.2	2.0	1.5	5.7	7.1	4.4	7.4
女性患者比例(%)	0	50	100	100	100		20	92	100	100	74	86
考虑了费用而决定选择手术者比例(%)	100	50	0	50	75	100	100	66	46	31	97	61
童年时期的吸引力(1最低,10最高)	6.0	3.5	6.0	5.0	5.2	9.7	6.0	3.7	9.0	7.3	9.0	5.7
客观评价的吸引力(1最低,10最高)	5.0	7.0	5.5	6.5	5.7	5.7	5.4	7.0	8.0	7.1	6.8	6.3
主观评价的吸引力(1最低,10最高)	2.0	5.5	5.0	5.0		9.7	5.0	4.2	8.3	5.7	7.0	5.9
出于内在动机接受手术者比例(%)	100	50	100	50	100	0	100	0	8	19	88	33

要　　素	偏执型	回避型	分离型	分裂型	被动攻击型	反社会型	强迫型	边缘型	表演型	依赖型	自恋型	正常
主观的手术评估(1较小,10最重)	1.0	5.5	1.5	2.0	1.7	2.2	1.6	3.2	2.9	3.0	2.5	3.4
客观的手术评估(1较小,10最重)	7.0	4.0	2.0	4.0	1.5	2.2	5.2	5.6	4.0	3.6	3.7	3.4
术前对手术有现实期待的患者比例(%)	0	100	50	50	25	50	0	8	54	69	6	84

资料来源:Napoleon A. The presentation of personalities in plastic surgery[J]. Ann Plasty Surg,1993,31(3):193-120

三　美容受术者特殊人格类型与行为

(一)遵医行为

医疗工作中,患者对医务人员的服从(compliance)在医学行为学中被认为是"遵医行为"。遵医行为是指患者接受医生的指导,并按医嘱行事。在通常的医疗活动中,医生往往喜欢听话、顺从的患者,以便治疗能够按照医生的意图顺利地进行下去。对美容外科来说,顺从不一定是好事,因为患者最终要参与手术效果的评价。起初的顺从并不能使他们对手术效果满意,相反,可能是不满意的根源之一。

自恋型患者只有在手术有肯定效果,以及能够较早显示出来时才会表现得顺从。这种类型的患者会要求医生能使其确信手术效果十分好。相比其他类型的患者,他们在术后会不断地要求医生对迟迟未出现的手术效果给予解释。

最为遵医的是被动攻击型的患者。他们时常找医生,用一些问题和上次检查时医生的话作为武器,与医生对话。对他们的手术后护理是可想而知的,需要费一些口舌,花一些精力。而依赖型的患者,不过是为取悦医生而表现的遵医。

许多人格类型的患者在遵医上存在问题。偏执型患者会表现得很不顺从和固执,而且会对一些问题持怀疑态度,不信任医生。自恋型患者只有在适应自己意愿时才遵医。边缘型患者在遵医方面两极分化,有一些十分听从医生的建议,而另一些则总是违抗一些医嘱。此外,在此类型中还有一类患者,在两极中摇摆不定,不可预测性使得在治疗方面矛盾重重。对于术前、术后的心理指导和护理来说,预测性是十分重要的,否则会使人措手不及。

(二)关心的部位

不同的患者对手术的要求不尽相同,最典型的例子莫过于表演型的患者。这些患者希望他们的嘴唇、胸部、眼睛等都看上去漂亮一些。这些幻想象征着他们期望重新年轻的长久渴望。通过对身体性别标志的加强,他们希望能够重新具有对异性的吸引力和抗拒别人拒绝的魅力。

依赖型和被动攻击型的患者通常表现出对体表部位的关心。一般来说,依赖型的患者容易被安抚,而且最终可以说服他们,使他们确信自己的担心是不必要的,没有根据的。但这种弹性在被动攻击型患者身上就不常存在。自恋型的患者十分关心年龄带来的容貌问题,男性关注腹部、臀部、眼部,女性则关心脸部和眼睛。

（三）与医生的关系

患者由于某些人格方面的问题,会将医疗过程中造成不良结果的责任推给医生。因此,了解患者对医生的感觉,对于解决和处理患者的心理问题有益。边缘型的患者在与医生的关系方面问题最突出,因为他们存在对医生评价的两极化倾向,要么医生绝对好,要么医生很不好。在初诊时他们可能会将经治医生理想化,并可能给医生一个错觉,认为患者很信任医生,对医生的意见很赞成等。然而,这些可能并不是真实的,并会导致更大的不信任。

其他人格类型的患者对医生的看法比较明确,而且比较容易把握。依赖型患者与医生的关系常常如同孩子和家长的服从关系;表演型患者则偏爱一种带有浪漫色彩的医患关系;分裂型患者表现得很理解医生;反社会人格的患者常常与医生们"较量",仿佛他们是在进行一场拳击赛;自恋型患者不过将医生当做这个世界上的一件物品;而强迫型患者会不断地与医生交往,就像教师带着难于管理的学生一样。对于不同个性的美容患者,医生会发现在患者眼中,他们一会儿是"家长",一会儿是"对手",一会儿是"情人",一会儿又是"权威"。

（四）法律问题

Napoleon 研究了加利福尼亚州高等法院由于美容整形手术而上诉的 10 个医疗渎职案件,其中发现有 8 个患者具有典型的自恋-边缘型人格特征,他们的心理特征得到了心理测量的认定。分析这些案件的起因,首先就要归于在医患关系建立的初期,患者对医生就存在理想化的倾向。但是当手术结束后,这种理想化却奇异地转化为一种憎恨,于是出现从非常好到绝对坏的转变。当然,表面上看手术出现的一些意外或难免的问题是纠纷的直接原因,实际上恰恰是理想化是这些纠纷的内部根源。

分析这些案件可以发现,医生并没有对患者理想化的形成采取阻止措施,甚至在一些案件中可以看到医生在很大程度上助长了患者的理想化。一般情况下,当医生发现患者将理想化变为憎恶时,感到十分惊讶和不可置信。其实,患者的心理问题开始就有预兆,只不过医生未加注意,或者缺乏这方面的知识或经验。

（何伦 徐冉）

参 考 文 献

[1] Reich J. Factors influencing patient satisfaction with the result of aesthetic plastic surgery[J]. Plast Reconstruct Surg, 1975(55):117.

[2] 周文骊. 美容手术与纠纷[J]. 实用美容整形外科杂志,1995(6):52.

[3] 马如梦,郭树忠. 美容咨询者与受术者个性差异分析[J]. 中国美容医学,2005,14(6):760-761.

[4] 朱希山. 美容患者的心理分析及对策[J]. 中国美容医学,2006,6(15):723-725.

[5] Bradburg E. The psychology of aesthetic plastic surgery [J]. Aesthetic Plast Surg, 1994, 18(3):301.

[6] 宁波市医学会整形外科分会. 整形美容外科医患定位和对策[J]. 现代实用医学,2006,18(2):67.

[7] 宋儒耀. 美容整形外科学[M]. 北京:北京出版社,2002.

[8] Peter D Kramer. What is normal? Diagnostic labels may be on a forward march, but a growing number of people see their own disorders as anything but dysfunctions[J]. Psychology Today, 2009(12):74-79.

[9] 李瑾,李雪平. 整形美容受术者心理特征研究[J]. 护理研究,2007,21(5):1236-1237.

[10] Castle DJ, Hangmen RJ, Phillips A. Does cosmetic surgery improve psychosocial wellbeing? [J] Med Jaust,

2002,176(12):601-604.

[11] Castle DJ,Phillips KA. Disorder body image. Hampshire ［M］, UK：Wrightson Biomedical Publishing Ltd. ,2002.

[12] 吕磊,等.美容整形受术者心理研究进展[J].现代生物医学进展,2006,6(11):135-138.

[13] 丁锐.美容外科手术患者142例心理状态特点[J].中国康复,2004,8(17):3251.

[14] 徐宏志,刘桂荣.283例要求美容手术者心理探讨[J].实用美容整形外科杂志,1994,5(1):24.

[15] 汪立川,等.求美者心理素质量化的必要性[J].中华医学美容杂志,2001,7(3):151.

[16] Napoleon A. The presentation of personalities in plastic surgery ［J］. Ann Plattsburg, 1993,3(3): 193-208.

[17] 牛进宝,苏联珍,董永鹏.女大学生美容问题心理及对策[J].中国医学伦理学,2001(1):41.

[18] 杜升军,李晓莉,等.整形美容病人心理状态分析及对策[J].中国医学伦理学,2003,4(16):22-23.

[19] Grossbart TA, Sarwer DB. Psychosocial issues and their relevance to the cosmetic surgery patient ［J］. Semin Cutan Surg, 2003,22(2):136-147.

第五章 美欲、求美动机与行为

人的求美行为是由求美动机驱使的,而求美动机是建立在对美的心理需要的基础上的。人不分男女老少,不管文化程度高低,也不论为何种民族,爱美之心是共同的。可以说,爱美是人的最基本的精神需要。动机与需要是两个密切相关的概念。求美行为来自求美动机,而求美动机产生于对美貌的心理需要。本章将系统介绍人的求美需要和求美动机的有关理论。

第一节 需要与动机

一 需要概述

需要是指人对自身生存和发展所必备条件的渴求或渴望。需要是人类对维持其个体生命和种族延续所必需的条件以及相应社会生活的反映,也是对有机体内部及周围环境的某种不平衡状态的反映。概括地说,人的一切活动都是为了满足需要。需要是人类行为的原动力。

(一)需要的分类

人是具有自然和社会双重属性的统一体,因此,需要的种类可以从这两方面来划分为生物性需要和社会性需要。

1. **生物性需要**(biological need) 也称生理性需要(physiological need),是指为维持生命有机体生存和延续所必需的条件或物质,如空气、水、食物、运动、休息、配偶的需要等。这表明了需要的自然属性,并具有以下特征:由人的生物本能决定和产生;必须从外部获得一定的物质方可以满足;易见于外表,容易被察觉;有一定限度,超过限度就会出现负面影响。

2. **社会性需要**(social need) 也称心理性需要(psychological need),是人在社会生活过程中逐步学习获得的高级需要,如相互交往、求知、爱与被爱、实现理想,以及追求美等。这表明了需要的社会属性。社会性需要具有如下特点:不是由人的生物本能决定,而是由社会的发展条件所决定;较多地从内在的精神方面得到满足,不一定要获得物质;较为内含,往往蕴藏于一个人的内心世界,不轻易外露,别人难以直接察觉;这种需要的限度伸缩性很大,一般具有连续性。

此外,需要还可以分为物质的和精神的两类。物质需要包括自然界的产物和人类社会所创造的产品及劳动工具。精神需要是指人对于观念的对象的需要,如对艺术、知识、美的需要。必须指出,物质的和精神的需要之间的区别是相对的,在很大程度上它们相互依存。满足精神需要必须具有一定的物质条件。如为了满足知识的需要,就要具备书籍等条件;相反,人的衣着等物质的需要之中也包含对美的精神需要。

（二）人的需要的特点

需要是一切有生命的机体所共有的。但是人类的需要和动物的需要有质的不同。一般来说，人的某些需要是本能的，与动物所具有的自然需要有共性。然而，人的大多数自然需要都带有社会性，这是动物所不具有的。在满足自然需要的方式上，人与动物也有根本的区别。动物是靠自然界天然存在的物质满足需要，而人能通过创造性劳动，按照自己的理想来创造自己需要的物质和精神文明。此外，人的社会性需要是在社会环境下通过学习而形成的。

（三）需要的层次

美国人本主义心理学家马斯洛（A. H. Maslow）的需要层次说，是具有广泛影响的一种关于需要的学说。马斯洛认为人的需要是分层次的，人都有自我实现的需要，即把自己的潜能发挥到最大限度的需要。他把人的需要划分为 7 个层次：生理的需要，安全的需要，社会的需要，尊重的需要，自我实现的需要，求知的需要，审美的需要。这 7 种需要后来被他概括为 5 个层次的需要，即把自我实现的需要、求知的需要、审美的需要，统称为自我实现的需要（图 5-1）。

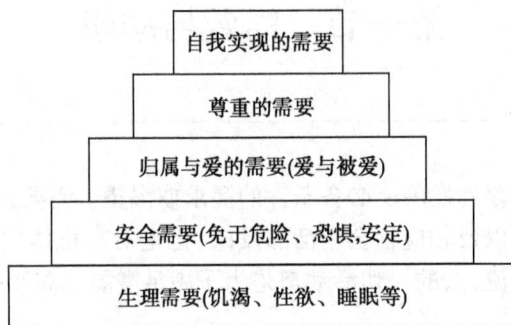

图 5-1 马斯洛的人类需要层次图

1. **生理的需要**（physiological needs） 该需要具有种族和自我保存的意义，以饥渴为主，是人类为了生存而必不可少的需要。生理需要在人类其他需要中占有优势地位。当一个人为生理需要所控制，那么其他需要都会被推到幕后。

2. **安全的需要**（safety needs） 一个人的生理需要得到满足后，接下来就会冒出安全的需要。这就是说人会有安全感的欲望，稳定感的欲望，依从感的欲望，受保护的欲望，自由的欲望，防御者的实力的欲望等。

3. **归属和爱的需要**（belongingness & love needs） 个体在生理需要和安全需要获得满足后，便会产生进一步的社会性需要，即爱和被爱的情感需要，以及有所归属的需要等。

4. **尊重的需要**（esteem needs） 人需要受到重视、承认、赏识，需要达到一定成就，胜任工作，需要获得地位、权力和荣誉。这种需要很少能得到满足，但这种需要一旦形成并成为推动力时，就会产生持久的效果。

5. **自我实现的需要**（need for self-actualization） 以上需要得到一定满足后，还会产生一种最高形态的不满足，即需要创造，需要追求自我理想的实现，希望充分发挥自己的才能，做一些自认为有意义、有价值的事情。

一般情况下，需要的满足由低层次向高层次不断发展，只有当低层次的需要得到满足后，才能产生较高层次的需要。也就是说,人们只有吃饱肚子,才可能去追求爱,追求美、追求自我实现等高层次的需要。当需要发展到较高层次时,低层次的需要并没消失,只是对人们活动影响的程度减少了。有时由于外在环境的影响,也可使需要由高层次退回到低层次。

二 动机概述

(一)动机的定义

动机(motive,motivation)是激励人去行动的主观原因,是个体发动的维持其行动、并使该行动朝向一定的目标进行的一种心理倾向,是促使人们去行动的内部动因或动力。这种动力的基础是人的需要,是需要的动态表现。

(二)动机的产生

动机是促使个体产生行为的原因。动机的产生主要来源于:一是内在条件,即需要;二是外在条件,即刺激。内在条件为个体缺乏某种物质的状态。所缺乏的可以是个体内部维持生理作用的物质要素,如水、食物等;也可为社会环境中的心理因素,如爱情、美貌和尊重等。外在条件是指身外的物质刺激,这些刺激也可以满足机体的某些需要。外在条件若固定,则对某一事物的动机强度与身体组织内缺乏的程度直接相关,如饥饿的程度决定了人摄食欲望的强度;而当内部条件固定下来时,人对某一事物的动机强度随外部因素而变化,如人的食欲是随食物的色、香、味或进食环境的优劣等外在的因素变化而变化的。动机性行为经常是受到内外条件交互影响的结果,而并非仅为机械性刺激的反应。

动机的产生过程可归纳为四个环节:需要的产生→需要被意识到→需要和目标相结合→产生行为动机。人在自觉地实行某种行动之前,必然明确地意识到该行动的原因和预期达到的目的,这时的动机是外显的动机。如行动的原因和目的并不十分清楚的动机便是潜意识动机。有时人会产生复杂多样的,甚至是矛盾的动机,如此便要形成动机冲突,当其中一种动机占优势后,才能确定行动的目标。动机冲突主要有以下三种类型:双趋冲突、双避冲突和趋避冲突等。动机冲突可以造成个体不平衡、不协调的心理状态,严重的或持续时间较长的心理冲突可以引起个体的心理障碍,这在美容临床实践中应引起重视。

(三)动机的种类

凡是有关行为发生的原因皆可谓之动机,由此可见动机的种类繁多。对人类的动机如何分类,历来心理学家的论点不一,但有一个共同点是将繁多的动机概括为两大类,见表5-1。

表5-1　动机的不同分类和名称

原始性动机(primary motives)	衍生性动机(secondary motives)
生物性动机(biological motives)	社会性动机(social motives)
原始性动机(primary motives)	习得性动机(learned motives)
生理性动机(physiological motives)	心理性动机(psychological motives)

1. **生理性动机**　生理性动机起源于身体内部的生理平衡状态的变化,即生物的共同需要。这些动机获得满足,维持着个体生理内环境的稳态。最基本的原发性动机是饮食动机、性动机、母性动机等,此外还有寻求感知觉的动机、求知的动机、趋利避害的动机、睡眠休息的动机。

2. **心理性动机**　从广义来看,所有的人类动机都是社会动机,即使是最基本的人类驱力也受文化影响。这里讨论的是狭义的社会动机,是指那些要通过与其他人接触来满足的动机。社会动机起源于心理和社会因素,由经过学习而获得的需要所产生,又称心理动机。包括尊重动机、亲和相属动机、成就动机、爱情动机、防御动机、展示动机等。

第二节　美欲与心理需要

"爱美之心,人皆有之",这是一人人皆知的俗语,说明了爱美实际上是每个人的心理需要。美欲是美容心理学研究的一个重要课题,也是美容心理学核心问题之一。对美欲及心理需要的探讨研究,具有重要的临床意义。

一　美欲的概念

美欲(beautiful need)即人的审美需要,是人的心理需要之一,或更为确切地说是人的最基本的精神需要,是求美行为的原动力。广义的美欲泛指人的一切审美需要;狭义的美欲专指自我审美需要。

就审美对象而言可把美欲分为外向美欲和内向美欲。外向美欲是指个体对身外一切事物的审美需要,即对客体的审美,包括艺术性美欲和实用性美欲。艺术性美欲是指人们创造艺术品和欣赏艺术品的需要,是一种较为纯粹的精神的需要;实用性美欲是指人们对生活环境、生活资料等的审美需求,是对物质与精神结合的美的需要。内向美欲指个体对自身的审美需要,又包括原发性和从属性美欲(图5-2)。

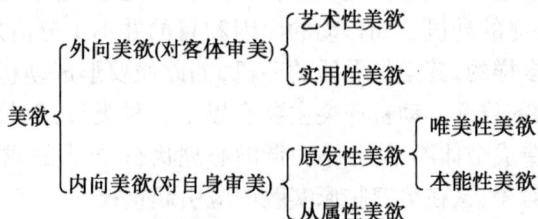

```
        ┌ 外向美欲(对客体审美) ┌ 艺术性美欲
        │                    └ 实用性美欲
美欲 ───┤
        │                    ┌ 原发性美欲 ┌ 唯美性美欲
        └ 内向美欲(对自身审美) ┤           └ 本能性美欲
                             └ 从属性美欲
```

图5-2　美欲的种类

人的一般审美需要与审美享受相关。审美享受(aesthetic enjoyment)指通过审美感受获得的一种情感上的愉悦。它表现为满足感、快乐感,是感知、想象、情感、理解诸多心理功能共同和谐运动的一种极致状态。人领会美并按照美的规律进行创造的需要,即审美需要,直接表现在对审美享受的追求上。尽管这种享受是通过个人审美活动获得的,但却渗透着宽广的、积极的社会内容,反映了个体心理和社会心理的统一。它包含着丰富而深刻的社会内容,是从狭隘的生理快感中升华出来的一种精神上的满足和喜悦,是人所特有的高级情感活动。

二　美欲与其他心理需要的关系

人的美欲不仅是人类进化的产物,也是文明人的标志,是人类最普遍的、最基本的精神需要。当人类有了美的意识,便有了对美锲而不舍的追求,追求美是人类一个永恒不变的主题。

（一）美欲与本能

个体与生俱来,无须学习生而即会的行为就称其为本能行为(instinctive behavior),或称天生行为(innate behavior)。心理学家对本能行为的看法是,本能行为是纯粹属遗传因素所决定的行为倾向。称得上是本能行为的,必须符合两个条件:其一,它不是学而能的行为;其二,凡是同一种属的个体,其行为表现模式完全相同。对人类来说,属于本能的是人的动物性、与生俱有的能力或需要。如,性需要、饥渴需要、安全需要,等等。

美欲是一种社会性需求,即是人在社会生活过程中逐步学会的高级需要,而不是由人的生理本能决定的。从总体上说,美欲是人类的一种精神需要。所以,严格意义上说,美欲不能算本能,但与人的生物性本能有间接的关系。Langlois JH 等(1987,1990)研究表明,对有无吸引力的面部的分辨能力是天生的或在社会化之前就已经出现,他们发现 3~6 个月大的婴儿对具有吸引力的女性面部给予更多的注意力;幼儿更积极地与有吸引力的陌生人互动,与有吸引力的玩偶玩耍的时间也比与无吸引力的玩偶玩耍的时间长。

（二）美欲与心理需要的层次关系

美欲作为一种社会性、精神性的需要,还表现在与其他社会性心理需要的关系上。在很大程度上,美的需要是伴随一些人的社会性需要而存在的,而且几乎人的所有的精神需要都与美有一定的关系。

1. **美欲与爱和被爱的需要**:爱与被爱是一个社会人的心理需要。人们通常喜欢漂亮的人,也希望别人喜欢自己。于是,为了获得别人的爱,就会采取美化自身的行为,即美容。有研究发现,个体内化的吸引力标准受到父母、朋友等亲密关系的影响,一个女性,如果其父母和朋友很关注身体外貌,则她更倾向去做美容手术(Donna Henderson-King et al,2009)。所以,美欲与爱是有着内在联系的。

2. **美欲与尊重、自尊的需要**:一个人在社会上受尊重的程度或多或少与他的容貌有关。面部缺陷比其他部位的缺陷更难让人接受,他们受到尊重的机会比起那些美貌的人要少。Arndt 等(1986)对 22 名美容受术者,术前、术后 2 年的"Piers-Harris 自我概念量表"(Piers-Harris Self-Concept Scales)测量的研究表明:手术后美容受术者自尊心和自信心有了大幅度的提高。Solvi 等(2009)对隆乳术受术者的研究发现,自尊是促使其接受手术的主要因素。

3. **美欲与交往的需要** 容貌在社会交往中起着很重要的作用。容貌对第一印象所起的作用决定一个人在社交活动中能不能具有吸引力。许多因素决定着人的吸引力,如人的能力、令人尊重的品格、富有个性或幽默的性格等。但人的外貌是人具有吸引力的最直观的因素。国外大量的社会心理学研究证实了外貌与吸引力的正相关关系。外貌对人际交往有很大的影响。

4. **美欲与赞许、自我表现的需要** 人有自我表现和获得赞许的需要。人类有很多行为是为了取悦别人的,如果做一件事,得到别人的赞许,就会感到满足。这类需要为赞许需要。赞许需要是学习而来的,可以说孩子是伴随着赞许成长起来的。其中,孩子的容貌和智力是社会、学校对儿童评价最多的方面,也就是说,容貌一开始就成为获得赞许的必要的条件。赞许需要可能成为人的求美动机。

5. **美欲与性需要** 由于美与性的内在的关系,美的需要与性的需要有时便交织在一起。有些美容手术表现得更为明显。例如,隆乳术与性及婚姻就有密切的关系,隆乳术的实际效果可对夫妻生活产生积极的影响。Sarwer 等(2007)发现,隆乳术手术者在术后报告了婚姻及性满意度的提高,很多女性相信隆乳术使她们对现在或潜在的恋人更具有吸引力。有研究还发现,身材越匀称或越有吸引力的男人有更多的性经验(Thornhill,1994)。

第三节 求美动机与求美行为

一 求美动机概述

（一）求美动机的概念

爱美或求美的行为显然是一种动机行为。求美动机（beautiful motivation）指驱使个体求美的内部动因或动力，是激励人们去实施医学美容的主观原因，是促使其朝向一定的目标进行活动的一种心理倾向和内在的动力。这种倾向和动力的基础则是人的一种爱美需求。一般的观点会把求美动机归为一种社会动机，如马斯洛便把美的需要产生的动机归于高级动机，是一种复合性的心理动机。

1. 求美行为的生理性动机　作为一级心理需要的生理欲望，往往不是求美者的行为动机，所以为满足生理需要而美容的患者并不多见。但也不能否定他们的存在。因为在医学美容过程中，有时或多或少地改善了患者的生理功能。一些与性感相关的美容手术，有相当一部分是直接与性的满足有关。如隆乳术、阴道缩窄术等。

2. 求美行为的心理性动机　求美行为的主要动机为心理性的动机，是为了爱美的需要、交往与被爱的需要、尊重的需要等。

一般将单纯为了美而美容的动机称为"单纯性美容动机"；将为了满足其他的心理需要，而促使美容的动机称为"从属性美容动机"。

（二）求美动机的特点

1. 求美动机的层次性　美欲是有层次的，与美欲密切相关的求美动机自然也有层次。此外，求美动机与人的多种心理需要均有关联，这就使得求美动机有了不同的层次。此外，求美动机的层次，还由审美观的差异所决定，有的求术者要求很低，而有的则对美有很高的要求。

2. 求美动机的多样性　求美动机的多样性表现在求美者的个体差异性，不同的个体有不同的动机，如容貌畸形与非容貌畸形的求美动机、轻度容貌缺陷与重度容貌缺陷的求美动机均有差别；此外，不同年龄受术者、不同的美容手术，以及不同社会地位、不同文化程度、不同性别的美容受术者都会有不同的求美动机。

3. 求美动机的复杂性　人的动机本身就是复杂的，求美动机同样具有复杂性。最主要的复杂性在于除了正常的求美动机之外，还存在病态的求美动机。有些明显的病态求美动机比较容易鉴别，而有一些就不太容易看出。譬如有一些"体象障碍"的求美者，常会寻求美容手术的方式解决他们自感"丑陋"的心理问题。

（三）求美动机产生的原因

动机在心理活动中占有重要地位，具有根本性意义。动机可以反映一个人主观的、内在的心理状态和精神境界。人的动机以需要为基础，同时又受到人的理想、信念、世界观、人格特征等因素的制约；动机还要受到外界环境的影响，即外界环境的刺激可以引起某种相应的动机。

1. 内在的需求与内部动机　求美动机除了来源于爱美的需要外，还可以从属于其他的心理需要。这种由人的内在需要引发的求美动机称为"内部求美动机"（internally motivation）。

2. 外在的诱因与外部动机　求美行为一方面来自求美需要，另一方面还来自社会有关美的刺激或诱因，如受社会环境的影响，萌发美容的愿望。诱因（incentive）是指凡是能够引起个体动机外在刺激的人、事、物、情境等。凡是引起个体趋近或接受并由此获得满足的刺激（如食物),称为正诱因(positive incentive);凡是引起个体躲避或逃离,并因逃避而感到满足者,称为负诱因(negative incentive)。导致求美动机的通常是一种正诱因,如一个女性看同事做了重睑术,面容焕然一新,于是也到美容诊所做了该手术,并美化了面容,得到了心理满足。这种由外部刺激或诱因引出的求美动机,称为"外部求美动机"(externally motivation)。

在美容医学实践中,有时是很难区分内部或外部动机的。据 Napoleon(1993)对 133 名美容整形患者的动机分析,60% 的受术者认为他们接受美容手术是出于内部动机;40% 则认为他们接受手术的动机是受别人或环境的影响,即是出于外部动机。但是这些美容患者中 75% 说他们受到了某种审美观的影响。由此可见,即使患者认为他们要求美容是出于内部的动机,实际上还是难免受到特定的外部环境的影响。

(四)求美动机的 "烙印理论"

烙印(stigma)开始是指人的身体上耻辱性的标记,后比喻瑕疵、污名,及在医学中用来表示一些病的特征。根据 Goffman 的现代"烙印理论",烙印是由社会对一些特定个体的组成的反应模式而特征化的。烙印的概念之一是贬值,一个人被打上烙印意味着他们作为社会成员的价值降低。烙印是一个相互作用的过程,在此过程中,烙印的力量在于个体对被烙印化的烙印的接受。因为,人是相同文化中的组成部分,他们懂得烙印的含义,也会对有关的耻辱和屈辱感有所反应。烙印理论的一个中心概念是"消失"或"通过"(passing)。烙印被隐藏得越多,耻辱便会越低。那些被打上某种烙印的人会将自己淹没于社会之中来寻求隐藏,以及成为一个普通的人,或者他们会寻求与一些更有力量,且有价值的群体认同(identified)。

对烙印理论的考查,有利于美容医生理解患者的深层求美动机。有一些寻求美容外科手术的求美者,他们被打上某种烙印,如小乳房的妇女会感觉到非女性化,或儿童化;某些人鼻子的形状看起来好斗;某些人身体太胖;某些人看起来老相等,从而也被自己确认为耻辱。这些虽都是对优势文化价值的社会反映,并非简单地暗指个性的弱点,但作为承认,即一个人倘若摆脱自身烙印感(sense of stigma),并进入(pass)社会更有价值的人群中,便能够获得幸福感。

一旦烙印的感觉建立起来,那么求美者为企图藏匿被烙印的身体部分,而使自己作为常人不被接受的具有个性的行为就可以被理解。如鼻畸形的求美者会避免人们看到他鼻子的侧面;大乳房的妇女愿意穿宽大的衣裙等。当求美者的这种行为和情绪的模式建立,那么美容外科就成为一种可供选择的永久性改变烙印感的成功方式。这些体验了烙印,并由此形成一定的行为模式的求美者更适合于美容手术,因为他们发现他们的目前状况不被接受,因而不能局限于特定的技术解决问题,而是需要某些烙印的消失和改变。

二 从属性求美动机

(一)恋爱、婚姻的需要

1. 恋爱、寻找配偶需要　青年人因容貌不美而无异性求爱,将会竭力求助于美容术改观容貌。中老年人丧偶后,往往借助美容手术使自己的容貌尽可能显得年轻一些,以利重新寻找配偶。

2. 维护婚姻　有些女性本身并无美容需求,但为了博得丈夫的欣赏而进行美容手术。还有些女性,疑心丈夫变心是由于自己容貌不美或容颜早衰引起,为取悦于丈夫而行美容手术。对后者应持慎重态度,因为夫妻失和的原因主要是思想感情上的裂痕,而嫌弃其容貌不扬,往往是个借口。

（二）寻找工作、职业的需要

礼仪小姐职业对容貌美有一定的要求；部分影视明星为了永葆艺术青春也会寻求手术美容；有些出国人员，为了适应西方人的审美观，也会寻求美容手术。国外对外貌影响招聘、晋升和薪酬水平进行了大量的研究。如身体吸引力影响事业发展，Biddle JE 等（1998）研究发现，有吸引力的男律师比没有吸引力的更可能早的与人合股经营企业，而对于女律师则恰恰相反。

（三）适应环境

为了顺应时代审美观或仿效他人的需要，是促使部分求美者进行美容手术的动机。如隆鼻术求美者中，有看到他人做隆鼻术后容貌有较大改观，或受到同事好友的鼓动而来求医。由于多数人手术前后反差较大，术后效果都较满意。

（四）更新观念、从众与模仿

偏僻、落后地区的人们慑于旧传统观念的压力，认为美容是喜欢出头露面的人才做的，即使有些年轻人做美容术，也只要求稍稍改善，以免被人知道遭讥笑。近几年来，随着人们生活水平的提高和社会的进步，新的观念冲击着那些偏僻、落后山区的传统观念，那里的姑娘要求做美容手术的也屡见不鲜。也有一些求美者面容、五官基本上是协调的，看到别人美容手术容貌得到改观，或受到别人的鼓励而来寻求美容手术。

三　病态求美动机的种类

所谓病态求美动机是指超出一般正常人心理需要的求美动机。美容实际工作中存在各种不正常的求美动机，求美者所描述的美容要求，完全超出了正常的美容范围。病态求美动机产生的原因是复杂的，一般是由人格异常、情绪异常、思维异常或神经与精神病等心理变态引起。如 Napoleon 等（1991）研究发现，美容手术受术者中有 25% 患有自恋型人格障碍，这类患者倾向于认为当他们年轻时是最具有吸引力的，所以他们努力想恢复年轻时的形象。此外，这类患者尽管对治疗结果不满意，但他们还是持续不断的回到治疗机构寻求解决方法（Ritvo，2006）。所以，美容医师要重视对患者的心理评估，首先就应该根据患者的动机，来鉴别其是否存在病态心理，从而防止误施美容手术。

（何伦　黄华金）

参 考 文 献

[1] 何伦.美容心理学[M].北京：人民卫生出版社，2002.

[2] Langlois JH,Roggman LA,Casey RJ,Ritter JM,Rieser-Danner LA,Jenkins VY. Infant preferences for attractive faces：rudiments of a stereotype[J]. Dev Psychol,1987,23(3)：363-369.

[3] Langlois JH,Roggman LA,Rieser-Danner LA. Infants differential social responses to attractive and unattractive faces[J]. Dev Psychol,1990,26(1)：153-159.

[4] Donna Henderson-King,Kelly D. Brooks. Materialism,sociocultural appearance messages,and paternal attitudes predict college women's attitudes about cosmetic surgery[J]. Psychology of Women Quarterly,2009,33(1)：133-142.

[5] Erika M. Arndt,Felicia Travis Dip,Ann Niec and Ian R. Munro. Beauty and the eye of the beholder：social con-

sequences and personal adjustments for facial patients[J]. British Journal of Plastic Surgery,1986,39(1): 81-84.

[6] Solvi AS,Foss K,von Soest T,Roald HE,Skolleborg KC,Holte. Motivational factors and psychological processes in cosmetic breast augmentation surgery[J]. J Plast Reconstr Aesthet Surg,2010,63(4):673-680.

[7] David B. Sarwer,Gregory K. Brown,Dwight L,Evans. Cosmetic Breast Augmentation and Suicide[J]. Am J Psychiatry,2007,164(7):1006-1013.

[8] Thornhill R,Gangestad SW. Human fluctuating asymmetry and sexual behavior[J]. Psychol Sci,1994,5(5): 297-302.

[9] Napoleon,A. The presentation of personalities in plastic surgery[J]. Annals of Plastic Surgery,1993,31(3): 193-208.

[10] Biddle JE,Hamermesh DS. Beauty,productivity and discrimination:lawyers' looks and lucre[J]. J Labor Economics,1998,16(1):172-201.

[11] Ritvo EC,Melnick I,Marcus GR,Glick ID. Psychiatric conditions in cosmetic surgery patients[J]. Facial Plastic Surg,2006,22(3):194-197.

第六章 | 容貌与求美社会心理学

容貌审美是一个社会知觉的过程,这是由于体象知觉实际上主要是社会知觉。求美行为也不仅仅是个体的行为,它受到多种社会因素的影响。由于容貌的社会审美价值,使得美容医学也具有格外重要的社会心理意义。任何一个求美者都是社会的人,为了更透彻地了解美容患者以及美容本身,就必须研究容貌和美容的社会心理学问题。

社会知觉也可以称为社会认知(social cognition)。社会知觉不仅是人对人的知觉,还包括容貌审美。换句话来说,容貌审美不仅仅是个体的美感,而且也是一个社会知觉的过程。求美行为也不仅仅是个体的行为,还受到多种社会因素的影响。由于容貌的社会审美价值,使得美容医学具有格外重要的社会心理意义。任何一个求美者都是社会的人,因此研究容貌和美容的心理问题,是透彻了解美容患者和美容本身的基础。

第一节 美容医学与社会心理

一 社会心理学的概念与内容

社会心理学(social psychology)是从社会与个体相互作用的观点出发,研究特定社会生活条件下个体心理活动发生发展及其变化规律的学科。社会心理学是心理学和社会学之间的一门交叉学科,受到两个学科的影响。在社会心理学内部一开始就存在着两种理论观点,即所谓社会学方向的社会心理学和心理学方向的社会心理学。在解释社会心理现象上的不同理论观点,并不妨碍社会心理学作为一门独立学科应具备的基本特点。社会心理学的专题研究,开始于19世纪下半期。1860年出现了拉察鲁斯和斯坦塔尔关于民族心理学的系列论文;此后,塔尔德的《模仿律》、西格尔的《犯罪的群众》、勒邦的《群众心理学》等著作陆续出版,为社会心理学的形成奠定了基础;1908年,英国心理学家麦独孤和美国社会学家罗斯分别出版了社会心理学专著,这标志着社会心理学成为一门独立的学科。

第一次世界大战以后,美国心理学家奥尔波特和德国心理学家默德开创了实验社会心理学。虽然用实验方法研究社会心理学问题,可以上溯到1898年特里普利特关于社会促进的实验研究,但真正开创、推广这个方向的是奥尔波特和默德。在他们之后,实验社会心理学才开始在西方特别是在美国成了社会心理学研究的主流。

奥尔波特的著作《社会心理学》问世以后,社会心理学进入一个快速发展时期。1928年,瑟斯顿提出了态度测量法,把由托马斯和兹纳涅茨基开始,并成为当时社会心理学研究中心的态度研究,提高了一步;1934年,莫雷诺提出了社会测量法,用以测量群体内人际吸引和排斥的问题;1938 年,勒温把场论引进社会心理学,提出了个人生活空间或场的概念,认为行为是个人特点和情境因素相互作用的函数。20 世纪 40~50 年代,在第二次世界大战和勒温的影响下,社会心理学主要研究群体影响和态度问题。

20 世纪 50 年代,阿施等人开展对顺从的研究。以霍夫兰为首的耶鲁学派发表了一系列有关说服的研究。费斯廷格提出了认知失调理论,这个理论成为 60 年代的研究中心。到了 70 年代,由海德的《人际关系心理学》一书奠定了基础的归因理论成了研究重点。80 年代以来,认知社会心理学和应用社会心理学日益受到重视。

社会心理学研究的主要课题随着时代的演变而有所不同。早期的社会心理学侧重于研究大型群体和群众的心理现象,如拉察鲁斯、斯坦塔尔关于民族心理学的研究;塔尔德、西格尔和勒邦关于群众心理的研究。这些研究者所提出的某些思想直至今天还有影响,如塔尔德的模仿律、勒邦的群体极端化和个性消失的理论等。

社会心理学研究的内容十分广泛。其中心内容是社会对个体行为的影响,具体内容涉及社会知觉、社会动机与需要、社会态度、人际关系社会影响等。现结合社会心理的理论对容貌和美容有关问题加以概括论述。人是一种社会动物。人的行为根源于两个背景:一是人的动物本能;二是人的社会性本质。从一般意义上说,任何一个行为都有其生物学和社会学的根据。美容行为与其说来自人的天性,还不如说是一种社会行为,即人的求美行为实质上是一种社会性的行为,因而便有其社会心理的背景,从社会心理学角度来探讨人的求美行为具有重要意义。

二 求美行为与社会心理

美容是一定社会心理背景的产物,人们形形色色的求美行为有着内在动力,美容还是文明社会的一种生活方式,美容的动机和需要主要是社会性的。

(一)求美行为与人类行为的层次

所有心理学都关心人类的行为。人类的大部分行为都可以在四个层次上加以分析:生物的、生理的、心理的和社会的层次(图 6-1)。同样,我们可以用四个层次对男女两性的求美行为加以分析。譬如,从行为的现象上看,女性似乎比男性爱美,美容行为也更多。那么,原因何在呢?

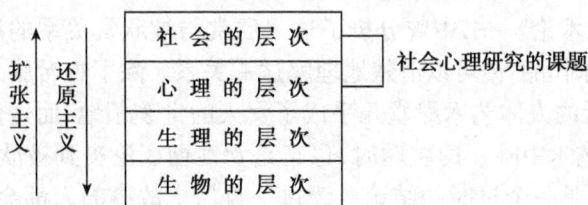

图 6-1 人类的行为层次分析

在生物层次上,这种行为可以解释为,人的感官系统,特别是视觉是感受美的基础,也就是说美感是有生理基础的,但是两性存在生理形态上的差异。

在生理层次上,男女两性存在生理形态学上的差异,人类的爱美行为与动物界的求偶有类似的地方。也就是说,美是为了吸引异性,以达到性满足的生理需要。但是在动物界,往往是雄性动物更多地在雌性动物面前显示美,以引起雌性动物的注意,而人类似乎恰恰相反。显然，从生理层次还不能解释为什么女性更多地参与美容活动。

在心理层次上，女性似乎比男性有更强的爱美之心，女性更注意修饰自己的容貌和外表。从两性心理差异来看，女性更具有感性能力，对美更敏感，但是，心理特征与心理活动的差异，究竟是不是造成两性求美行为差别的根源，显然没有肯定的答案。人们更容易在行为的社会层次上找到根据。

在社会层次上，男女行为的模式是一定文化的产物。男女两性求美行为的差异来源于两性不平等的父权制度。在这种不平等的文化中，女性是男性的欣赏对象，只有女性被欣赏，才可能有自己的地位，如此漫漫数千年，尽管父权制度在不断地被瓦解，但是女性的行为模式仍然顽固地存在着。

根据上述的分析，我们可以发现，对于人类的行为，包括求美行为的研究，从社会心理学角度出发是十分重要和必要的。其实，任何一个行为几乎都包含了上述的几个层次，但有时所占的分量不同而已。尽管，人类的行为与动物的本能的行为不可同日而语，但是我们在研究人的生理的、心理的、社会的过程时，总有可能涉及生物这一层次。因此，所谓"还原主义"就是企图在较低的层次上解释较高层次上的问题。不过，大部分心理学家不认可生理学可以完全接受心理现象，也不承认心理学可以接受所有的社会活动。另一个相反的研究方向是所谓的"扩张主义"即在一个高层次上解释一个较低层次的问题。

众所周知，漫长的人类文明史中男人说了算的父权制占据了主流。父权制也称父系制、家长制。在原始氏族公社末期，男子成为主要的生产者，经济领导权由女子转到男子手里，随之母权制被父权制代替，婚姻制度由"群婚"演进为较固定的"对偶家庭"。女子地位的丧失，演变为社会在观念上对女性的轻视。女性性器官在母系时代是膜拜对象，此时却成了羞耻部位。这种羞耻感的产生还与家庭私有制的诞生有关。现在一些落后部落仍能看到这一痕迹。从另外一方面说，女性被欣赏的地位却逐渐确立。这种意识是伴随着男性中心社会的确立，而以一种"自觉自愿"的形式存在的。实质上欣赏关系里包含着一种占有关系。只有占有者才拥有特权，而被占有者也在自觉地捍卫着这种特权。有些女性抱着极大的热情参与美容便是证明。在父权制中，女性身上所具备的审美条件体现了男子所占有的财产意义。于是，一种女性被欣赏的心理逐渐在社会形成。这时候，作为女性的性的炫耀实质上已经演变为一种对美的追求，它与男子的占有欲几乎是互为因果般地存在于父权社会意识之中。一直到今天，在生活中每当对异性作审美判断时，这种意念在观念中还隐约存在。

陈醉在其《裸体艺术论》一书中曾分析了这一欣赏与被欣赏关系的渊源。考查一下历史留下来的大量裸体艺术作品，便可以清楚地理解这一关系。除了古希腊人体艺术中留下了一些男性裸体形象，以后的人体艺术殿堂几乎成了女人的世袭领地，而这似乎并不是女人的荣幸。当女性成为人体艺术中唯一的主题时，也正是女性彻底沦丧到被欣赏地位之时。"美是女人的财富"似乎并不是一个过时的结论。读过一点历史故事的人都会知道，古时的美丽女人既可以作为"战利品"加以掠夺，又可以作为"贡品"献于君王。占有美貌女性多少可以作为权力大小、财富多少的标志之一。"郎才女貌"也并非一个过时的古老择偶规则，至今仍在男女相互选择中起着潜在的作用。"女人应该是美的"这一极为平常的定律深深地植根于男人和女人的意识之中，女人能不爱美吗？

根据上述的分析，我们可以发现，对于人类行为，包括求美行为的研究，从社会心理学角度出发是十分重要和必要的。其实，任何一个行为几乎都包含了上述的几个层次，只是所占的分量不同而已。人的求美行为实质上是一种社会性的行为，有其深刻的社会心理背景。

（二）社会动机与求美行为

动机与需要是人格心理学研究的重要内容之一。从生物的、生理与心理角度研究动机和需要是有必要的,但更重要的是从社会学角度研究人的社会动机与需要。人类动机的复杂性不在于其生物或生理的动机与需要,而在于千变万化的社会动机。

同样一种行为可以由不同的动机引起。对于一个个体来说,某种行为也可能出于多种动机。譬如,要求医生隆乳这一具体的求美行为,动机便是多样的(图6-2):①为了不使丈夫讨厌,维持家庭;②为了艺术事业以显示美的形体;③为了恋爱的需要;④为了提高性生活的质量;⑤崇拜大乳房。

动机的复杂性还在于人们内心世界的动机与口头上说出来的并不一定一致。

```
                  ┌── 动机(1)
                  ├── 动机(2)
      求美行为 ────┼── 动机(3)
                  ├── 动机(4)
                  └── 动机(5)
```

图6-2 社会动机的多样性与复杂性

（三）个人行为与求美行为

人的行为是心理学研究的基本对象。从心理学的角度来看,个人行为是指由个人意志支配的、具有内在动机的、有目的的行为。从社会心理学角度研究人的行为包括有从众行为、服从行为、利他行为和侵犯行为。就容貌与美容社会心理来看,与从众行为关系最为密切。因为求美行为也具有人的一般行为的特点,其中从众的特点就十分突出。例如,前5年中国流行的"文眉"、"文眼线"等,就是一个美容的误区,其产生的社会心理学根源就在于盲目地"随大流",而"随大流"就是社会心理学上所说的从众行为。从众的美容行为,往往是不成熟的美容行为,是应该避免的。

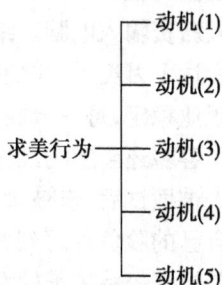

三　容貌与社会知觉的研究

社会知觉是社会性行为的基础,也是社会行为的出发点,因为人与人之间的相互作用,归根结底取决于他们如何相互知觉。社会心理学要研究社会知觉形成的过程、规律及影响因素等。如对人的知觉的"第一印象"的形成与刻板印象的产生,人们对语言与非语言系统的认知规律。社会心理学一个重要的内容就是社会知觉,以及相关的问题,如对人的印象、偏见、态度等,人与人之间的关系等等。容貌是一个具有很强社会性的人的特征,因为,任何一个人的容貌总是要显露在他人的面前,不管你自己愿意与否,总是要接受别人的评价。这种评价的结果,不仅会对人际关系产生影响,而且会影响自我的感觉和自信心。

在社会生活中,人们对容貌认知其实充满了偏见,对缺陷者的认知更是如此。例如,倘若一个人容貌有缺陷,那么这个人就可能被认为不聪明、品格有问题或是行为不端正。人们理性上可能并不这样认为,但是实际上恰恰如此认识。

（一）容貌的社会心理特征

美容与特定的社会环境及社会心理有着密不可分的关系。首先这是由容貌美的社会心理学特征所决定的。该特征决定了任何一种形式的美容,均离不开一定的社会心理背景,而且,美容已成为现代文明人必不可少的生活方式的组成部分。从更广泛的意义上说,美容也是一种人类文化,一种自文明史以来充满活力的人体装饰文化。

当人类有了美的意识,容貌美便有了社会学的意义。人们欣赏美的东西,由于爱美的心理,必然导致爱美的行为。但人们喜欢一件艺术品和喜欢一张面庞的结果是不一样的。人们喜欢一幅油画,可以用钱买下来,或者不喜欢就不买。但对一张面庞的欣赏与否却会影响该人的生活、工作,乃至人生。

美国的一项研究表明,年薪1万美元的俊男美女,在薪资和升迁机会上,比条件相当而面貌平庸的同性伙伴来得多。匹兹堡大学经济学教授奥森和心理学教授佛里兹合作研究,邀请一批公司主管,对700多具有名企业管理硕士学位的男女评分,将容貌分为5个等级,再将被评人薪资输入电脑。结果发现,容貌被评为5分的英俊男性,刚做事时年薪大约5000美元,5年后达1万美元,并随时增加,薪水都要比同期的人多;至于女性,刚开始起薪时均无差别,一旦职业稳定,每一分吸引力的年薪差别居然达2000美元以上。

容貌还会影响工作机会。美国总统林肯请好友为他推荐助手,一位精明能干但面貌稍逊的人被面试后,未被录用。林肯告诉他的好友:"因为我不喜欢他的脸,一个人到了成年,就要对自己的脸负责。"纽约知名的《雇佣歧视法》律师莱姆说:"如果要我从两名女性中录用一名,我会挑选容貌较美的女性,但这不叫歧视,法律上也没有'外观歧视'这一项。"毋庸置疑的是,美丽对工作有利。

(二)社会态度与美容

社会态度是社会心理学研究中一个最古老、最重要的领域。1918年,最早的研究人员W. I. 托马斯等人甚至这样说:"社会心理学就是态度的科学。"因为,人的社会化过程的最终结果,就包含在个体的态度之中,人们每天和别人打交道,最终都会表现出对人对事的形形色色的态度。就美容和容貌社会心理学而言,研究态度也是十分重要的。人们对容貌的美与丑存在着大量的社会偏见。容貌社会心理学要研究容貌缺陷所产生的偏见,如我们在本章将要讨论的21-三体综合征(Down综合征,先天愚型)面容。有人调查表明,由于21-三体综合征儿童特殊的丑陋面容,在人们的眼里,他们不仅丑陋、智力低下,而且不如正常人那么善良和友好。这是一个莫大的偏见。那么这样的偏见是如何产生的呢?对人又有什么影响呢?这将是我们所要讨论的。

(三)人际关系与容貌

人际关系是社会关系的一种,是社会学研究的基本内容之一。人际关系涉及经济关系、政治关系等等,而社会心理学研究的是人与人关系的心理学方面。人与人之间心理上的直接关系是人们社会交往的基础,因此是社会心理学的重要课题之一。容貌的社会心理价值在人际交往中显得十分重要,可以说,是人际关系一个最重要的砝码。本章内容将涉及容貌在人际交往中的作用。

社会心理学研究内容还包括:社会影响,如大众传播、社会舆论;团体心理,如团体心理特性、团体领导人的作用等。此外,有许多社会心理学的著作,均将自我意识列入在内,表明了自我意识的社会性。一个人的容貌与人际交往的关系十分密切。人际关系是一种社会心理现象,是人们在群体交往过程中,由于相互认识和体验而形成的心理关系。人际关系由认识、情感和行为三个方面组成。认识部分包括对个人人际关系和自我的感知、记忆、思维、想象过程及个体间的相互认同、相互理解等。情感成分包括人的积极和消极的情绪状态,情绪的敏感性,对自己和对他人的满意感等。行为成分包括活动、举止、表情、手势、语言等,即表现出个性的,别人又可以观察到的一切外显动作。容貌对人际关系中的这三个方面的要素均有明显的影响。

第二节　容貌与人际交往和吸引

一个人的容貌与人际交往关系十分密切。人际关系是指社会人群中因交往而构成的相互联系的社会关系。人际关系是由认识、情感和行为三个方面组成的。认识部分包括对个人人际关系和自我的感知、记忆、思维、想象等心理过程及个体间的相互认同、相互理解等。情感成分包括人的积极和消极的情绪状态,情绪的敏感性,对自己和他人的满意感等。行为成分包括活动、举止、表情、手势、语言等,即能表现出个性的,别人可以观察到的一切外显动作。容貌对人际关系中的这三方面的要素均有明显的影响。

一 容貌与第一印象

第一印象(first impression)也称初次印象,是人与人相识的第一次见面所形成的印象。第一印象主要是对人的表情、态度、谈吐、姿态、身材、仪表、年龄、服装等外在方面诸因素总的评价而获得的印象。这种初次印象在对人的认知过程中起着关键的作用,往往是以后交往的根据。过去我们说它会在7秒至8秒内完成,并影响7年之久。现在,心理学界的探讨显示,它会在0.38秒内形成。

初次印象在人的认知过程中起着关键的作用,往往是以后交往的根据。在这个快节奏的时代里,电光火石间就被人取舍的命运,看来是免不了的。无论是在机场还是在商务聚餐这样的公共或社交场所,那些能引起别人注意的人,有更多的机会表现自己。而那些没有引起别人注意的人,虽然同在一个场合出现,却白白损失了机会。第一印象的意义即在于其在正常社会生活与工作中起到一定的作用。

人们在结识新人或陌生人时,第一印象起到了先入为主的作用。例如,婚姻介绍所里男女朋友的相识,第一印象的好坏是他们恋爱能否成功的一个关键要素。但是第一印象只是一些表面特征,不是内在的本质特征,所以单凭第一印象作为交往的基础是不牢固的。

第一印象不是无法改变的,随着时间的推移,交往的增多,对一个人各方面情况的认识会越来越清楚,从而改变第一次见面时留下的印象。影响第一印象人的主要因素有外貌和性格,其中由于外貌最为直观,所以对人的第一印象影响更大。有关容貌对第一印象所起的作用的研究,已经被大量的实验证明。这里仅介绍尔特等人曾做过的一项实验。心理学家安排了一场舞会,让男女大学生各332名,每两个人一对,进行两个半小时的跳舞。事前对每一个学生做了性格测定、能力调查以及各种对问题态度的调查,以便比较他们对对方态度的关系。舞会结束后,在回答是否希望再次同对方约会时,决定性的因素不是对方的男子气或女子气,或是智力程度和对方与自己的相似程度,而是对方的容貌(表6-1)。

表6-1 回答希望同对方再次相会的学生所占的百分比(%)

	对方的容貌		
	丑的	一般的	美的
丑的男性	41	53	80
一般的男性	30	50	78
美的男性	4	37	58
丑的女性	53	56	92
一般的女性	35	69	71
美的女性	27	27	68

资料来源:孙非,等.社会心理学导论.武汉:华中工学院出版社,1987

调查表明，在第一印象方面，美貌比内在的智能、性格、态度等更容易使人做出判断。但是第一印象只是一些表面特征，不是内在的本质特征，所以单凭第一印象作为交往的基础是不牢固的。

二 容貌的价值与作用

人们为什么会相互喜欢，或者说人们之间为什么会相互吸引？无疑，有许多因素决定着人的吸引力，如人的能力、令人尊重的品格、富有个性或互补的性格等。但人的外貌是人具有吸引力的最直观的因素。国外大量的社会心理学研究证实了外貌与吸引力的正相关关系。

（一）容貌与人际关系

外貌对人际交往有很大的影响。我们在前面已经介绍了第一印象的作用，容貌对人际交往的作用，首先得益于能在初次见面时就获得别人的好感。心理学家在研究中发现，外表漂亮者在社交情境中占上风，容易引起异性的注意和喜爱，交际较广而容易成功。同时，容貌漂亮的人也比较容易说服和影响他人。这就是为什么我们一些商业活动或安全工作需要容貌漂亮的人。尽管我们知道以貌取人是一种偏见，也都认为人不可貌相，但实际上，人们还是在不知不觉中受它的影响。

另外，绝不能夸大容貌与仪表的作用。一般说来，在社交之初，容貌因素影响较大，但随着相互认识的加深，容貌的作用则不断降低。也就是说，在实际的社交和人际关系发展的过程中，容貌与仪表的作用是有限的。

卡雷·戴恩和埃伦·伯斯蔡德的一项研究发现，儿童在幼儿园时期对同伴的外貌就有反应。在这项研究中，卡雷·戴恩和伯斯蔡德让一些研究生对幼儿园孩子的外貌吸引力做出独立的评价，然后确定在孩子们中谁喜欢谁。在男孩身上得到了清楚的结果：外面有吸引力的男孩比无吸引力的男孩更受其他孩子的喜爱。当问孩子们哪个孩子曾吓唬过他们时，他们说的往往是那些无吸引力的孩子。

［实例6-1］外貌是人们相互吸引的第一要素

伊莱恩·沃尔斯和她的同事在一项研究中，用计算机随机地分配一所大学的男女学生，让他们进行初次的会面。事先对他们作一套人格测验，看哪些特征决定他们是否互相喜爱？研究发现，他们的才智、男人气质、女人气质、支配力、温顺脾气、依赖性、独立性及态度的相似程度都不是他们相互吸引的决定性因素。而决定一对人是否互相喜爱并重复约会的关键因素是外表的吸引力。如果一个英俊的男人与一个漂亮的女人相接触，他们往往最乐于再次会面。

（二）容貌与他人及自我的评价和态度

容貌在很大程度上会影响一个人所获得的评价。一般规律是，容貌好的人，总是会得到较多肯定的评价，而容貌丑陋的恰恰相反。对容貌的肯定，会连带对一个人智力、能力、甚至品格的肯定性评价。这些生活中的现象，已经被不少社会心理学家用实验证明。

［实例6-2］外貌对人的评价起关键作用

卡雷·戴恩和她的同事给大学生看三张人物照片，其中一个外貌很好，具有迷人的吸引力，另一个外貌平平，第三个外貌丑陋，毫无吸引力。他们请被试者对照片上的三个人的品格做出评价，并要求被试者估计照片上的三个人的未来是否幸福。结果是：最合人心意的、最幸福的预言都安在有外貌吸引力的人身上。无论是男人评价男人、男人评价女人、女人评价男人，还是女人评价女人，结果都是一样。

（三）容貌吸引力与影响力

美貌还是一种力量。在男女不平等的社会里,美貌的女性更有影响力。关于该方面的例子恐怕举不胜举。在人类历史发展的长河中,漂亮女人与国家命运、与战争的故事就有不少。现代社会心理学用实验的方法再现了美貌的影响力。

[实例6-3] 漂亮的人影响力大

阿伦森(E. Aronson)和西格尔(H. Singall)的研究证明,漂亮的女性比不好看的女性对男人的影响更大。在这项实验中,设计一位女性表现出两种形象,一个是显得漂亮具有吸引力,另一个是形象破坏,显得无吸引力。具体做法是:选择天生美丽的妇女,让她穿上松松垮垮的衣服,戴上与其肤色极不协调的卷曲金色假发,使其面目看上去不仅油腻而且有些脏,总之,变得毫无吸引力。她装扮成一个临床心理学研究生去会面几个男大学生。谈话结束后,她把自己对被试者的个性所作的评价发给每个被试者。半数人收到令人高兴的评价,另外半数人收到很不好的评价。研究发现,当这位女性相貌不好看时,男人似乎不大关心从她那里得到的评价是好是坏。不论她出什么样的报告,两组受试的男人喜欢她的程度都是中性的。然而,当她以诱人的面貌给受试者好评时,他们很喜爱她;当她给他们的评价不好时,他们比其他任何条件下都更不喜欢她。有趣的是,漂亮女性给予负性评价的男学生虽说不喜欢她,但他们却表现出很愿意再来。

（四）美貌的负价值

在社会生活中,美貌也并不都是起积极的作用,在一些情况下也会有消极作用。不仅没有资料表明漂亮的人一定比不漂亮的人幸福,而且漂亮也会有麻烦。例如,对一个漂亮、但还不成熟的女孩来说,在社会上可能会有更多的危险。此外,由于漂亮,会有许多追求者,会更加养成一种自负的性情。詹姆斯认为:童年就长得漂亮的女孩,可能会变得残酷无情,使人失望。此外,美貌被当做手段时,也会令人厌恶。

[实例6-4] 美貌加重判刑

西格斯(A. Seagers)与奥斯特夫(R. Ostrove)于1975年的一项研究表明,如果被告的犯罪行为在某种程度上直接与人的魅力有关,法官实际上会给某类美貌的罪犯更重的惩罚。他们给假扮的法官们一些详细的案例,并附有被告的照片,其中既有漂亮的女性,也有不漂亮的女性。一种罪行是被指控有夜盗行为;另一种罪行是被指控有诈骗。结果表明:对前一类罪行的判罪程度与容貌漂亮程度呈现负相关,即漂亮的盗窃犯判刑要比不漂亮的判罪程度低;而后一种则与美貌漂亮程度呈正相关,即美貌的诈骗者要比不漂亮的诈骗犯受到更为严厉的惩罚(表6-2)。

表6-2　对有无魅力的罪犯的判刑期（年）

罪 行	被告人的魅力		
	有魅力	无魅力	对照组
诈　骗	5.45	4.35	4.35
夜　盗	2.80	5.20	5.10

注:对照组是指只介绍罪行,而不附照片的组
资料来源:孙非,等. 社会心理学导论. 武汉:华中工学院出版社,1987

第三节 美容与社会态度、偏见和从众行为

一 社会态度与美容观

(一) 态度的构成因素

态度是人们在自身道德观和价值观基础上对事物的评价和行为倾向。态度(attitude)是由认知、情感、意向三个因素构成的、比较持久的个人内在结构,它是外在刺激与个体反应之间的中介因素,个体对外界刺激发出反应受其态度所调节。态度表现于对外界事物的认知(道德观和价值观)、情感(即"喜欢-厌恶"、"爱-恨"等)和意向(谋虑、企图等)三方面的构成要素。激发态度中的任何一个表现要素,都会引发另外两个要素的相应反应,这也就是认知(道德观和价值观)、情感(即"喜欢-厌恶"、"爱-恨"等)和意向(谋虑、企图等)这三个要素的协调一致性。

1. **认知因素** 规定了态度的对象。态度总是有一定的对象,其对象可以是人、物、团体或事件,也可以是代表具体事物本质的一些抽象概念,如美与丑。"公众对美容医学及美容手术的态度"这样一个问题,就是将美容医学与美容手术作为认知的对象。态度除了要有对象,还必然有好坏、是非与意义的叙述成分,叙述内容包括个人对某个对象的认识与理解,以及赞成与反对。例如,调查妇女对硅胶假体隆乳的态度,必然会有不同的看法,有的妇女会赞成,有的会反对,也有的无所谓。

2. **情感因素** 是个体对某个对象持有的好恶情感。也就是个人对态度对象的一种内心体验。例如,"我喜欢照镜子"、"我喜欢打扮"、"我不喜欢打扮",等等。

3. **意向因素** 是个人对态度倾向的反应倾向,即行为的准备状态,准备对态度对象做出某种反应。例如,"我想去做除皱手术"、"我想去做抽脂术"等。意向还不是行为本身,而是做出某种行为前的思想准备。

态度所包含的三个心理因素是相互协调一致的。如一个人认为美是重要的,乐于参与一些美容的活动,并千方百计地企图采取美化自身的行动。说明态度中的认知、情感、意向三个因素十分和谐,并无矛盾。但有时候,态度的三个因素之间也会发生不一致的情况,起决定性的因素往往是情感或认知。

(二) 态度与价值、动机、行为

对于美与美容首先是一个态度问题,现根据态度要素分析美容态度的形成(图6-3)。

1. **态度与价值** 态度来自于价值,这是态度性质中最主要的一点。这就是说,价值是态度的核心。价值(value)是指态度的对象对人的意义。人们对于某事物所具有的态度,取决于

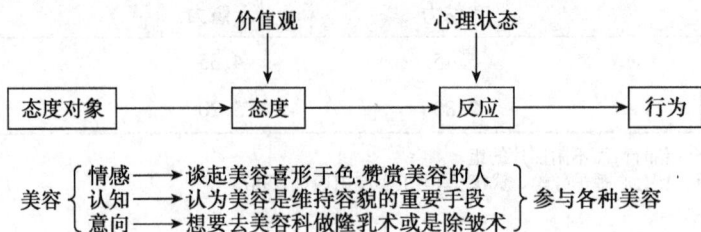

图6-3 美容态度的构成

该事物对人们的意义大小,也即是事物所具有的价值大小。社会心理学提到态度,就离不开态度的对象。G·奥尔波特认为,人对事物的主要价值取向有6个方面:经济价值、理论价值、审美价值、权力价值、社会价值和宗教价值。赞成美容者的价值取向首先是对人类审美价值的肯定。由于每一个人所处的环境与教育条件不同,具有不同的价值观,因此对于事物和人的价值观也不同。例如,竭力主张"身体发肤受之父母,不敢毁伤"的传统观念的人,或是站在绝对"自然主义"立场上的人,恐怕都会反对用手术刀去美容。

2. **态度与动机**　人们的某种态度决定了某种期望、某种目标。在相同的社会文化传统中的人们,对美的追求并不一样,有人热心,有人无所谓。特别是对手术美容,有人认为很有价值,有人却认为是不足取的。由此可见,社会态度具有动机作用,态度将驱使人们趋向或回避某些事物。它规定了什么是偏爱的,什么是期望的,什么是渴求的,什么是想避免的。

3. **态度与行为**　态度的情感因素和人们的行动是紧密相联系的,积极的情感会趋向接近该态度的对象,而消极的情感则趋向回避该态度的对象。往往是有什么样的态度,就有什么样的行为。但是态度与行为并不总是完全一致的,因为同一个对象总是具有多种属性和特征,虽然有人肯定美容的作用,但由于担心人们评说,并不一定去参与美容。所以态度与行为并不是一一对应的关系,因为行为除了受态度影响之外,还受其他因素的影响,特别是受当时情境的影响。

4. **社会态度**　社会态度(social attitude)问题是社会心理学研究的基本内容,许多社会心理学家从不同角度探讨了这个问题。早期的社会学家杜马斯甚至把社会心理学定义为"研究社会态度的科学"。在我国,个人、公众和社会团体对美容及美容事业的态度在近20年里有较大的转变,人们对美容的态度影响到社会上每个人的生活态度与生活质量,影响到美容业的市场,也影响到整个美容事业的发展。

对美容持赞成态度的人群,其价值取向首先是对人类审美价值的肯定。同时,态度的情感因素和人们的行动也是紧密相连的,积极的情感会趋向接近该态度的对象,而消极的情感则趋向回避该态度的对象。虽然态度与行为之间并不是一一对应的关系,但现实生活中大多数的人们往往都是有什么样的态度,就有什么样的行为。

二　美貌和美容的偏见

(一)偏见概念

偏见(prejudice)是个人、公众或其他团体持有的缺乏充分事实根据的态度。简而言之,不正确的态度就是偏见。例如,我国在20年前对美容的态度,倘若那时有人涂脂抹粉,必定会让人联想到其人品是否有问题,因为在人们的心目中,品行不正派的人才会注重装饰自己。

有很多理论用来解释偏见的形成。如:最常见的社会学习理论,它认为偏见的习得途径与其他态度和价值观的习得相同。人们从他们的家庭、伙伴、大众媒体以及他们身处的社会中学会了偏见。动机理论用来解释偏见是如何满足个体需要的,如有一种动机理论认为,偏见起源于群体间的竞争,是"群体资源或权力必然的结果"。另一种则认为偏见是一种人格障碍。认知理论则认为,基于社会知觉的特点,即使没有经历引发偏见的社会化过程,没有群体间资源竞争或人格障碍的情况下,看似无害的认知偏差也会导致偏见的产生。

偏见有两重性,可以是正面的态度(积极偏见),也可以是负面的态度(消极偏见)。人们对美容的态度可以有这两种形式,即可以对美容产生抵触的消极偏见,如有些人拒绝一切形式的美容；也可以对美容产生赞同的积极偏见，如热心接受任何形式的美容。

（二）偏见的特征与美容偏见产生的原因

1. 偏见的社会根源 关于美容偏见的产生有多方面的社会因素。社会偏见往往和社会政治、经济、心理等各种因素复杂地交织在一起。有些偏见是由特定时期的政治态度决定的；有些则与社会风俗、民族传统相联系，因而很难较快地纠正。时代造成的偏见，往往因时代的改变才有可能得到纠正。如社会对美容医学存在着很多偏见，美容手术刀其实也是"灵魂的手术刀"，解决的不仅仅是美的问题，还有心理压力、自卑等问题。美容医学常常面对的是苦不欲生的求美者，容貌缺陷使他们承受着社会种种压力。我们不能指望所有的人都有一个坚强的灵魂来抗拒外界的歧视。世俗观念中对美容医学的否定，来源于一种"自然主义"的哲学观："美是上帝给的，而不是后天人工做出来的；丑也是上帝给的，是一种自然的造化。在自然的意义上，完整的丑、纯粹的丑也是一种美，丑至少不属于一种病理现象，用不着刀子、剪子们操心。刀子、剪子或者脂粉做出来的美充其量也不过是假山、假水、塑料花。人的身体、人的脸就像一座山一道水一样，几镐挖下去就会破了风水。"这段评论是十分精彩的，但遗憾的是在现实中，丑就是丑，手术刀不但能够化丑为美，也能拯救人的灵魂。用自然主义来反对美容手术的滥用是对的，但是用"身体发肤，受之父母，不敢毁伤"的极端自然主义来约束现代人的行为，显得有些狭隘。此例，只能是让人列入传统观念导致的对美容医学的偏见具有代表性的实例，然而对美容手术持有该类偏见的人并不少。

2. 偏见的心理与思维原因 除了偏见的社会方面的因素，从心理与思维方面来说，概括起来有以下几个特征：

（1）偏见是以有限的或不正确的信息来源为基础的：人们对某些问题的看法常常是道听途说、人云亦云，从而形成了正面或反面的偏见。例如，报纸、电台宣传一种美容用品，有人并未经过实践证实也会产生偏见，盲目相信。再如，人们在化妆品使用和购买时往往有一种偏见，认为化妆品越贵，其效果越好。有些化妆品生产厂家，正是利用了这一偏见，有意将化妆品的包装弄得十分华丽，同时将价格大幅度地提高。

（2）偏见的认知成分是刻板印象：对一群人的特征加以概括并过分类化到许多有关的行为与性格上就为刻板化（stereotyping）。刻板化是把同一个特征归属于该群体中的每一个人，而不管这些群体中各成员的差异。刻板印象的形成与人类认知发展有关系。人们认识外界事物往往根据它们的共同特征加以分门别类，这是人们适应环境的一种智慧的表现。但是，这种思维方法如果固定下来，就会形成刻板印象。例如，人们常认为北方人豪爽，南方人精明；不讲究穿着的人朴实，爱修饰的人不踏实。人们的相貌和衣着往往成为刻板印象的材料，因为人们习惯于"以貌取人"。例如，在压抑美欲的年代，一个人穿的漂亮一些，就会被认为思想有问题。

（3）偏见有过度类化的倾向：一个怀有偏见的人常常受到光环效应的作用。所谓光环效应，也称月晕效应（halo effect），即对事物或人的某一方面的肯定或否定，放射到其他所有的方面均加以肯定或否定。如爱屋及乌，漂亮的人聪明、友好、善良等；而丑陋的人笨、品质也成问题等。有时表面上或理性上人们似乎并不这么看，但实际上却是如此。前面的大量研究资料已经充分说明了这个问题。

（4）偏见含有先入为主的判断。人们往往了解部分信息就过早地下结论。这也是当今社会人们越来越注重美容、注重包装，注重第一印象的原因。偏见一旦形成，便难以改变。

三 美容与从众、流行心理

求美行为看起来是纯粹的个人行为,但实际上任何个人行为很少真正出于独立的意愿,因为个人意识是一定社会意识和存在的产物。此外,个人的行为还有受到诸如"从众"、"流行"、"模仿"等心理因素的影响,而这些心理因素的作用力量有时恰恰是与个人真正的意愿相矛盾的。这里不妨先从盲目的美容谈起。

(一)从众与美容

从众(conformity)是指在一定的社会压力(团体、舆论等)下,个人放弃自己的意愿而采取与大多数人一致(uniformity)的行为。在社会生活中,从众的行为非常普遍。就拿穿衣服来说,如今西服已经成为男性正式社交场合的服装,似乎约定俗成地成了一个社交规矩。相比西服,中山装一样也很正规,但是似乎在社交活动中穿的人越来越少,起初还有一些人穿,到后来寥寥无几。其实,人们抛弃中山装的过程,就是一个从众的过程,因为开始有些人放弃中山装并不是不喜欢,而是倘若和别人不一样,就会让人说自己"土气",有谁愿意担待这样的评论呢?

从众也就是我们常说的"随大流",心理学上将其分为三类:真从众,即从心理到行为都跟大家保持一致;权宜从众,即受环境、行为、语言、氛围等影响,淡化自己的本来意愿,行为上跟大家保持一致;有从众的,就有反从众的。反从众表示了一种独立性。具有非从众行为的人表示自己不愿随波逐流,也不随便受人安排。反从众也是一种存在,并且有可能制造出流行。反从众,如出于对尊严、层次等因素的考虑,刻意出现与大众相反的行为。不同类型的人,从众行为的程度也不一样,一般来说,女性从众多于男性;性格内向、自卑感的人多于外向、自信的人;文化程度低的人多于文化程度高的人;年龄小的人多于年龄大的人;社会阅历较浅的人多于社会阅历丰富的人。譬如,人们都随大流穿上了窄角裤,他偏偏穿起宽角裤,时机成熟时,也可能流行起宽角裤。

(二)模仿与美容

模仿(imitation)是指个人受非控制的社会刺激引起的一种行为,其行为与社会上其他人的行为类似。模仿往往是再现他人的外在特征或行为方式、姿态、动作和行为等。模仿与从众的区别在于它不是出于社会的压力,而是被模仿对象的一种榜样作用。

模仿是必要的,模仿本质是一种学习。但是在现实生活中,模仿也会带来一些行为上的误区,对于美容也是一样。譬如,女性较男性好幻想,特别是对自己的相貌。且常常会有一个自己同自己过不去的念头:我如果美得如何如何,那么就如何如何。于是美容成了这些女性的寄托。她们紧跟潮流,追逐流行,期望把自己装扮得更加美丽和有魅力。然而却不知,她们似乎美丽了,却少了魅力。好效仿是人类社会所具有的一种模仿心态。今天流行喇叭裤,便不管自己的腿多短多粗,套一条在身竟风流;今天流行柳条眉,便不论自己的脸多圆多大,画一幅在脸表示不落伍;今天流行高鼻梁,便不顾自己是个东方人,硬要模仿洋人垫一个高鼻子招摇过市以示新潮。所谓"东施效颦",就是一种模仿不成功的仿效行为。

(三)流行与美容

流行(prevalence)是指社会上相当多的人在较短时间内,追求某种行为方式,并使其在整个社会中到处可见,从而使人们相互之间发生了连锁性社会感染。流行也称为社会风尚或社会时尚(social fashion)。流行从消极意义上说是"一致性的社会传染"。

流行的特征,首先在于突然迅速的扩展与蔓延,又在较短的时间里消失。儿童智力玩具"魔方"和体育用品"呼啦圈"是极为典型的流行。在美容领域,除了发型等十分容易造成流行外,文眉、文眼线是近年来较为典型的流行现象。此外,流行还有循环的特点,这在服饰方面表现得最为突出,时尚界的流行元素往往50年一个轮回。流行不同于风俗习惯,前者存在短暂,后者历史悠久,比较巩固;流行不同于法律、道德,前者不具有强制性,后者是一种内在和外在的约束。

一种时尚如果发生在名人、权威身上,则流传更快。《韩非子》上曾有一则记载:齐桓公喜欢穿紫颜色的服装,故百姓也都纷纷仿效。桓公对此十分担心,对管仲说:"我们喜欢穿紫色衣服,紫色很贵,老百姓都这样做,怎么办?"管仲说:"你要阻止这种风气,首先是自己不穿,还要告诉左右大臣,自己不喜欢紫色衣服。凡是看到穿紫衣服的,必讲'吾嫌紫色臭'。"齐桓公按管仲说的去做,果真一日之内左右大臣都不穿紫色衣服,一个月之内国内百姓也都不穿紫色衣服。

社会心理学家还发现,流行有年龄与性别的差异。一般女性比男性好追求流行,青年人较老年人好追求流行。在性格上,脾气容易变化的人,喜欢华丽的人,对流行敏感的人,还有虚荣心、好奇心、好胜心强的人都比较容易追逐流行。

第四节　容貌缺陷的社会心理问题

一　缺陷与丑:人类社会价值观

(一)丑的负价值

在日常生活中,人体的丑总是与人体的缺陷相连,很难有像文学作品中神奇地化腐朽为美的美学功能。美与丑是相伴随而存在的。对美的极端肯定,意味着对丑的极端否定。

一种文化愈是强调美的重要性,那么人们的丑与缺陷的感觉就会愈强烈。当一个社会将"美当作人的价值金币"(道波尔,1988年),无疑,丑便是一种负价值。如今,无论西方文化还是东方文化,均默默地传播着一个观念:一个人最有价值的特征就是外表的美丽。从一个婴儿的诞生开始,父母给予的第一个评价就是其相貌如何。父母自然会慢慢学会适应欣赏新生儿的"丑陋"。况且,他们中有许多将会改变模样。但是,丑是难免的,即使父母能够接受(实际上并不是所有的父母都能接受自己孩子的丑陋),社会中的人们能够接受吗?一个基本事实是成人对漂亮的孩子与丑陋的孩子的反应是大不相同的。这两种不同的态度对孩子的个性心理特征、心理健康发展有着深刻的影响。漂亮的孩子看到的可能是一个温暖而可爱的世界;丑陋的孩子熟悉的可能仅仅是一些冷眼与拒绝。

(二)丑与缺陷感产生的原因

丑与缺陷感的产生首先与强调美的绝对价值观直接相关。我们知道爱美乃人的天性,然而人爱美的天性和丑人的痛苦无奈总是纠缠在一起,这是人类永远无法化解的难题。一个人若生来就丑陋的话,难免会被人们爱美的眼睛厌恶。当然,爱美心理的强化并不纯粹是人的本能所为,而是社会文化价值观的产物。

当代人似乎比过去更能感觉到他们自己外表的缺陷不足。那么人们为什么对缺陷与丑陋变得如此敏感了呢?美国学者詹姆斯·道波尔在《走出自卑》一书中说:"我认为,如此极端地强调外表美是我们周围正在进行的性革命的副产品。从20世纪60年代中期以来,传统的道德标准和约束开始衰败,我们的社会承受着日益增大的性压力。电视、收音机、杂志、广告、文学作品以及服装都反映了各种不同形式的、空前的性诱惑。很明显,当性成为一个社会中最重要的东西时,每个人的性要求和性迷恋都有了新的社会意义。简而言之,一种文化越是热衷于性,就越能吹捧美而贬低丑。

在西方世界,吸引异性的需求在社会上已经泛滥成灾,因此每一个人都尽力增强自己的诱惑力。任何一个聪明的广告商都清楚地知道,性与美是最敏感最吸引人的东西,因此,不管采取什么途径,都尽可能把自己公司的产品与这两样东西联系在一起。

由此可以看出,人类社会目前之所以对美如此关注,正是由于受到当前社会对性的追求价值观的影响,在这里我们不可能对社会未来关于美的价值观方向作出预测,不过可以肯定地说,无论未来这种趋势如何变化,它始终割裂不了和性的关系。

二 容貌缺陷的社会知觉与评价

由于人类社会将美貌视为一种价值,那么与美貌相对立的丑陋就具有负价值。也就是说,人们在对容貌美丽者青睐的同时,就意味着对丑陋者厌恶。在前面的大量实例中已经说明了这一点。美国心理学家俄林伯斯舍德和埃林威斯特在 20 世纪 70 年代报告了他们惊人的发现:在学校里充满了对相貌平平孩子的偏见。相貌丑陋的孩子常常被认为是捣蛋鬼;丑陋的孩子比漂亮的孩子更不诚实;纪律常常是用来对付那些相貌丑陋的孩子的,即使犯同样的错误,相貌好的孩子可能被包容,而丑陋的孩子则可能会受到更为严厉的处罚。

[实例 6-5] 儿童讨厌肥胖的伙伴

一些社会心理学家曾对幼儿园的儿童和小学三年级的学生作过研究。实验者把一块毡板放在每个受试者面前,并且告诉他们说,他们即将玩一个叫做"让事物靠近"的游戏。然后,实验者把一只玩具熊和一幅印有树木的画片放在毡板的右边。实验者催促受试者把儿童的画片向树木和玩具熊那边移动,被试儿童可以按照自己的愿望把儿童画片放在任何地方。此时,儿童会不由自主地把儿童画片视为自己。

此后,实验者用印着三种不同体型儿童的画片取代玩具熊。这些儿童画片分别是"肥胖的孩子"、"消瘦的孩子"和"不胖不瘦的孩子"。该项实验的变量是指这些"目标"儿童画片,以及儿童画片移动所达到目标的距离,用厘米表示,也就是儿童"自己"与目标之间保持的距离。距离越大,表明受试者拒绝或回避这类儿童的欲望越强;距离越小,则表明受试者接受和结交这类儿童的欲望越强。结果如图 6-4 所示。

儿童摆放"自己"的距离代表了一种态度。与身材适中的儿童相比,儿童们更加倾向于拒绝或回避体型胖的儿童。我们可以这样来解释这种倾向:一般儿童喜欢与他们相似的体型适中的伙伴,而不喜欢胖儿童,因为胖儿童看起来不像自己。然而,这也无法解释为什么儿童不太讨厌较

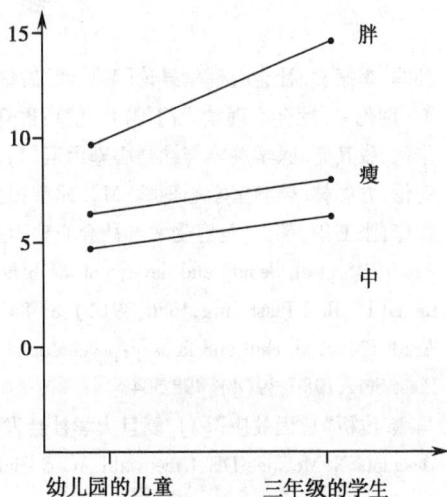

图 6-4 儿童对胖、瘦、中等身材"伙伴"的态度

瘦的伙伴。结论似乎只能从文化价值观中去寻找,目前绝大多数文化都把胖人看作吸引力较小的人。从幼儿园儿童与小学三年级儿童拒绝胖儿童的结果差异就可以证明这一点。文化标准是通过学习而逐步获得的,某些幼儿还未学会拒绝胖儿童,随着时间的推移,到了三年级,他们逐步学会了不喜欢这样的人。

由此实例可见,人对丑陋的偏见是从很小就培养起来的。对丑陋者的厌恶现象,在幼儿园的 3 岁孩子就有所体现。

三 美容医学的社会心理价值

由于美貌的社会价值和丑陋的社会负价值,人们幻想着能改变自己的容貌,而美容医学恰恰为实现这种幻想提供了可能的途径。通过美容手术不仅可以使人有一双动人的眼睛,一个高挺秀美的鼻子,还可以做出女子嫣然微笑时希望露出的两个笑靥,富有魅力的两片嘴唇。通过除皱手术可以使人"返老还童",通过隆乳手术以使女性扁平的胸部重新获得曲线美。此外,通过美容手术,还可以使方脸型变成瓜子脸,大腹便便变成苗条细腰。总之,美容医学不仅塑造了人的美貌,而且使人重新找回了自身价值,不仅修复了人体的外形,而且恢复了人的自信。不少容貌缺陷者在手术后都有获得新生的感觉,特别是那些容貌缺陷较为严重的人。

Arndt(1986)对 22 名美容手术者,在术前和术后 2 年进行了心理测量研究,企图证明美容的社会正面心理效果和手术对心理的改善。他们发表了"美与他人的评价:面部美容手术者的社会效果与个人评价"一文。研究表明:美容受术者、美容受术者的父母、他人对术后容貌的改善都持肯定的态度,特别是美容受术者认为术后变得更容易在家庭中生活,并且更多地参与社会交往,更容易得到别人的认可。而社会适应能力的增加,在于他们自尊心和自信心的提高,在于他们从社会负面影响中解脱出来。

(夏雪敏　王燕)

参 考 文 献

[1] 孙非,李振文.社会心理学导论[M].武汉:华中工学院出版社,1987.

[2] E·阿伦森.社会心理学入门[M].北京:群众出版社,1987.

[3] 朱武,张其亮.医学美容与社会心理因素[J].中华医学美容杂志,2004,10(6):376-378.

[4] 何伦,方彰林.美容医学心理学[M].北京:北京出版社,2001.

[5] 张瑾,张玉华,郝芸.美容受术者社会心理因素分析[J].中国行为医学科学.2002,11(1):97.

[6] Arndt EM,et al. Beauty and the eye of the beholder:social consequences and personal adjustments for facial patients[J]. Br J Plast Surg,1986,39(1):81-84.

[7] Arndt EM,et al. Fact and fantasy:psychosocial consequences of facial surgery in 24 Down's syndrome[J]. Br J Plast Surg,1986,39(4):498-504.

[8] 马燕.浅析"首因效应"[J].复旦大学社会发展与公共政策学院.教育长廊.2009,11.

[9] Dasgupta N,McGhee DE,Greenwald AG & Banaji M R. Automatic preference for white American:Eliminating the familiarity explanation[J]. Journal of experimental Social Psychology,2000 ,36(3):316-328.

[10] 柯林.把美丽还给你[J].医学美学美容,1993(2).

[11] 皱玉梅.容貌特征的刻板影响研究[D].华东师范大学,2005.

[12] 周丽华,骆伯巍,高亚兵.青少年学生体象烦恼与情感平衡性的相关研究[J].浙江教育学院学报.2005 (02):1-5.

[13] 王小玲,何伦.容貌缺陷心理研究[J].中华医学美容杂志,1996,2(3):144-150.

[14] 乔星,马少林,秦涛.对整形美容受术者心理状态的探讨[J].新疆医学杂志,2008,38(5):54-56.

[15] 莫冬玉.整形美容受术者围手术期心理干预及效果[J].当代护士杂志,2009(6):59-60.

[16] Ekman,Paul. Emotion in the human face[M]. New York:Pergamon Press,2004.

[17] Sarwer David B,Zanville holly A. Mental health histories and psychiatric medication usage among persons who sought cosmetic surgery[J]. Plastic and Reconstructive Surgery,2004,114(7):1927-1933.

[18] Camacho FM,Garcia-Hernandez M. Psychological features of and rogenetic alopecia[J]. J Eur Acad Dermatol Venereol,2002,16(5):476-480.

[19] Hern J,Hamann J,Tostevin P,et al. Assessing psychological morbidity in patients with nasal deformity using the CORE questionnaire[J]. Clin Otolaryngol Allied Sci,2002,27(5):359-364.

| 第七章 | 容貌缺陷心理学 |

当今社会,对外貌的担忧似乎已经成为了一种流行病,人们越来越沉迷于对自己外貌的关注,并且许多人对自己外貌的不满程度日益增加,容貌缺陷对人的心理影响是显而易见的,任何一位美容临床工作者对此都会有体会。但是,至今并没有人系统地研究容貌缺陷与人的心理特征、心理活动及心理障碍的关系。容貌缺陷心理学对美容医学来说,是一个具有现实意义的基础与临床结合的研究。国外对此已有较多的研究,并有精神和心理医生参与整形科的工作(Ohjimi H,1988;Miguel Sabino Nrto,2010)。近年来,关于容貌缺陷的心理干预方法也日益得到发展与应用(Rumsey,2005)。目前国内对此尚未给予足够的重视,但一些起步研究也逐渐开展起来,如对某些具体容貌缺陷与心理之间的关系作了简单的探讨(于涛,2002;张广霞,2010)。本章根据国内外已有的研究资料,包括心理学理论研究,如阿德勒的器官缺陷与自卑心理的理论,以及大量的国内外临床统计研究资料,对容貌缺陷心理学有关问题进行概括性论述,主要内容将涉及容貌缺陷与心理问题关系的机制,容貌缺陷的心理防御等容貌缺陷心理学的基本理论问题,还将探讨容貌缺陷者具体的心理特征及心理问题等。

第一节　容貌缺陷心理学概述

一　容貌缺陷心理学的定义

容貌缺陷心理学是缺陷心理学的组成部分。缺陷心理学(defect psychology)是医学心理学的一个分支学科。其主要研究躯体器官有缺陷或残疾者的心理学问题,以心理学的方法与技术,通过行为的补偿和技能的训练,使他们能自理生活,从事力所能及的工作,解决其社会适应、家庭生活等问题。

容貌缺陷心理学主要研究容貌缺陷对人心理的影响,特别是对心理健康的影响,以及由于容貌缺陷导致的各种心理障碍。从生理角度上说,仅仅影响容貌的躯体缺陷,较影响生理功能的残疾程度要轻,不会像残疾人那样,对日常生活和工作带来直接的妨碍。但是,容貌缺陷将影响人的心理状态,从而间接地影响人的生活和工作,而这种影响有时是无意识的,因此对心理造成的伤害有时会更大。

二　阿德勒"器官的自卑感和补偿"理论

厄尔弗里德·阿德勒(Alfred Adler,1870—1937)是奥地利的精神病学家和个体心理学

（individual psychology）的创始人。他曾是弗洛伊德学派的核心人物，被认为是弗洛伊德最得意的两个学生之一，后来阿德勒轻视性的因素而强调社会因素，为弗洛伊德所不满，于是两人分道扬镳。由于精神分析一词已被弗洛伊德所占用，于是阿德勒称自己的体系为"个体心理学"。但在心理学史上，仍然将其归为精神分析学派的重要成员。

1907年，阿德勒发表了题为"器官的自卑感与它的生理补偿的研究"（A study of organ inferiority and its physical compensation）的著名论文。在这篇论文中，阿德勒提出了这样一种观点，人或多或少存在这样或那样的器官缺陷，或者说在生理器官上比不过别人。例如，有些人天生视力不如别人，有些人天生胃的消化功能差，有些人天生心脏有毛病，还有些人天生腿残疾。这些生理的缺陷由于环境给予的压力在个人生活中产生了不少问题。这些器官的缺陷阻碍了个人功能的正常发挥，所以，必须以某种方式给予解决。既然身体是作为一个有机整体发挥作用，个人就能通过竭尽全力发展有缺陷的器官，或突出发展这种缺陷的其他功能来实现补偿。例如，某些弱不禁风的人可以通过努力学习，用智力劳动来克服身体的虚弱。同样，双目失明的人可以全力发展他的听觉能力。在这种情况下，生理的缺陷都可以得到补偿。

在有些情况下，一个人能通过把生理缺陷改变成优势功能从而获得"过度补偿"。即一个生理上有某种缺陷的人，力求补偿，结果反而使缺陷器官的补偿胜过了拥有完好器官的人，历史上此类例子也很多。解放黑奴的美国总统林肯，不仅是私生子，出生微贱，且面貌丑陋，言谈举止缺乏风度，他对自己的这些缺陷十分敏感。为了补偿这些缺陷，他力求从教育方面来汲取力量，拼命自修以克服早期的知识贫乏和孤陋寡闻。他在烛光、灯光、水光前读书，尽管眼眶越陷越深，但知识的营养却对自身的缺陷作了全面补偿。他最终摆脱了自卑，并成为有杰出贡献的美国总统。贝多芬从小听觉有缺陷，耳朵全聋后还克服困难写出了优美的《第九交响曲》，他的名言——"人啊，你当自助！"成为许多自强不息者的座右铭。

1910年后，阿德勒将他的"器官的自卑感"转向心理学意义上的"主观自卑感"。阿德勒认为，一切人开始生活时都具有自卑感。儿童的器官发育还不完全，一切都要依赖成人的帮助。相比成人，儿童是虚弱的、无能的，因而也是自卑的。儿童的成长过程就是战胜自卑的过程。

尽管阿德勒并没有专门论述有关容貌缺陷的心理问题，然而他的缺陷心理学理论完全适用于研究容貌缺陷的心理问题。有两点是十分肯定的：首先，容貌缺陷造成的心理核心问题是人的自卑感；其次，个体解决自卑感的主要途径是通过补偿机制。补偿心理是一种心理适应机制，个体在适应社会的过程中总有一些偏差，为求得到补偿。从心理学上看，这种补偿，其实就是一种"移位"，即为克服自己生理上的缺陷或心理上的自卑，而发展自己其他方面的长处、优势，赶上或超过他人的一种心理适应机制。正是这一心理机制的作用，自卑感就成了许多成功人士的动力，成了他们超越自我的"涡轮增压"，而"生理缺陷"愈大的人，他们的自卑感也愈强，寻求补偿的愿望就愈大。在补偿心理的作用下，自卑感具有使人前进的反弹力。由于自卑，人们会清楚甚至过分地意识到自己的不足，这就促使其努力学习别人的长处，弥补自己的不足，从而使其性格受到磨砺，而坚强的性格正是获取成功的心理基础。

三　容貌缺陷感与心理困难

（一）容貌缺陷与容貌缺陷感

容貌缺陷（defect of appearance）是指人体美学方面的缺陷，或是指能引起丑感的躯体缺陷。容貌缺陷的定义是很难界定的。如单眼睑在有些人看来可以被作为一种容貌缺陷,但更多的人不称其为缺陷,只是个体之间遗传差异的表现而已。容貌缺陷的定义要从两个方面入手,一方面要看个体的具体相貌情况,如很少有人因为林黛玉的单眼睑而认为她不美;另一方面要看个体是否意识到,或他是否认为是缺陷。从成因上说,容貌缺陷主要有两方面:先天性容貌缺陷和后天性容貌缺陷。先天性容貌缺陷包括出生时的明显异常情况(如:唇裂)。后天性容貌缺陷的原因包括:外伤(交通事故,烧伤等),外科手术,疾病(痤疮及后来留下的疤痕,出生后发生的其他遗传性缺陷,如白癜风等。

基于上述的原因,容貌缺陷应准确地定义为对某一个体容貌的某一部分、几个部分或全部,按大多数人的审美眼光所视为的缺陷。那么,非容貌缺陷与此正相反,即按大多数人的审美眼光,某个体不存在部分或全部的缺陷。在这样的定义中,我们把容貌缺陷和非容貌缺陷视为一个客观存在的标准,只是为了使该词的含义明确,便于论述,这并不否认容貌缺陷的主观方面的认识。与容貌缺陷相关的主观方面的一个概念是容貌缺陷感。

容貌缺陷感(defective sense of appearance)是指个体对其容貌或形体的不满的感觉。一般来说,容貌缺陷与容貌缺陷感是相伴随的,但是两者并不完全一致,这就是说,有容貌缺陷者并不一定有容貌缺陷感,而没有容貌缺陷者也不一定没有容貌缺陷感。那么问题在哪里呢?就在于个体的认知是有差别的,这种差别的基础在于人与人的心理过程和个性的不同。

容貌缺陷→容貌缺陷感←—→心理问题←体象认知←非容貌缺陷

首先,容貌缺陷引起容貌缺陷感是正常现象,但是,过度强烈的反应必然导致心理问题;其二,容貌虽有明显的缺陷,但却无明显的缺陷感,这是心理正常或不正常两种情况都可能存在的状态;其三,尽管容貌无明显缺陷,但由于心态或认识等方面的心理问题,也会有容貌缺陷感。

(二)容貌缺陷与心理问题

在日常生活中,人体的丑总是与人体的缺陷相连,很难有像文学作品中神奇地化腐朽为美的美学功能。美与丑是相伴随而存在的。对美的极端肯定,意味着对丑的极端否定。这就是为什么有缺陷的容貌给丑人们带来巨大的心理压力的缘由。

容貌缺陷与心理的关系可以用三个"d"开头的英文字来概括:defect→defense→defective。"defect"指缺陷,"defense"是指防御,而"defective"则是指身心有缺陷的人。容貌缺陷会使人心理不平衡,为使心理免受痛苦,就要实行心理防御机制,过度防御或防御无效,就会使个体成为一个有心身缺陷的人。

从社会学意义上说,容貌对人的生活和工作,对人的交往,乃至爱情和婚姻都会有影响。与此同时,容貌对人的心理也会产生积极的或消极的影响。当容貌有缺陷时,所产生的消极影响达到一定程度,便会构成心理问题或心理障碍,成为医学所要解决的心理疾患。

容貌因素引起的心理障碍主要是人格问题,并由此伴随强烈的情绪异常,如焦虑、抑郁等。

(三)容貌缺陷者的心理困难

凡是能对人们心理有不良或不利影响的情况,都会产生痛苦和不舒适的感觉,这些统称为心理困难(psychological difficulty)。一般习惯用"挫折"、"心理压力"、"应激"、"冲突"、"孤立"、"丧失"等词语来描述常见的心理困难。与容貌缺陷有关的心理困难有如下几方面:

1. 挫折(frustration) 指个体因不能使其欲望得到满足而产生沮丧、失意的心理现象。挫折是人生的一道家常菜,没有人不曾品尝过。吃奶的婴儿因肚子饿了,吃不到母亲的奶水而哭泣;一个人因孤独而恐慌;希望有人陪伴安慰的孩子,因看不到亲人来拥抱、安慰而沮丧;拼命追求一位美丽的姑娘但得不到回应的失恋者,会痛不欲生。总之,一切需要得不到满足都会产生不同程度的挫折。而挫折的程度一是看事件对人生意义的大小;二是看个体对其抱何种态度。可以产生挫折的事情很多,或可以说,人有多少种需要,就会伴随多少种挫折。

容貌缺陷显然是产生挫折的原因之一。首先,美是人的最基本的心理需要,容貌的缺陷可以造成人对自身美貌的长久的挫折感;其次,容貌缺陷可以伴随其他需要的无法满足,如社交的需要、恋爱的需要、尊重的需要,容貌缺陷者在这些方面也可能遭遇挫折。

2. 心理压力(strain) 泛指一种心理上有负担、压力、紧张与过度疲劳的状态。担心工作做不好是心理压力;害怕犯错误受老师批评是心理压力;天天从事一种单调的工作,无变化刺激,心理上感到疲倦也是心理压力。产生心理压力的来源,可能是外在的环境,也可能来自内心。一个人担心自己是否患了不治之症或担心别人对自己有嫉妒心理等,都是来自内心的烦恼。有时候,一个人会呈现一种心理状态,即非常嫉妒、自卑、害怕或生气,而间接地给自己带来了心理上的压力与负担。

容貌缺陷者往往会有一种潜在的、长久的心理压力,其核心是自卑心理。容貌缺陷者的心理压力既是外源性的,又是内源性的。美容热显然是容貌缺陷者心理压力的外在来源,否则就不会有那么多的人加入求美的行列。但是,美的压力更是内在的,即是个体的性格或心理气质,并在此基础上产生的心理感受造成的。排除容貌的绝对的缺陷,任何一个人都会有一定程度的容貌问题,关键在于个体如何认识自己,倘若把容貌看得十分重要,并对自己要求过高,那么其容貌的问题就会成为心理压力的来源。

3. 丧失(loss) 也是造成心理困难的一种现象。一个人因失去自己心爱的人、喜爱的东西、很理想的职位、梦想的机会或珍惜的名誉等,都会造成心理上的沉重打击,这些都可以看作为丧失。丧失的可能是具体的东西,如亲人、朋友,自己的手臂、容貌,家里的财物;也可以是象征性的功能或意义,如自尊心、权势或期望。丧失可以急剧、突然地发生,也可以缓慢地产生。如在突然事件中被毁容,以及慢慢地丧失健康和美貌。一般来说,丧失的严重性并不在于丧失的东西是什么,而在于个人对该东西的看法如何。

先天性的容貌缺陷尽管生来有之,但从心理学角度上讲,也是一种丧失。这是因为,在人的儿童时期,或许并不能意识容貌的重要性,当其成长起来,接触社会,遭遇了磨难,才逐渐感受到他们失去了人人都应该有的尊重和被爱,而这些不幸的根源恰恰是容貌的缺陷,因而会在一个时期内,即在自我概念形成过程中,有不断加强的丧失感,尽管这种丧失是先前就发生的。

4. 孤立(solitary) 是伴随社会人际关系而产生的一种主观体验。孤立产生的原因大多数都是因为个人的人际关系出现问题,少数是因为先天气质的影响,如抑郁质的人就更多的一个人独来独往,也会更多的体验着孤立。容貌有缺陷者通常都会有一定的人际交往障碍,原因有两方面:一方面是社会对于容貌缺陷者的歧视,如对一些面目狰狞的人本能的排斥和躲避;另一方面是容貌缺陷者自身的自卑感也影响了他的人际交往,通常有容貌缺陷者的人在人际交往过程中都会自卑,会觉得低人一等,这种人际交往的态度最终也会影响他的人际关系。这种人际关系的缺失反过来会减少容貌缺陷者的社会支持系统,从而造成了一种恶性的循环,使容貌缺陷者更多地面对孤立的状态。

5. 其他 其他心理困难还常用应激和冲突来描述。应激(stress)通常是指一种在生活上、或心理上产生较大的变化,需要个体使用额外的精力去应付的情况或处境。冲突(conflict)指一种特殊的心理情况,即一个人处于心理上冲突、矛盾状态,左右为难,无法处理与解决。

（四）容貌缺陷与心理异常

一部分人对容貌缺陷的不恰当或过度心理自卫，或本身就有异常人格，就会导致异常的心理，甚至神经症。容貌缺陷引起的，或与容貌有关的心理异常种类很多，这里主要介绍几种容貌神经症及与心理有关的容貌心身疾患。神经症（neurosis）指主要是由于心理因素引起的，不存在明显器质性改变的较轻的心理障碍。我国精神病学将神经症分为：癔症、抑郁性神经症、恐怖症、强迫症、焦虑症、疑病症等。

容貌缺陷可以导致抑郁症，抑郁性神经症是常见的情感方面的神经症。因丑陋而导致的抑郁症主要是由患者的否定性体象所引起（Schlebusch LS,1989）。上述的容貌缺陷所造成的心理困难，严重化后就可能形成抑郁症。对因容貌问题导致的抑郁症的美容手术治疗，一般可以取得较好的效果。

疑丑症本质上是疑病症（hypochondrasis）的类似神经症，可出现想象丑陋（imagined ugliness）或丑陋妄想（delusion of ugliness）等精神症状，但实际患者并没有明显的容貌缺陷（Phillips KA,1993），故一般是美容外科手术的禁忌证。

丑陋恐怖症是恐怖症（phobia）的一种。丑陋恐惧症是对自己形体容貌丑陋或变得丑陋的一种病态的恐惧心理。英国曾发生过一宗离奇的自杀案，死者为青年女性，生前一切称心如意，死因是"无法面对镜子中自己的容貌"。其实，根据遗照来看，死者生前面容秀丽，所以法医只得将她判定为因"丑陋恐惧症"而自杀。畸形恐惧（dysmorphobia）也是与容貌有关的恐怖症，在整形或美容患者中多见（Crisp A,1981），并与整形美容手术本身有密切关系（Strain F.1984）。

进食障碍（eating disorder）包括：神经性厌食症（anorexia nervosa）、神经性贪食症（bulimia nervosa）、暴食症（binge eating）。神经性厌食与精神因素关系密切，特别是与人们的审美意识有关。典型的情况是青春期女性不愿意长得太胖，为使自己保持苗条的体型，对身体形象过分在意，甚至将审美观念扭曲，即使骨瘦如柴，也自觉比以前美丽。与美容外科关系密切的是食欲过盛和强迫饮食的患者，对他们来说，单纯的手术，而不配合心理疗法是难以根本解决问题的（Bradbury E. 1994）。

美容手术后的心理异常　美容手术由于改变了患者的外表，有些患者无法适应这一变化，或对手术效果不满意等都可能引发心理异常。此外，有些患者本身就有心理疾患，手术可能成为发病的诱因。

第二节　心理防御机制与容貌缺陷的心理补偿

一　心理防御机制的概念

心理防御机制（mental defense mechanism），也称心理防卫机制或心理自卫机制，指个体在挫折与冲突的紧张情境时，在其内部心理活动中具有的自觉或不自觉地解脱烦恼、减轻内心不安，以恢复情绪平衡与稳定的一种适应性倾向。心理防御机制的概念最早是被弗洛伊德使用的，是其人格理论的重要组成部分。弗洛伊德认为，由于人格中的本我、自我和超我的功能不同，目的不一，彼此相互作用，就会产生一些内在的动力，继而由内动力，即人格动力形成外显行为。不过，有些人格动力形成的外显行为，并非正常的行为，而是个体为求减少因超我与本我冲突而产生的焦虑时所形成的一些改变了本质的行为。这些行为所以改变了本质，原因是它们并非是出自个体的意识境界,而是出自潜意识境界。个体的所作所为是非理性的,不能道出真正的原因,弗洛伊德特指此类行为是心理防御机制。

心理防御机制这个概念逐渐被更多的心理学家接受,弗洛伊德在最初只提出八种,后来的心理学家通过不断的发现与总结相应的提出了不同的心理防御机制,本节首先通过对心理防御种类的作一个全面的总结,然后结合具体防御机制探讨不同容貌缺陷的人之间选择心理防御机制的不同。

人的容貌是有差异的,有的长得好些,有的则长得丑些。特别是有的具有明显的缺陷。对此,每个人都会对自己的容貌做出内心的评判。

二 心理防御机制的种类

(一)“自恋”心理防御机制

“自恋”心理防御机制(narcissistic defense mechanism)是一个人在婴儿时期使用的心理机制。因婴儿的“自我界限”尚未形成,自己与现实之间的界限尚不清楚,常可以轻易地否定、抹杀或歪曲“事实”,来保护自己。因早期的婴儿心理状态是属于“自恋”的,只顾照顾自己,还不会关心他人,所以这些心理机制也就被称为“自恋”心理自卫机制。由于这种心理防御机制常常被精神患者使用,故此类机制也称为“精神病”性心理防御机制(psychotic defensive mechanism),以区别于“神经症”性心理防御机制。“自恋”心理防御机制包括:

1. 否认(denial) 否认是最原始而简单的心理防御机制,就是把已经发生而令人不愉快或痛苦的事情完全否定,或彻底“忘掉”,就当它根本没有发生,以躲避心理上的痛苦。这种心理上的否定作用在生活中常常可以看到。“眼不见为净”就是典型一例。对于容貌问题此类事例也很多。比如,被毁容者一开始往往不愿意照镜子看到自己的脸庞,以避免心理上承受不了巨大的压力。

2. 歪曲(distortion) 歪曲是把外界事实加以曲解变化,以符合内心的需要。与否认有异曲同工的性质,也是无视外界事实,是原始的心理或精神病性防御机制之一。因歪曲作用而呈现的精神现象,以妄想或幻觉最为常见。

3. 投射(projection) 投射也称外射,通常是指将自己所不喜欢,或不能接受的性格、态度、意念或欲望,转移到别人的身上或外部世界去。广义的投射泛指各种内在心理的外在化,而所投射的心理活动并不限于意识所排斥者。古诗云“我见青山多妩媚,青山见我也多情”,便是典型的投射例子。有些人自己有某种恶念及不良欲望,但坚信别人也有这些念头,以此保持心境的安宁。如“以小人之心,度君子之腹”便可说明这种投射。在心理测验的投射性检查中,患者常可通过投射暴露自己真实的心理状态和欲望。这种检查可以帮助医生找寻患者心理的症结所在。

(二)“不成熟”的心理防御机制

“不成熟”的心理防御机制(immature defense mechanism)包括:

1. 摄入(introjection) 摄入也称内射,是外射或投射相反的一种心理防御机制。摄入作用乃是广泛地、毫无选择地吸收外界的事物,而将它们变成自己内在的东西。如常言所说“近朱者赤,近墨者黑”。由于摄入作用,有时候人们爱和恨的对象被象征性地变成了自我的组成部分。如当人失去他所爱的人时,他常会模仿所失去的人的举动或爱好,以慰藉内心因丧失所爱而产生的痛苦。相反,对外界社会或他人的不满,在极端情况下会变成对自己的恨,因而产生抑郁症和自杀行为。

2. 仿同(identification) 摄入通常是毫无选择地、广泛地吸收外界的东西。当个体有选择地通过特别的心理动机,吸收(模仿)某些东西时,被称为仿同,或同一化。这是一种潜意识的心理防御机制,它使一个人力图把自己变得跟他人相似,甚至以他人自居。如在不知不觉中,男孩模仿父亲,女孩模仿母亲,这可以促使儿童的性格逐步成熟,特别有助于男女性别的发展。有时人们会潜意识地模仿自己所羡慕的人,"东施效颦"就是例子。模仿也常可以满足人们内心的某些欲望及适应某些情景。不恰当的仿同是一种病态,如精神病患者自称自己是某某明星。

3. 退行(regression) 当人们遇到挫折时,放弃已经习得的成人方式,而恢复使用早期幼稚的方式去回避令人烦恼的现实,摆脱痛苦,或满足自己的欲望,这就是退行现象。一般小孩子痛苦会失声痛哭,而成人则饮泣吞声,强抑悲痛。但是成人在无法忍受痛苦时也会失声叫"妈呀!",也会哭得像孩子一样。

4. 幻想(fantasy) 幻想与退行较为相似,是指个人遇到现实困难时,因无力处理这些问题,便以幻想的方法,使自己脱离现实,在幻想中处理心理上的纷扰,让欲望得到满足,如"灰姑娘"型的幻想。青少年经常以"白日梦"的形式在幻想中满足某种欲望,但一个成年人经常采用这种方法来应付实际问题,则是人格不成熟甚至是精神疾病的表现。

(三)"神经症"性的心理防御机制

"神经症"性的心理防御机制(neurotic defense mechanism)是儿童的"自我"功能进一步成熟,能较好地分辨什么是自己的冲动、欲望,什么是现实的要求与规范以后,因需处理内心挣扎而呈现出来的心理机制。因常被神经症患者使用,故被称为"神经症"性的心理防御机制,包括:

1. 压抑(repression) 所谓"压抑"是指把不能被意识所接受的念头、情感和冲动,在不知不觉中抑制到潜意识中去的作用,是各种心理防御机制中最基本的方法。心理活动能把一些人们难以忍受或能引起内心矛盾的念头、感情和冲动,在被意识之前,便抑制、存放到潜意识中去,不至于干扰人们的心境。这些潜意识中的念头、情绪和行为,虽不被意识,却可能不知不觉地影响我们日常的行为。

2. 隔离(isolation) 隔离是把部分事实从意识层面中加以隔离,不让自己意识到,以免引起精神的不愉快。最常被隔离的是整个事情中与事实相关的感觉部分。人死了,不说死,而说"仙世"、"归天"和"长眠"等,用以减轻悲痛,化解不祥之感。

3. 转移(displacement) 转移是指对某一对象的情感、态度和欲望不可能被自己的理智或社会的规范所接受时,便在潜意识中将其转移到另一个可以替代者的身上。如"迁怒"就是典型的事例。有的丈夫在外受气,回家向妻子发火,妻子打孩子,孩子则踢小花猫,因为愤怒被转移,心境也就平静下来。

4. 反向形成(reaction) 反向形成又称为"反感形成"或"矫枉过正"现象,为处理一些不能被接受的欲望与冲动所采取的方法。人的许多原始欲望和冲动,为自己和社会不能容忍和许可,常常被压抑而潜伏到潜意识中,可是并没有改变或消失。这种压抑的结果是虽控制不敢表现,但却从相反的方面表现出来,这就是"反向形成"。如我国"此地无银三百两"的故事。

5. 抵消(undoing) 抵消是指以象征性的事情来抵消已经发生了的不愉快的事情,以补救其心理上的不舒服。例如,我们无意做了对别人不礼貌的事,往往会说"对不起"或"请原谅"等,于是心理上就得到安慰,以抵消对不起别人的举动。在我国,过年是最好不要打坏东西或说不吉利的话。万一打破了碗,老人们会讲"岁岁平安"。有的孩子说了不吉利的话,母亲会用手纸给孩子擦嘴,象征嘴是屁股,屁股放出来的不是话。

6. 补偿(compensation) 当一个人因生理或心理上有缺陷而感到不适时,企图用种种方法来弥补这些缺陷,以减轻其不适的感觉,称为补偿。这种引起心理不适感的缺陷,可能是事实,也可能仅仅是想象。有些人自己觉得身体不好,运动场上不能逞威,损及自尊心,就拼命用功,在考场上逞威。美国有位总统夫人曾说过,她年轻时貌不惊人,就特别在学问修养方面下工夫,培养所谓的内在美,以后果然出人头地。

7. 合理化(rationalization) 合理化是指个人受到挫折或无法达到所追求的目标及行为表现不符合社会规范时,给自己杜撰一些有利的理由来解释。虽然这理由常常是不正确的,在第三者看来是不客观或不合理的,但本人却要强调这些理由说服自己,以避免精神上的苦恼。譬如"酸葡萄心理"和"甜柠檬心理"。前者认为自己得不到或没有的东西就是不好的,以冲淡内心的欲望与不安;后者是指凡是自己所有的东西都是最好的,如得不到葡萄只有柠檬,便认为柠檬是甜的,以减轻内心的痛苦与失望来安慰自己。

(四)成熟的心理防御机制

成熟的心理防御机制(mature defense mechanism)是指自我比较成熟以后才能表现的防御机制。其防御的方法不但比较有效,可以解除或处理现实的困难,满足自我的欲望与本能,也比较为一般社会文化所能接受。该类机制主要有:

1. 升华(sublimation) 一般说是心理防御的一种积极形式。人原有的行为或欲望冲动,如果直接表现出来,可能会受到处罚或产生不良后果,从而不能直接表现出来。但如果将这些行动和欲望导向比较崇高的方向,具有建设性,有利于社会和本人时,这便是升华作用。如一位有强烈嫉妒心的人,看不得别人的成就,但理智又不允许他将这种心理表现出来,于是他可能通过发奋学习、工作来试图超过对方。

2. 幽默(humor) 幽默是一种积极的心理防御形式。当一个人处境困难或尴尬时,有时可以用幽默来化解困境,维持心理平衡。如大哲学家苏格拉底,不幸有一位脾气暴躁的妻子。有一天,当苏格拉底在跟一群学生谈论学术问题时,夫人突然跑进来,先是大骂,接着又往苏格拉底身上浇了一桶水,把他全身都弄湿了。可是苏格拉底没有发火,笑一笑说:"我早知道,打雷之后,一定会下雨。"本来是很难为情的场面,经此幽默,也就把事情化解了。一般人格较为成熟的人,常常懂得在适当的场合使用巧妙的幽默,把一些原来是困难的或是难堪的情景转变一下,渡过难关。幽默可以说是一种较高级的适应方法之一。

三 容貌缺陷的心理补偿与平衡

(一)容貌缺陷与心理平衡

从美学角度上讲,容貌缺陷既是一种客观的存在,又是一种感觉。我们在"第三章体象与美容医学"中已详细介绍了体象的两种形态。从个体的自我审美认知上说,容貌好坏的客观存在和主观感觉并不一定一致。但无论怎样,具有积极或肯定体象的人,不会因为容貌问题而烦恼;而具有消极或否定体象的人一部分经过心理防御机制,可出现三种情况:一是经心理防御,实现了心理平衡;二是心理防御无效,导致心理失衡;三是不恰当的心理防御,导致病态的心理平衡（图 7-1）。

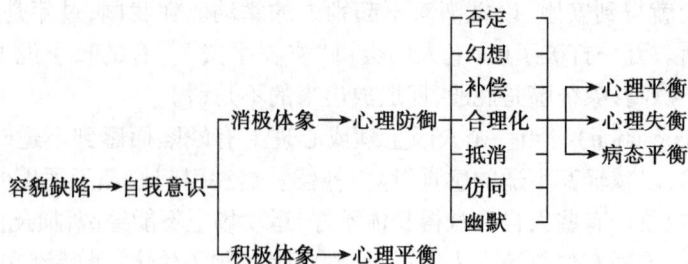

图 7-1　容貌与心理平衡

（二）容貌缺陷的心理防御与补偿

容貌缺陷者或者长相丑陋的人有时会有一些古怪的行为，从心理防御的角度来看，其实很正常。因为相貌丑陋者在生活中会遇到种种的压力，如何化解这些压力，而又不至于心理产生偏差，关键在于良好的心理防御机制的建立。

1. **拒绝照镜子——否认**　拒绝是一种否认。拒绝照镜子实质上就是否定自己的形象。否认是最原始而简单的心理机制，就是把已经发生而令人不愉快或痛苦的事情完全否定，或彻底"忘掉"，就当它根本没有发生，以躲避心理上的痛苦。这种心理上的否定作用在生活中常常可以看到。"眼不见为净"就是典型一例。对于容貌问题此类事例也很多。比如，一个由于某种原因，被毁容者一开始往往不愿意照镜子看到自己的脸庞，以避免心理上承受不了巨大的压力。

2. **"丑小鸭"的故事——幻想**　《丑小鸭》是一个几乎人人皆知的故事，一只不幸的小鸭被羽毛漂亮的同伴所抛弃。丑小鸭为自己的长相而烦恼，它象征着每一个其貌不扬的孩子。然而，对丑小鸭来说是幸运的，因为它长大后毕竟变成了一个美丽的天鹅，露出了迷人的魅力。那么让孩子怎么理解这样一个故事呢？故事为什么不安排丑小鸭长大后变成丑大鸭呢？这样的故事给孩子的只能是一个建立在对丑否定基础上的幻想。《灰姑娘》里的灰姑娘与她的两个凶残的姐姐的基本区别就在于美。任何一本有关《灰姑娘》一书的插图都反映了这一点。

3. **"红颜薄命"——合理化**　容貌平平的女人，往往特别相信"红颜薄命"的俗语，究其根源，实际上是一种"酸葡萄"心理，自己没有美貌，就认为美貌不好，甚至会多灾多难。有人娶的妻子，姿色平平，有人提起，答曰："丑妻可靠！"这又是一种对待容貌缺陷的"甜柠檬心理"，既然得不到葡萄，那么就认定柠檬是甜的；既然相貌的是丑陋的，那么就认定丑人有丑人的福气。

4. **"以才补貌"——补偿**　由于人的相貌的循然不同，相貌不好的往往会遇到一些困难和冷遇。但是，在成材的道路上，成功却偏爱长得不漂亮的人。古今中外成功者的行列中，相貌平平，甚至其貌不扬者居多就是事实，这说明相貌与成材有着一定的后天联系。据美国心理学家对相貌较差和相貌较好的中学生的大学入学率和智商的调查表明：前者较后者学习勤奋刻苦，大学入学率和智商也都明显高一些。该现象是典型的补偿作用。即相貌差一些的学生想通过后天的努力以优异的成绩，来弥补相貌上的差距。

5. **"丑媳妇总要见公婆"——幽默**　幽默是一种积极的心理防御形式。当一个人处境困难或尴尬时，有时可以用幽默来化解困境，维持心理平衡。容貌有缺陷的人常会遭到不可预料的耻笑和侮辱,时常会遇到一些难堪的场面,幽默是应付这种难堪的一种手段。中国春秋时代,齐国有一个聪明的,但是个子非常矮的外交家晏子。有一回他被派往楚国办理外交事务。楚王有意玩弄晏子,在宫门旁开了一个小洞,要小个子的晏子由洞口进来。晏子处于这种情况,心理当然很生气,但身为外交家,代表国家,不能有差错,于是向楚王开玩笑说:"大国通常有大门,只有小国才有小门,难道楚国是小国吗?"楚王一听,觉得不好意思,只好叫守兵开大门,让晏子进来。而晏子也就不必被侮辱了。

6. **"东施效颦"——仿同**　在对自己的容貌满足方面,仿同作用是普遍存在的。"东施效颦"源于《庄子·天运》"故西施病心而颦(矉)其里,其里之丑人见而美之,归亦捧心而颦其里。其里富人见之,坚闭门而不出;贫人见之,挈妻子而去之走。彼知颦美,而不知颦之所以美。"可见,东施效颦是丑人们的作为。曹雪芹在《红楼梦》第三十回中曰"若真也葬花,可谓'东施效颦'了,不但不为新奇,而且更是可恶。"由此可见世人对丑人们的行径的厌恶。但对丑人的心理平衡来说,这一举动是十分正常,也是十分必要的。

7. **"呆如木鸡"——退行**　出自《庄子·达生篇》,原本是个寓言。故事讲的是周宣王爱好斗鸡,一个叫纪渻子的人,就专门为周宣王训练斗鸡。最后训练出的鸡已经有些呆头呆脑、不动声色,看上去就像木头鸡一样。别的鸡一看到这只"呆若木鸡"的斗鸡,掉头就逃。表现在现实中,个体或许由于心理上有某些障碍或顾忌存在,使他不敢面对事情。其实他并不是全然不想参与他人或团体,可能是因为担心表现不佳,或者不想出错,总之有很多个人因素可供考量。习惯之后就是一味地拒绝或排斥,呈现退缩的状态。甚至一般与他人沟通接触表达都会有问题,不然就是故作深沉。遇到事情也都采取息事宁人的方式,不然就是装成是和事老,总之就是事不关己。

第三节　容貌缺陷者的心理问题

并不是所有的容貌缺陷者都会感到痛苦,一是在于个人的审美认知状态以及对体象的认可程度;二是在于是否有适当的心理防御能力。倘若心理防御无效,必然导致心理平衡失调,接踵而来的是各种心理困难,如压抑、自卑、孤独等痛苦。

一　容貌缺陷者的心理痛苦

几乎所有容貌缺陷者在一生中的某一时期,都会经历无法摆脱的痛苦。有一些经过自我心理调整,逐渐接受了自己,渡过了心理困难时期,但也有许多无法解脱心中的苦闷,最后只有凭借美容医术改变容貌缺陷。我们在数千份写给美容医生的求美信中,看到的是容貌缺陷者痛苦的心声。现选择几个实例如下:

[实例7-1]　"我没有朋友,像贼一样地活着"

医生:冒昧给您写信,打搅了。但我不得不写,只有您能理解一个体形缺陷者的痛苦和自卑……我初中毕业后,走进社会才发现自己的两条小腿与众不同。肌肉生得粗大向后弓,小腿不均匀,非常难看,不管穿什么样的裤子,小腿处的裤形都会扭曲变形,显得难看、滑稽、可笑。您想我还有什么年轻人的朝气和风度啊!

我同时也明白了:为什么在读书时,常有同学在偷偷地打量我,常取笑我……为什么同事和邻居总是用那种略带嘲讽、轻蔑、爱理不理的目光看我……为什么父母总是唉声叹气……自己不知道还好,一旦知道,那种痛苦与自卑像洪水一样凶猛地袭上心头。我狂呼,我痛苦,我怨恨,我恨天、恨地,我恨世界,为何天道如此不公,把灾难降临到我身上。我只有20岁啊!我恨父母,为何把我生成这个样子。几年来,小腿的缺陷使我孤独、冷漠、自卑,整天把自己关在家里。我害怕上街,我没有朋友,害怕交朋友,看到他们青春的脚步,潇洒的体型时,我的心羡慕得流血……

几年来,我不知道是如何度过的,偷偷摸摸地上班,像贼一样地回家。我绝望,想到服安眠药自杀。但是我不甘心,我要挣扎。死可能是容易的,活着是困难的……我乞求您能帮助我,不要使我失望。我什么苦都能受,什么样的麻烦都能熬。不管手术成不成,我都不会怪你们的。

我要努力改变现实,哪怕到死……

浙江黄岩　仙平

[实例7-2]"我是多余的,我想死"

医生:您们好!我是内蒙古的一位乡村教师。一出世我的右脸上就长有一大块红斑,因此,我走在街上会招来许多奇怪的目光,伴随着难听的怪叫声。为此,我不知流了多少泪,伤过多少回心,甚至觉得活着实在没有意思。我怨恨上帝的不公平,为什么别人都有娇美的容貌,而我却不能像所有的姑娘们那样,面对梳妆台精心地化妆、打扮。我更没有勇气在众多人的场合下高谈阔论,放声歌唱。尤其是在婚姻问题上……我觉得活在这个世上实在是多余的,甚至想到了死……

不幸者:丽风

[实例7-3]"我害怕去人多的地方,甚至害怕明媚的春光"

尊敬的大夫:你们好!我是一名国家干部。长期以来,我一直被一事苦苦地折磨着,感到自卑、彷徨和无助。上中学初三时,我脸上长了许多粉刺,由于不懂得必要的知识,使原本光滑的脸上留下许多凹凸不平的坑,形成可怕的月球表面。七八年来我无时无刻不被满脸的疤痕深深地刺痛着。中学时,我最害怕的就是上生理卫生课,因为老师讲到皮肤卫生时,总不免提到痤疮,同学们准会掉头看我一番。高考时,因为满脸的疤痕,我只得放弃自己喜爱的公安专业,另投他门。我害怕去人多的地方,甚至害怕明媚的春光。大夫,我就是在这样的自怜、自哀、自卑的黑暗中度过了中学和大学的时光。如今,我走上了工作岗位,接踵而至的烦恼让我抬不起头来。我背上了沉重的思想包袱,处处觉得比人家矮一等,尽管我是1.80米的个头。

一个偶然的机会,我在《健与美》杂志上读到作家杨沫的文章—《美的创造者》之后,真是激动得三个晚上都没有睡着。大夫,您知道这个消息对我来说意味着什么吗?我真想尽快来到我心中的伊甸园,让你们这些美的创造者,雕塑出我的第二次生命!也只有你们能够做到这一点了!

一名患者:志远

[实例7-4]"我孤独,不敢照镜子"

尊敬的大夫:您好!我是怀着激动的心情,抱着试一试的想法给您写信的。或许能解除我20年的痛苦。

大夫,在我的左面颊处有一个米粒大的凹点。那是小时候,我睡在母亲的怀里,母亲点炉子做饭时,一小煤渣从炉膛突然蹦出,正好落在我的脸上。自此,留下了这个伤痕。童年时我无忧无虑,随着年龄的增大,我意识到这一点,心灵上好像蒙上了一层阴影。我感到惭愧自卑,从此不敢再照镜子。上学时,我总是坐在后排的角落里,孤独感时时侵入我的心。偶尔与同学交谈,他们总是以异样的目光盯着我,显得爱理不理的样子,并且语气冷冰冰:"看你那个样子哟!"每每想起类似的话语,我感到莫大的侮辱。我是一个有血有肉,有感情的人,受到冷漠和侮辱,我怎能不感到苦恼和悲伤啊!学校里举行演讲、歌唱等活动,我更无资格参加(自惭形秽)。我如同生活在冰雪覆盖的南极大陆,及孤独又寒冷,我只有沉默。

岁月在流逝。天知道20多个春秋我是怎样度过的!大夫,除了自己的父母外,还有谁能理解我呢?

一个弱者:玉启

[实例7-5]"我怕人们的目光"

敬爱的院长伯伯:我是湖南的翔子,一个17岁的内斜视患者。听我妈妈说,我从小眼睛就是这个样子。6岁时曾随母亲去长沙治过一回,具体情况已经被时间淡化得一干二净了,我只记得最后扫兴而归,这点还是敏感的我从妈妈满脸愁云的脸上体会到的。

随着年岁的递增,我长大了,学会看别人的每一个微妙的眼神,也会很好地考虑问题了。按理说这是好现象,可是我不愿意这样。我多么希望自己永远永远不要长大,永远不会想事情。我宁愿自己是瞎子!聋子!哑巴!那样,我就可以无所谓世人瞧我的那种不寒而栗的神情;就可以不在乎一些小孩子对我的害怕和嘲笑;就可以不必感受五官缺陷带来的深深的自卑感;就可以……

无数次暗自躲在墙角里哭泣、悲伤;无数次倚窗发呆、难过,只因为我一直都很自卑,活得太累,好疲倦哟!我不止一次发现自己来到这个世界毫无意义,甚至觉得这是上帝最大的失误。不是吗?自己从不感到一丝快乐,于别人也从不曾有过快乐。噢,善良?!真诚?!那又有什么用?这个世界,在我的人生里,唯有那善感敏锐的神经带给我与日俱增的心碎,让我不敢抬头,不敢与人聊天,不敢正视"ta"(此处暗指"她"——作者注)人的目光,我怕"ta"们看到我如此的眼睛,怕"ta"们不懂我的视线。更怕看到"ta"们的反应,或惊讶,或鄙夷,或……这个尘世上有很多事并不是勇气问题,而是勇气之后要承受与面临的一切。过程或许可怕了点,但这并不重要,结局才是最让人揪心的,它让我觉得自己仿佛生来就是令人失望与扫兴的。

我不知道你们是否有治疗斜视的办法,但我执信你们一定可以只好我的眼睛,我渴望"解放"!

十几年来一直苦苦期待"解放"的翔子

[实例7-6]"生命里没有春天的人"

19年前,在云南边陲的一个万人小城里,一个女婴降生了,她就是黄芳。望着襁褓里的孩子,母亲心中的喜悦化作了苦涩的泪水,顺着两颊流了下来;一旁的父亲将眼泪咽进了肚里,但却变成了一块沉甸甸的巨石压在心头。他们这个面容姣美的小女儿,一来到人世间就笼罩在一片浓重的阴影之中。这"阴影"就是占据了她前额及上眼睑的一大块粗糙的、长着一层绒毛的黑色皮肤,医学上称之为"先天性黑色毛痣"。身为医生的父母束手无策,看着天真烂漫的小女儿一天天长大,心中的忧愁也在与日俱增。幼年的小黄芳无忧无虑,浑然不觉正在步步逼近的凄苦。年长4岁的二姐,却整天像保护神一样护卫着她,不许任何人摸碰,甚至仔细看那片黑色的皮肤。

9岁那年,父母亲拿出十年的积蓄,带她去上海求医。结果只换回一个至今未能兑现的许诺。自那以后,渐成少女的小黄芳无忧无虑的日子一去不复返了。她无数次地哭过,但泪水冲不掉脸上的黑;她尽量躲开陌生人,但世间总有好奇而刺人的目光袭来;她努力从书本和大自然中寻找欢乐,但却无法摆脱对镜梳妆时的痛苦;她爱唱歌,但没有勇气在人前放声高歌。她在常人难以感知的复杂心境中,走过了人生的 19 个年头。她即将从师范学校走上讲台,去培育祖国的花朵。可她自己的花季又在哪里呢?

(引自:刘进良. 一十九年悲与苦,军医施术扫愁容[N]. 健康报,1991-11-12)

二 容貌缺陷者的心理特点

容貌缺陷者会因为自己的外表问题,产生心理困难,包括挫折、丧失以及种种心理压力。具体来说有自卑感、缺乏信心、封闭自己、孤独绝望、抱怨命运等。

(一)自卑感与自卑情结

容貌缺陷者最主要的心理问题就是自惭形秽的自卑感。如实例中的"我就是在这样的自怜、自哀、自卑的黑暗中度过了中学和大学的时光。如今,我走上了工作岗位,接踵而至的烦恼让我抬不起头来。我背上了沉重的思想包袱,处处觉得比人家矮一等,尽管我是 1.80 米的个头。"(实例7-3)"无数次暗自躲在墙角里哭泣、悲伤;无数次倚窗发呆、难过,只因为一直我都很自卑,活得太累,好疲倦哟!"(实例7-5)

自卑感(inferiority feeling)是最主要的一种自我否定的感觉。个体在成长过程中几乎总是与这种感觉相伴随。其中容貌的缺陷是导致自卑感的最主要原因。奥地利的精神病学家和个体心理学的创始人阿德勒(A. Adler,1870—1937),曾深入探讨了器官缺陷与自卑感的关系。他认为所有的人或至少多数的人都可能在生理器官上比不过别人,因而产生自卑感。他在《傲慢与服从》中说:"有着器官缺陷、体弱、多病、笨手笨脚、生长落后、丑恶畸形或仍留有幼稚行为的儿童就很可能在对环境的关系中,获得了一种自卑感。"这种自卑感在性格上表现的特点是"怯弱、优柔寡断、不安全感、怕羞、特别需要扶助、听话服从……以及幻想、平等的意愿、自觉渺小或受虐的倾向,这些特点都相当于自卑感。"

自卑感产生后,自然会形成个人一种内在的压力,使之在心理上失衡与不安。失衡与不安的后果就会促使个体寻求平衡,从而克服自卑感的痛苦。阿德勒称个体的此种作为是"补偿作用"(compensation)。因身体条件限制而有自卑感者,可在心智活动上寻求补偿;因缺乏社交能力而有自卑感者,可在体能活动上寻求补偿。人生不可能十全十美,任何人都有短缺之处,偶然产生自卑感不失正常现象,自卑感能借适度补偿予以克服,更是合于心理健康的。唯有补偿不当,就难免形成自卑情结(inferiority complex)。按阿德勒的解释,有自卑情结者可能在行为上表现两种现象:一种是为掩饰自己的缺陷或缺点,不敢面对现实,终而形成"退缩反应"(withdrawal reaction);另一种是极度奋力寻求另一方面的满足,借以掩饰原来缺陷或缺点造成的自卑感。阿德勒称这种心理倾向为"过度补偿"(overcompensation)。容貌缺陷者这两种行为都存在,但临床工作中见到的不一定多,这是因为有该两种极端的行为的人,很难理智地、积极地寻求合理的解决问题的办法,因此,已经形成了病态心理。

自卑感是容貌缺陷者的根本的心理问题,其他许多心理反应,都是继发于自卑感,如孤独、悲观、自我封闭等。

(二)缺乏信心

缺乏自信心是一个有自卑感的人必然的表现。我们在一些容貌缺陷者的心灵深处,很容易发现几乎被毁灭的自信心。"我怨恨上帝的不公平,为什么别人都有娇美的容貌,而我却不能像所有的姑娘们那样,面对梳妆台精心地化妆、打扮。我更没有勇气在众多人的场合下高谈阔论,放声歌唱。尤其是在婚姻问题上(实例7-2)。"

一个不能接受自己的人,根本无法确立自信心。然而,正如第三章里论述的,一个人的自信心是从孩童时期便开始逐渐确立的。对于儿童,外貌和智慧是其自信心树立的两个最基本的要素。而容貌的缺陷是最容易、最直观地摧残儿童自信心的因素。

实例7-5中的17岁的男孩翔子,由于"先天性斜视",自惭形秽,特别是当他情窦初开,喜欢上一个女孩时,这种由自卑导致的自信丧失更明显地表现出来。这里不妨看看他的表白:"这个世界,在我的人生里,唯有那善感敏锐的神经带给我与日俱增的心碎,让我不敢抬头,不敢与人聊天,不敢正视'ta'(此处暗指"她"——作者注)人的目光,我怕'ta'们看到我如此的眼睛,怕'ta'们不懂我的视线。更怕看到'ta'们的反应,或惊讶,或鄙夷,或……这个尘世上有很多事并不是勇气问题,而是勇气之后要承受与面临的一切。"

容貌是一个受天生遗传影响极大的事实,很难被改变。即使现代社会已经有了很好的美容外科水平,但是人的容貌相对来说是天生的。而一个丑人的自信心恐怕只能用淡化对容貌的关注,并用更发奋的努力,用自己的智慧来根本弥补或确立。

(三)封闭自己

自卑、缺乏自信的结果必然是封闭自我,自动或不得已地脱离与人和社会的接触,把自己的活动限制在一个狭小的环境内。正如容貌缺陷者自己在给医生的咨询信里描述的一样:"几年来,小腿的缺陷使我孤独、冷漠、自卑,整天把自己关在家里。我害怕上街,我没有朋友,害怕交朋友,看到他们青春的脚步,潇洒的体型时,我的心羡慕得流血"(实例7-1)"我是一个有血有肉,有感情的人,受到冷漠和侮辱,我怎能不感到苦恼和悲伤啊!学校里举行演讲、歌唱等活动,我更无资格参加(自惭形秽)。我如同生活在冰雪覆盖的南极大陆,既孤独又寒冷,我只有沉默。"(实例7-4)

"我害怕去人多的地方,甚至害怕明媚的春光。"(实例7-3)容貌缺陷者真正害怕的是他人和社会不接受自己。因为,他们从小就看到了过多的冷漠、厌恶、歧视等异样的目光。与其说是他们自动封闭自己,不如说是他们迫不得已地保护自己的行为。

无疑,封闭自己是一种逃避性的消极行为,且会带来更为严重的心理压力。因为,人是社会动物,失去人与人之间的交往,无异于杀殁一个人的社会生命。

(四)孤独寂寞

封闭自我的必然结局是孤独,孤独就难免寂寞。寂寞(loneliness)和孤独(lonely)是相伴随的,在英文中这两个词是同一个词。寂寞是由于缺乏人际关系而产生的孤独感。生活在这个世界上的人,或多或少,或长或短,或此时或彼时都会有一定程度的孤独感。但这个世界上最孤独的人有两类,一是不能被他人、社会接受的人;另一是绝对独立和自由的人。前一种人比较普遍,其中容貌缺陷就往往不被他人或社会接受。因为人们爱美,不美的人或丑陋的人不说令人厌恶,也很难吸引人。几乎所有的容貌缺陷者都会感到一种孤独:"长期以来,我一直被一事苦苦地折磨着,感到自卑、彷徨和无助。"(实例7-3)"我感到惭愧自卑,从此不敢再照镜子。上学时,我总是坐在后排的角落里,孤独感时时侵入我的心。"实例7-4中的一位20岁的女青年向医生倾诉自己的心声:"我是一个有血有肉,有感情的人,受到冷漠和侮辱,我怎能不感到苦恼和悲伤啊!学校里举行演讲、歌唱等活动,我更无资格参加(自惭形秽)。我如同生活在冰雪覆盖的南极大陆,既孤独又寒冷,我只有沉默。"

（五）悲观绝望

倘若说孤独是容貌缺陷者的生存状态,那么伴随的心境就是长久的孤独感,以及令人心碎的情感问题。抑郁和悲观是容貌缺陷者普遍的情绪反应。特别是当对容貌缺陷的改变无望时,这种情绪反应会更强烈。像实例 7-2 中的那位女性,脸上的缺陷伴随她长大成人,也伴随而来越来越深的苦痛。"一出世我的右脸上就长有一大块红斑,因此,我走在街上会招来许多奇怪的目光,伴随着难听的怪叫声。为此,我不知流了多少泪,伤过多少回心,甚至觉得活着实在没有意思。"人的希望应该伴随着年龄的增长,越来越接近实现,但对于她来说,只能是不断地被推进绝望的深渊。组成婚姻家庭有困难,连工作也会因此有障碍等。由此,难免发出绝望的呼声:"我觉得活在这个世上实在是多余的,我想死……"。

（六）抱怨命运

怨天尤人或自责是容貌缺陷者普遍的、无奈的心态。毕竟相貌缺陷有太多的遗传或先天因素,而这些因素又有谁能决定得了呢? 也难怪容貌缺陷者问天、问地。"我狂呼,我痛苦,我怨恨,我恨天、恨地,我恨世界,为何天道如此不公,把灾难降临到我身上。我只有 20 岁啊! 我恨父母,为何把我生成这个样子。"（实例 7-1）。

此外由于容貌缺陷而怀疑自己的生命价值也是容貌缺陷者多数人的心态。"我不止一次发现自己来到这个世界毫无意义,甚至觉得这是上帝最大的失误。"（实例 7-5）

三 容貌缺陷者的心理干预方法

容貌缺陷者所面临的主要有两个问题:一是应对在社会情境下他人的反应;二是关注满意的自我身体意象的发展。针对这两个问题,对容貌缺陷者实施干预的目的是帮助外貌缺陷者接受自己的外貌,同时教他们怎样让自己更有信心。当今国外有效的心理干预主要有以下几个方面:

（一）信息与教育支持

英国慈善性的公益组织"变脸"（changing face）在提供信息与建议上有很多的经验。他们所提供的基于认知行为理论的自助手册内容主要包含了对焦虑,外貌改变和回避之间关系的解释,并且描述了一系列实用性的认知-行为策略来应对关于外貌的焦虑。Newell and Clarke 指出这个基于"害怕-回避"模型的干预对社会和广泛性焦虑产生了很重要的改善。"变脸"为外貌缺陷的儿童和青少年所提供的支持主要有:情绪支持（鼓励表达情感）,认知策略（提升积极的身体意象）,适应技术（社会交往）。另外,基于学校的教育性干预,主要是教育正常学生对外貌缺陷正确认识。结果显示了群体在身体意象、自尊和社会交往技能上明显的提升。

（二）认知行为治疗

认知行为治疗（CBT）方法在该领域的应用主要是基于身体意象图式的观点。主要涉及内化的理想身体自我与现实的身体特点之间的偏差程度。Cash 认为,外貌的差异对于自我价值感是很重要的。身体意象图式促使个体对信息进行处理,例如有的不满意自己外貌的个体会关注别人对自己的评价。CBT 干预的目的就是帮助个体改变身体意象图式,使他们不那么关注于他人的行为反应,减少对理想与现实外貌偏差的关注。CBT 对于抑郁、普遍性焦虑和社会焦虑一直是有效的干预方法。Newell 进行了一个随机的实验来对应对社会困难的 CBT 进行评估。主要关注社会情境中的焦虑与回避,提供认知行为上的建议,特别是强调"暴露"原则。结果发现治疗群体在社会回避、焦虑和抑郁的缓解上有良好效果。

(三)社会交互技术训练

社会交互技术训练方法(SIST)包括角色扮演、模仿、指导、反馈和以6～10人为小组分两天进行讨论,目的是让参与者有机会锻炼他们在其间所学习到的技能,提高个体信心与能力,形成和维持与他人的关系。Robinson 等研究指出训练使得了64名有各种毁容的咨询者社会焦虑与回避的降低和明显的临床改变。同时发现,在那些存在裂口或烧伤的青少年中,社会技巧训练是很有效,效果可以在随后的6个月得到维持。但仍不清楚这种复杂的干预哪方面是有效的。另外,现有的 SIST 主要是集中于成年人,很少有关于儿童与青少年 SIST 评估的研究证据。

(四)社会与团体支持

大多数对有外貌缺陷问题的个体提供的支持来自于慈善性公益组织团体,以及针对特殊疾病的支持团体。首先可以给个体提供机会向他人表达自己的感受。其次,这也是共享应对策略的机会。这些支持或是实用性的(如怎样化妆)或是情绪上的(如提供支持)。重要的是,这些团体可以提供给个体在医院及治疗时期以外的持久性支持。

(马存根　张建　吕辉)

参 考 文 献

[1] 王松. 美容外科中不可忽视的心理问题[J]. 中华美容医学杂志,2005(12):364-365.

[2] 何伦,方彰林. 美容医学心理学[M]. 北京:北京出版社,2001.

[3] 梁宝勇. 心理防御机制与临床实践[J]. 中国心理卫生杂志,2002(16):7.

[4] Schlebusch L. S. Negative bodily experience and prevalence of depression in patients who request augmentation mammoplasty [J]. Afr Med J,1989,75(7):323-326.

[5] Strain F. Dysmorphophobia as a contraindication for cosmetic operations [J]. Handchir Mikrochir Plast Chir,1984,16(4):243-245.

[6] 裴玉萍,孙敏. 整形美容就医者心理状态及干预效果分析[J]. 中华美容医学杂志,2009(12):18-23.

[7] 于涛,兰云. 隆乳术者前术后心理分析[J]. 中华医学美学美容杂志,2002(8):46-47.

[8] Rosser BA,Moss TP,Rumsey N. Attentional and interpretative biases in appearance concern:An investigation of biases in appearance-related information processing [J]. Body Image. 2010,7(3):251-254.

[9] Miguel Sabino Neto,Ana Lucia Alves Lemos da Silva. Quality of life and self-esteem after breast asymmetry surgery [J]. Aesthetic Surg,2007,27(6):616-621.

[10] Bradbury E. The psychology of aesthetic plastic surgery [J]. Aseth Plast Surg,1994,18(3):301-305.

[11] Crisp AH. Kalucy RS. Aspects of the perceptual disorder in anorexia nervosa [J]. Br J Med Psychol,1974,47(4):349-361.

[12] 王臻. 现代美容与整形[M]. 北京:北京出版社,1994:141-145.

[13] Crisp AH. Dysmorphophobia and the search for cosmetic surgery [J]. Br Med J,1981,282(6270):1099-1100.

[14] Phillips KA,McElroy SL. Keck PE,Pope HG,Hudson. Body dysmorphic disorder:30 case of imagined ugliness. Am J Psychiatry,1993;150(2):302-308

[15] 刘进良. 一十九年悲与苦,军医施术扫愁容[N]. 健康报,1991-11-12.

[16] Rumsey N,Harcourt D. The psychology of appearance[M]. Sheila Payne and Sandra Horn,2005:88.

[17] Lovegrove E. Adolescence：Appearance and anti-bullying strategies［D］. Bristol：Unpublished Ph. D. Thesis, University of the West of England. 2002.

[18] Cash T F, Grant J. Cognitive—behavioral treatment of body-image disturbances ［M］∥vanen V, Hersen M. Sourcebook of psychological treatment manuals for disorders. New York：Plenum Press,1999;567-614.

[19] Robinson E,Rumsey N,Partridge J. An evaluation of social interaction skills training for facially disfigured people ［J］. British Journal of Plastic Surgery,1996,49 (5);281-289.

[20] 王泉川. 赵逸. 国外对容貌缺陷者的心理干预[J]. 法制与社会,2009(10):236.

第八章 | 临床美容心理障碍 与体象障碍

临床美容医学与异常心理关系十分密切,这是由美容手术者的基本情况决定的。寻求美容手术的求美者虽然大多是缘于身体容貌缺陷,但是因想象的自身丑陋或缺陷而要求手术的求美者也不在少数,这类求美者通常存在异常的心理和行为。这种由于异常心理而导致的求美行为,如果得不到很好的解决,可能会导致较为严重的心理障碍和病症。本章将从变态心理学角度介绍和论述与临床美容有关的心理障碍,主要是神经症和体象障碍。

第一节　临床美容心理障碍概述

一 变态心理和变态心理学

(一)变态心理

变态心理,也称异常心理,是指人们的心理活动,包括思想、情感、行为、态度、个性心理特征等方面发生异常或接近异常,从而出现各种各样的心理活动异常(精神活动异常)。从病因病理方面考虑,又称为"病理心理"。

变态心理是和常态心理相比较而存在的,变态心理并不是永恒不变的心理现象,而是由当时当地的社会文化来决定的。不同的历史时期、社会制度、民族风格,以及地域文化都可以产生社会文化差异,只有当个人的心理和行为活动与所在地绝大多数人相比较出现明显的差异和不适应时,方可以认为是变态心理。脱离社会文化来研究变态心理,是很难做出正确判断的。

在变态心理现象中,有的具有病态的特点,常常发生在各类精神病患者身上;有的则具有非病态的特点,常常发生在某些躯体疾病、伤残缺陷,或处在隔离、催眠、药物作用等条件下的正常人身上,即使是正常人也可以发生某些心理的偏移。偏离常态的心理现象不一定是异常心理现象,例如,智力超群者,其智商明显高于一般人,显然偏离常态,但不属于异常心理现象。变态心理是指那些心理偏离常态,同时对社会适应不良者。精神疾病患者的心理活动都偏离常态,都会有明显偏离社会常模的行为,但是不能认为行为违反社会常模的人都具有病态的特点。例如,强奸、凶杀、贩毒吸毒等犯罪行为违反社会常模,但行为者不是病人。变态心理是因为"没有能力"按社会认可的适宜的行为方式行动,以致其行为后果对本人或社会是不适应的。罪犯并不是因为"没有能力"这样做,故应与有心理疾病的人严格区别。变态心理是否具有病态特点也是处于动态平衡相互转换之中,少数正常人具有的某些心理偏移和在特殊情况下出现短暂的心理异常现象,在各种不利的生物因素和社会环境作用下,可向变态心理转变。

纵向比较发现,个体心理活动开始脱离固有的常态,在"不适应"的程度上明显加重,就是这种转变的开始。同样,精神疾病患者在其异常心理活动的背景中,仍然保留着正常的心理成分。不同的是精神病所损害的心理活动成分的广度、深度和性质有所不同,病态的心理现象通过治疗也可以向非病态的方面转变。

(二)变态心理学

研究这些异常的心理活动,包括探索异常心理活动的表现及规律;寻求引起这些异常心理活动的原因;了解及掌握这些异常心理活动的发生、发展及其变化;并研究各种心理异常活动和纠正、治疗及预防方法的学问,称为变态心理学(abnormal psychology)或病理心理学(pathological psychology)。

精神科临床所见的精神症状均属于变态心理的范畴,但是变态心理学与精神病学之间是有所区别的。精神病学是临床医学的一个分支学科,专门研究精神疾病的病因、发病机制、临床表现和疾病的发展规律,并且是以治疗和预防为目的的一门学科。变态心理学不仅对异常的心理现象进行研究和解释,而且探讨其本质和机制,是医学心理学的基础分支学科。由此可见,虽然二者均以异常的心理现象作为研究对象,但是却各有侧重,即精神病学侧重于临床上的实践应用,而变态心理学则着重于机制上的理论探讨。

二 变态心理的判断标准和类别

(一)变态心理的判断标准

确定心理正常或异常的标准和范围对理解心理与行为异常的发生、发展、变化的过程极为重要,也是变态心理学的研究课题之一。由于正常与异常心理活动之间的差别往往是相对的,客观环境、主观经验、心理状态、人际和社会文化关系等许多因素也对异常心理活动的表现有影响,故判别异常心理和行为有时相当困难,也很难规定一个绝对的划分标准用于判断一切心理行为是否异常。但是,通常有下面几种标准,从原则和方法上确定是否存在异常心理现象。

1. **经验标准** 以经验作为判别心理正常或异常的标准时主要根据两个方面:一是个体的主观体验,即自我评价。有些患者能感觉到自己的焦虑、抑郁、没有明显原因的不适感或无法控制自己的行为。但有些患者却不能觉察或没有任何反应,这种情况反而是心理异常的表现。二是观察者根据自己的经验对被观察个体的心理与行为处于正常或异常状态的判断。这种判断具有很大的主观性和局限性,其经验标准也因观察者的不同而存在差异。不过,经过专业训练和临床实践,医生们大致形成了相近的判定标准,评定结果基本一致。

2. **统计学标准** 对人群的心理现象进行调查和测量,用统计学方法处理,可勾画出某些群体的心理活动和行为的正态分布曲线。绝大多数人都处在均值附近,只有极少数人(大约占5%)处在正态分布的两端,变态心理者大多处在两端。但测量偏离常态时不一定都有心理障碍,以智力测验为例,低智商者可以被认为是心理疾病,而高智商者就不能看成是病态。心理测量的标准是一种客观的判断方法,而且数量化的测量结果可以进行比较和数学统计处理,是科学研究的指标之一。但是,心理测量的结果还要结合其他的判断标准。

3. **医学标准** 又称症状标准和病因学标准,是从医学角度出发,用判断躯体疾病的方法来判断心理是否处于异常状态。对于器质性疾病引起的心理异常,则可依据存在相应的病因及并存的躯体症状做出诊断。在这种情况下,心理异常表现即是疾病的症状,其产生原因则归结为脑功能失调。

这一标准使心理异常纳入了医学的范畴,促进了变态心理学的发展。由于其重视临床医学检验方法、近代影像技术等的应用,多可以找到病理解剖或病理生理变化的依据,因而,该方法较为客观。这种观点认为,即使有些目前未能发现明显病理改变的心理障碍,也可能在不久的将来在分子水平上发现异常,而这些病理变化的存在才是心理正常与异常区分的可靠依据。

4. 社会适应标准 这是以社会常模为标准来衡量。所谓社会常模是指人们必须依照社会生活的需要适时地调整心理活动,以使自己的行为符合社会准则,并根据社会要求和道德规范行事。在以此法进行判断时,一定要通过比较的方法,即与社会认可的行为常模比较,看其行为是否能为常人所理解,有无明显离奇的行为。同时,还应与一个人以往一贯的心理状态和行为模式相比较,看其心理状态是否发生了显著的改变。但是,用社会适应作标准判断心理是否异常时,要注意考虑国家、地区、民族、时间、风俗与文化背景等方面的影响,因此,在检查、发现和分析症状时,须考虑以上影响因素,因为同一种心理与行为,所处环境不同,其评价结论也不相同。

综上所述,几乎没有一种标准能单独使用衡量所有的异常,所以,在鉴别心理活动是否异常时,要综合运用、全面衡量。

心理的客观判断标准的建立是很复杂的,有的心理学家挑选一些被认为是心理正常的人,通过测验发现,他们中有百分之五十以上具有轻度焦虑和抑郁等症状,并且有的人症状较重。所以,心理正常并不意味着一点问题也没有,那些不影响正常生活的轻微精神症状,不是区分心理异常的依据。另外,仅凭感觉亦不能完全作为判断的依据,如轻躁狂患者自我感觉心理健康,有愉快的情绪体验,事实上却是一种病态。

判断心理是否处于常态一般有以下几个原则:

第一,心理与环境(自然社会)的统一。即观察行为是否符合所生活的环境要求,是否被人理解,是否有明显离奇和超越常人的地方等。要看行为是否符合社会、文化规定的准则,如对待他人的态度,对自己的评价,在集体中的表现及人际关系,对道德规范的遵守情况等一系列社会适应问题。

第二,心理活动自身的完整性和协调性。即个体的认识过程、内心体验和意志活动是否协调一致。

第三,个性特征是否具有相对的稳定性,以及稳定的个性特征在其各种心理过程中是否得到表现,即心理活动自身的统一性。如果一个人的性格发生无端的改变,就可以认为是一种变态的表现。

(二)变态心理的类别

对异常心理和行为进行分类是一项复杂的工作,时至今日,有很多不同的分类方法,都是依据各个学科的特点,为有利于诊断、治疗和预防而确定的,这里主要介绍现象学分类、精神病学分类、医学心理学分类。

1. 现象学的分类 ①认识过程障碍;②情感过程障碍;③意志行为障碍;④意识障碍。

2. 精神病学的分类 ①神经症主要包括:恐怖性神经症、焦虑性神经症、强迫性神经症、抑郁性神经症、癔症、疑病性神经症和神经衰弱;②心身疾病;③人格障碍;④精神病主要包括:精神分裂症、情感性精神障碍等。

3. 医学心理学分类

（1）轻度的心理异常：一般指人的整体心理活动的某些方面受到损害，如机体与周围环境的轻度失调，心理活动的各个过程之间的协调性也受到了的影响。多为高级神经活动功能失调引起，虽对客观现实反映有扭曲，但生活常可自理，能完成日常生活及一般社交活动，有自知力，即常主动求医寻找解决问题的办法。与精神病学分类中的神经症相对应。

（2）重度心理异常：一般指人的整体心理活动瓦解，即机体的行为严重脱离现实环境，自身心理过程的知、情、意严重失调。这类患者部分是由于脑器质性疾病所致，部分是由于重度脑功能失调引起。常表现为言语行为失常，对自身及环境缺乏自知力，不能参与正常的社会活动和处理人际关系，还可能给社会及公众生活造成危害。与精神病学分类中的精神分裂症等重度精神疾病相对应。

（3）心身疾病时的心理异常：是指情绪紧张或内心冲突等，通过神经、内分泌、免疫中介影响各个器官系统而出现病变。心理因素在这一类疾病的发生上起重要作用。这类患者既有躯体异常，也有明显的心理异常，且症状的表现及演变规律与心理因素有明显的关系。包括原发性高血压、支气管哮喘等心身疾病。

（4）大脑及躯体疾患时的心理异常：这类疾病大多是生物及生理化因素直接作用于躯体各器官而致病。包括大脑器质性损害、大脑发育不全、躯体缺陷、躯体疾病时的心理异常等。

（5）行为问题和人格障碍：是指人在社会化过程中，个别行为偏离常态或人格某部分偏离常态。这些人心理活动的完整性和统一性没有明显损害，但某一部分明显不能适应社会，多已构成违反社会伦理、道德、信仰和法律，本人不能靠自己的意志把握自己，自知力保持良好。主要包括人格障碍和性变态，以及某些不良行为如烟癖、酒癖等。

（6）特殊条件下的心理异常：包括某些药物作用、催眠状态以及梦境、人格偏离和某些特殊意识状态下的心理异常表现。

三　变态心理与美容临床心理的关系

根据临床经验与资料显示，变态心理和美容心理似乎有着密不可分的关系。但从深入的研究资料表明，变态心理和美容心理的关系呈现出两个相反的取向。

其一，变态心理和美容心理不存在必然的和相互包容的关系。许多人为了自己的外表更加完美或某些生理缺陷得到矫正，或是某种职业、某个角色的需要而去美容，不存在心理异常问题。Connolly 和 Gipson 跟踪研究了 187 名鼻部整形的求美者 15 年之久，接受手术时他们中没有一个人被诊断为有心理障碍。在 187 名求美者中，86 名是由于纯粹美容原因接受手术的，另外 101 名是由于疾病或畸形而要求做整形手术的。

其二，变态心理和美容心理往往相互关联。美容心理过于强烈可能导致心理异常。不少美容心理强烈的人源于心理异常，许多寻求美容治疗的人具有心理问题的背景。根据国外早年的调查，美容整形求美者中人格障碍和心理异常的占 30% ~ 60%。陈忠存对 520 例门诊、住院的整形美容手术的成年受术者采用"医院焦虑测定表"测定，结果发现：520 例整形美容成年受术者中有焦虑表现者 284 例，占 54.61%；焦虑可疑者 120 例，占 23.08%；无焦虑表现者 116 例，占 22.31%；有抑郁表现者 160 例，占 30.77%；抑郁可疑者 90 例，占 17.31%；无抑郁表现者 270 例，占 51.92%。

第二节 美容与神经症概述

一 神经症概述

神经症(neurosis),旧称神经官能症,是一组精神障碍的总称。其共同特征为:起病常与心理社会因素有关;病前多有一定的素质和人格基础;症状主要表现为脑功能失调症状、情绪症状、强迫症状、疑病症状、分离或转换症状、多种躯体不适感等,这些症状在不同类型的神经症患者身上常常混合存在,没有可证实的器质性病变作基础;患者无精神病性症状,并对自己存在的症状感到痛苦和无能为力,自知力完整或基本完整,有求治要求;社会功能相对良好,行为一般保持在社会规范允许的范围之内;病程多迁延。

神经症的总患病率国外报告在5%左右,我国1982年流行病学调查资料报告为2.22%,是一组高发疾病,神经症患者约占内科普通门诊患者的12%,在精神科门诊或心理咨询门诊,神经症更是常见的疾病之一。女性患病率(3.91%)明显高于男性(0.47%),农村患病率(2.34%)略高于城市(1.91%),初发年龄多为20~29岁。

(一)神经症的病因

神经症是一种病因复杂的多源性精神障碍,各种学派分别从生物学因素、心理学因素和社会文化因素几个方面对它进行了大量研究。

病因的生物学因素主要包括遗传、易感素质、人格类型、躯体状况、年龄及性别等方面。大量的统计学资料表明,神经症具有一定的遗传倾向,其中以焦虑症、恐怖症、强迫症较为明显。具有易感素质或人格障碍的人,在环境因素的影响下容易发病。疲劳、分娩、感染、中毒、外伤等躯体疾病均可成为神经症发病的诱因。

病因的心理学因素包括精神紧张、各种生活事件等。研究表明,神经症患者较其他人遭遇更多的生活事件,主要以人际关系、婚姻、经济、家庭、工作等方面的问题多见。突发性的强烈刺激,如挫折或意外事件引起的消极情绪反应等,往往是癔症、强迫症发病的直接诱因。此外,童年时期的心理创伤,如家庭不和睦、亲人离散等对神经症的发病也有一定的影响。

病因的社会文化因素包括在发达国家或社会经济地位高的人群中,易出现焦虑性神经症、抑郁性神经症、强迫症。而在那些社会和经济发展比较落后的地区,则以癔症和躯体形式障碍居多。此外,大气污染、噪声等原因对神经症的发病也都有影响。对神经症病因的理解,不应将上述三个方面的因素孤立起来,它们之间具有内在联系,统一地在个体的病态中表现出来。

(二)神经症的发病机制

神经症作为一组精神障碍,临床表现比较复杂,其发病机制至今尚无公认一致的解释。生物学的研究表明,中枢神经系统一些结构或功能的变化可能与神经症的发生有关。如中枢内肾上腺素、5-HT活动的增强,抵制性氨基酸如γ-氨基丁酸的功能不足可能与焦虑性障碍有关;某些强迫症患者脑CT和MRI发现有双侧尾状核体积缩小等等。然而,不同学者的研究有不一致的结果,而且这些变化究竟是神经症的原因还是结果也无定论。对神经症发病机制的心理学研究已有较长历史,不同的心理学流派对其有不同的解释,这些理论应用于神经症的临床治疗中也都有不同程度的疗效。下面主要介绍精神分析的神经症理论。

人格结构理论是弗洛伊德的重要理论之一。早期,弗洛伊德的人格结构属于以无意识为主的无意识、意识二部结构。但因它的无意识层又包括前意识层,所以实际上他把人格分成意识、前意识和潜意识三个层次。晚期,弗洛伊德修正了他先前的"二部人格结构"说,在无意识概念的基础上又提出了"三部人格结构"说,即本我(id)、自我(ego)、超我(superego)。

本我是人格中与生俱来的最原始的潜意识结构部分,是人格形成的基础,它由先天的本能、基本欲望所组成,如饥、渴、性等,其中以性本能为主。本我是人格深层的基础和人类活动的内驱力,它纯粹按照快乐原则行事。自我是从本我中分化出来的,是有意识的结构部分。儿童出生后只有本我,直到本我和环境相互作用时,人的自我才发展起来。个体必须与周围现实世界相接触、相交往,以适当的手段来满足需要、消除紧张,就在这种适应环境的过程中,自我逐渐从本我中分化出来。自我按照现实原则行事。自我既要满足本我的即刻要求,又要按客观的要求行事。为了理解自我与本我的关系,弗洛伊德作了一个比喻:本我像匹马,自我犹如骑手,通常骑手控制着马行进的方向。不过,仅有自我还不能完全控制本我的冲动,自我还需要超我的帮助。超我是从自我中分化出来的。自我分成两部分,一种是执行的自我,即自我的本身;另一种是监督的自我,即超我。超我按照至善原则行事,其功能是监督自我去限制本我的本能冲动。

在人格的三个系统中,本我、自我与超我三者相互联系、相互作用,以动态的形式相互结合着。如果人格的三个系统保持平衡,人格就得到正常发展。但是,三者的行动原则是各不相同的,所以冲突是无法避免的。当三个系统的平衡关系遭到破坏时,个体往往产生焦虑,导致神经症和人格异常。弗洛伊德把焦虑看作是神经症最基本的核心症状。当焦虑转换为躯体症状时,则表现为癔症的转换性症状;当焦虑被分离出意识时,则表现为癔症的分离性症状;如果焦虑被转向外部世界的对象,则表现为恐惧症;当焦虑被隔离开时,则表现为强迫症状;如果被直接体验则表现为焦虑。

(三)神经症的临床表现

神经症的症状繁多,这些症状虽然在不同的亚型中主次与严重程度不一,但常常混合存在。在此介绍几种最常见的症状。

1. 脑功能失调症状

(1)精神易兴奋:主要表现为三个特点:第一,在日常生活中,事无巨细均可使患者浮想联翩或回忆增多,尤其多发生在睡眠阶段。引起兴奋的事件本身不一定是令人不快的,但久久不平、无法自制的兴奋体验却造成了一种痛苦。第二个特点是不随意注意增强。患者极易被周围细微的变化所吸引,以致注意很难集中。第三个特点是患者感受阈值降低。易兴奋不同于精神运动性兴奋,不伴言语和动作的增多,常见于神经衰弱、焦虑症等。

(2)精神易疲劳:主要表现为能量不足、精力下降,工作稍久就觉得疲惫不堪。严重者一动脑筋就感到疲劳,注意力难以集中且不能持久,故思考问题十分困难。由于思维不清晰、精力不旺盛,故感到记忆力差、工作效率下降,因而患者常苦于"力不从心"。精神易疲劳常与易兴奋同时存在,因为持续易兴奋导致能量的耗竭,易疲劳就成了它的必然结果。易疲劳常见于神经衰弱及其他神经症。

2. 情绪症状

(1)焦虑:焦虑是正常人在对未来事件无法预测结局时产生的一种情绪。作为一个症状,则是指在缺乏充足的客观原因时,患者产生紧张、不安或恐惧的内心体验,并表现相应的自主神经功能失调。此时患者警觉水平增高,严重者有大祸临头、惶惶不可终日之感;有运动性不安、坐卧不宁,好比热锅上的蚂蚁;伴心悸、出汗、尿频、震颤、眩晕、恶心等自主神经功能紊乱的症状。焦虑情绪是焦虑症(anxiety disorders)的主要症状,也常见于其他神经症。

（2）恐惧：恐惧是一种正常的保护性情绪反应。当个体面临危险时，恐惧可以提醒个体尽快做出逃跑或战斗的决定。恐惧症状特指患者对某种客观刺激产生的一种不合理的恐惧，而且患者明知这种情绪的出现是荒唐的、不必要的，却不能摆脱，是恐惧症（phobia）的主要临床表现。患者同时伴有一系列自主神经症状，如面红或苍白、呼吸心率加快、恶心、出汗、血压波动等。

（3）易激惹：易激惹（irritability）是一类负性情绪，它不仅仅指易发怒，还包括易伤感、易烦恼、易委屈、易慷慨等。这种情绪易启动状态是情绪启动阈值和情绪自控能力双重降低的结果。极小的刺激便可触动情绪扳机，一触即发，大发雷霆最为常见。神经症者易激惹皆事出有因，有其方向性和目的性，只是情绪反应过度，因而患者常常后悔，有些患者在发作时仍在极力自控，只是力不从心。

（4）抑郁：抑郁是一种不愉快的情绪体验，可表现为从轻度的缺少愉快感到严重的绝望自杀。其核心症状是丧失感，如兴趣、动机、生活的期望、自我价值、自信心、欲望（如食欲、性欲）等，均可不同程度的下降甚至丧失。常伴有厌食、体重减轻、睡眠障碍、性欲减退、疲倦无力及慢性疼痛等症状。有时躯体方面的症状是患者就诊的唯一主诉。神经症患者的抑郁程度多不严重，但持久难消，药物治疗不理想。多见于焦虑症、强迫症等。

3. 强迫症状 强迫症状在强迫症中表现最为明显。主要包括强迫观念、强迫意向以及强迫行为。

（1）强迫观念：多表现为同一意念的反复联想，患者明知多余，但欲罢不能。这些观念可以是毫无意义的，如"先有蛋还是先有鸡"，对常识或自然现象强迫性穷思竭虑。但更多的是在日常生活中遭遇某种事情后出现，如患者每日睡前必"三省吾身"，事无巨细皆依次反复回忆，摆脱不了，十分痛苦。强迫怀疑是强迫观念中常见的表现，怀疑门没关紧、窗子没关好、信封上地址写错了等。

（2）强迫意向：即一种尚未付诸行动的强迫性冲动，使患者感到一种强有力的内在驱使。患者意识到这种冲动的不合理，事实上也未曾出现过这一动作，但冲动的反复出现却使患者焦虑不安、忧心忡忡，以致患者回避这些场合，损害社会功能。

（3）强迫行为：较为常见的表现包括强迫性洗涤、强迫性检查、强迫性计数及强迫性仪式动作等。

4. 疑病症状 是指对自身的健康状况或身体的某些功能过分关注，以致怀疑患了某种躯体疾病或精神疾病，而与实际健康状况并不相符；且医生的解释或客观医疗检查的正常结果不足以消除患者的疑病观念，因而到处反复求医。典型疑病观念常见于疑病症。

5. 躯体不适症状

（1）慢性疼痛：慢性疼痛可能表示某种潜在的器质性损害，也可以表示一种紧张的精神状态，甚至可能仅仅是一种争取他人注意的习得行为或联络感情、维持人际关系的应付方式。神经症性的疼痛，以头颈部最为多见，其次是腰背、四肢，呈持续性或波动性。

（2）头昏：头昏是一个没有明确界定的模糊概念。患者将体验描述为"头昏脑涨"、"昏昏沉沉"、"脑子不清晰"等。头昏常与头痛、头胀相伴出现，并可伴有一些自主神经症状。

（3）自主神经症状群：当罹患神经症时，大脑皮质、自主神经系统及内分泌系统均可能出现功能紊乱，表现出许多躯体症状。不同类型的神经症表现出的自主神经功能紊乱的表现有所差异。如焦虑症多以交感神经功能亢进为主要表现，主要累及心血管系统。

6. 睡眠障碍 睡眠障碍在神经症患者中极为普遍，其中失眠是睡眠障碍中最常见的形式,主要表现为睡眠时间短或睡眠质量差,或者是对睡眠缺乏自我满足的体验。失眠一般分为三种形式,即入睡困难、易惊醒和早醒。神经症患者以入睡困难为主诉最为多见。其他与睡眠障碍相关的症状包括多梦、梦魇、夜惊等。

(四)神经症的常见类型

1. 恐惧症 是指患者对某种客观事物或情境产生异乎寻常的恐惧和紧张,并常伴有明显的自主神经症状。患者明知这种恐惧反应是过分的或不合理的,但在相同场合下仍反复出现,难以控制,以致极力回避所恐惧的客观事物或情境,影响其正常活动。恐惧症分为场所恐惧症、社交恐惧症、单一恐惧症。

2. 焦虑症 以广泛和持续性焦虑或反复发作的惊恐不安为主要特征,常伴有自主神经紊乱、肌肉紧张与运动性不安。

3. 强迫症 是以强迫症状为主要临床相的一类神经症。其特点是有意识的自我强迫和反强迫并存,二者之间的尖锐冲突使患者焦虑和痛苦。患者体验到观念和冲动来源于自我,但违反自己的意愿,虽极力抵抗,但无法控制。

4. 躯体形式障碍 是一种以持久地担心或相信各种躯体症状的优势观念为特征的神经症。患者因这些症状反复就医,各种医学检查阴性和医生的解释均不能打消其顾虑。即使有时存在某些躯体障碍,也不能解释所诉症状的性质、程度或其痛苦的优势观念。经常伴有焦虑或抑郁情绪。尽管症状的发生和持续与不愉快的生活事物、困难或冲突密切相关,但患者常否认心理因素的存在。本障碍男女均有,为阳性波动性病程。

5. 神经衰弱 指一种以脑和躯体功能衰弱为主的神经症,以精神易兴奋却又易疲劳为特征,表现为紧张、烦恼、易激惹等情感症状,及肌肉紧张性疼痛和睡眠障碍等生理功能紊乱症状。这些症状不是继发于躯体或脑的疾病,也不是其他任何精神障碍的一部分。病前可存在持久的情绪紧张和精神压力,多缓慢起病,病程持续或时轻时重,大多数起病年龄在青壮年期。

二 神经症的诊断标准

依据中国精神障碍分类与诊断标准(CCMD-3),神经症的诊断标准包括:症状标准、严重标准、病程标准、排除标准。

1. 症状标准 至少有下列1项:①恐惧;②强迫症状;③惊恐发作;④焦虑;⑤躯体形式症状;⑥躯体化症状;⑦疑病症状;⑧神经衰弱症状。

2. 严重标准 社会功能受损或无法摆脱的精神痛苦,促使其主动求医。

3. 病程标准 符合症状标准至少3个月,惊恐发作另有规定。

4. 排除标准 排除器质性精神障碍、精神活性物质与非成瘾物质所致精神障碍、各种精神病性障碍如精神分裂症与偏执性精神障碍、心境障碍等。

三 容貌因素导致的神经症

(一)社交恐怖症

其主要表现为害怕在众人面前出现,特别害怕被别人注视,害怕别人的目光或余光,见人或参与交际,或进入公共场所就会感到害羞而脸红、发抖、出汗、浑身不自在,内心紧张、忐忑不安等,因而不愿社交。患者若被迫进入社交场合,便会产生严重的焦虑反应。

［实例8-1］谭某,女性,24岁,一年前单位组织春游因旅途矛盾与一位同事争吵、相骂,同事当众羞辱她"单眼皮,小耳朵,塌鼻子,奇丑无比……"之后,她再也不敢见人,不敢到公共场所,出门都戴上墨镜或口罩,平素不敢见人会客,更不敢与异性交往。朋友给她介绍对象,她却从来不敢与人家见面。

（二）强迫性神经症

简称强迫症,是以强迫症状为主要临床表现的神经症。强迫症状的特点是有意识的自我强迫和自我反强迫同时存在,二者尖锐冲突使患者焦虑和痛苦。患者体验到的观念或冲突来源于自我,但违反他的意愿,遂极力抵抗和排斥,但无法摆脱。病程迁延的强迫症可表现为以仪式化动作为主而精神痛苦显著减轻,但社会功能受损。

［实例8-2］某女,23岁,从小就很注意自己容貌和形体,成年后认为自己下颌太宽,鼻梁不高,嘴巴太大,容貌很丑;身腰和腿太粗,臀部太宽,乳房不坚挺,形体不美。逐步形成了"我长得很丑"的强迫观念,继而出现"我不该见人,很丑的人不该上街"的强迫性联想,于是经常怨恨父母,自叹命苦,不该生在世上,活在世上。又因无法改变自己而持久地苦恼、焦虑、紧张、自责、抑郁,使她整日生活在痛苦之中,不能自拔。问她真的相信自己奇丑无比吗? 她又否认,但就是摆脱不了认为自己丑陋的强迫观念。

（三）疑病性神经症

简称疑病症,主要临床表现是担心或相信自己患有某种严重的躯体疾病。患者经常诉述不适,反复就医,但各种医学检查的阴性结果和医生的解释不能打消患者的疑虑,常伴有焦虑或抑郁。对身体畸形(虽然根据不足甚至毫无根据)的疑虑或先占观念也属于本症。

［实例8-3］某男孩,19岁,持续相信自己的阴茎向左偏斜是一种畸形,虽然它的勃起功能、排尿功能、结构和大小均无异常,并经过多次大医院的泌尿科主任医师诊断为"正常阴茎",仍无法使他相信,甚至担心阴茎偏斜会影响结婚、生育,还认为会经常与左大腿摩擦而受伤,并常为此焦虑,情绪低落。

四 美容手术后的精神障碍

接受美容手术的患者时常会出现精神症状,原因主要有三个方面:一是有一些患者本身心理就存在问题,美容手术成了精神疾患发生的诱因;二是患者寻求美容手术的行为本身就是病态行为的组成部分,由于美容医生没有认真鉴别,手术后患者症状明显起来,才发觉患者患精神病;三是美容手术对患者也是一种刺激,有时会引起反应性精神病。因此,手术前鉴别美容受术者的精神状态,特别是筛选潜在的重性精神病患者的工作不可忽视。

［实例8-4］美容手术后的幻觉

张某,男性,22岁,3个月前曾在某医院做了固体硅胶支架隆鼻术,术后切口一期愈合,鼻外形很好,周围人都认为手术很成功,但患者认为手术效果很糟糕,自述"视力受影响"、"视物范围缩小"及"视物时两眼光有相碰撞"等现象。为此整天不思饮食,自述头昏、头晕,影响工作,来院门诊,要求治疗。经做思想工作无效,最后再次手术取出鼻支架,患者症状随即消失,恢复正常生活。

［实例8-5］美容手术诱发精神病

王某,男性,32岁,行自体肋软骨移植隆鼻术后1个月,复查时发现鼻支架轻微弯曲,后经修正,鼻外形基本正常,但患者还是不满意。表现出情绪低落,意志消沉,失眠,食欲下降。经反复的思想工作及对症处理,均无效,且症状加重。患者整天手里拿着镜子照,嘴里喊叫:"我的鼻子,我的鼻子!"既不上班,又不休息。最后被诊断为精神分裂症,在精神病医院住院,经精神科的治疗,症状好转后出院。

第三节　体象障碍与躯体变形障碍

躯体变形障碍是个体为想象的缺陷而痛苦的神经症,是一种与美容医学关系十分密切的心理异常现象。然而,有相当一部分体象障碍的患者,并不去寻求心理或精神治疗,而是找美容外科、口腔科和皮肤科医生纠正其想象的容貌缺陷,自然带来了许多复杂的临床问题。特别是在美容热兴起的当代社会,罹患躯体变形障碍的人在增加,由于这些患者有些被误做了美容外科手术,给美容医学的工作带来了负面影响。

一　体象障碍与躯体变形障碍概述

(一)体象障碍的概念

体象障碍(body image disturbance)是指个体对自身躯体的歪曲认知。在我国精神病学和医学心理学中,体象障碍仅仅作为一个精神或病态心理的症状,用来描述不同性质的神经症、精神病症。

体象障碍首先应与一般的消极体象,如体象蔑视(body image disparagement)相区别。体象蔑视是一种慢性的心理困难或失调,是以对自身容貌形体否定评价的结果,并以一系列贬低自我为表现的心理困难。其主要表现是自我否定、自我蔑视,自己不接受自己,常常伴随着自卑感、自我封闭、自我放弃等行为。容貌形体缺陷者往往会有体象蔑视。体象贬低是一种个体对自己身体的不良感觉,即认为自己身体是奇特的和令人厌恶的,别人会用轻视和轻蔑的眼光看待它。例如,肥胖者多有体象贬低,认为自己缺乏吸引力等。从美的客观性角度说,人体不仅有生理学、解剖学结果等方面的差异,而且也有美学判断上的价值差异,即有些美学形态美观一些,而有些则丑陋些。如果容貌和形体存在较明显的缺陷,一般来说会影响个体的心理发育,形成所谓的消极体象(negative body image)或称否定体象,从而影响人的心理状态,正如我们在"容貌缺陷与心理学"一章里所描述的容貌缺陷者的心理困难,例如有自卑心理、自我封闭、悲观绝望等。心理困难无法克服,日积月累,可能形成抑郁症、社交恐惧等较为严重的心理异常。这说明,消极体象是以客观存在的缺陷为基础的,而体象障碍则相反,并不存在明显的客观身体外表缺陷,或即使有一定缺陷,也不像体象障碍者自己表述的那样。体象障碍者可能也会有体象贬低,但是却没有明显的客观生理缺陷。

(二)体象障碍的特征

1. 体象障碍是精神病症的一个症状　无论在国内还是在国外,体象障碍均可以看作为一个精神症状或病态心理表现。例如,许又新在《精神病理学:精神症状分析》一书中就将体象障碍列为一种精神症状。

2. 体象障碍具有不同的形式和性质　大脑器质性病变引起的体象障碍常笼统地称为自体失认症(autotopagnosia);一般人在极度疲劳、饥饿和身体不适情况下也可能产生短暂的体象障碍,但本人知道这是主观感觉的改变;许多神经症都可伴随体象障碍,如焦虑、抑郁、神经性厌食症等;一些精神病症也伴随体象障碍,如精神分裂症患者可以有多种多样的体象障碍,有些患者感到身体膨胀变大了,有些患者感到身体缩成了一团。窥镜症状可见于精神分裂早期,患者一反常态经常照镜子,长时间凝视,有时还转动头颈或作某些表情,这是由于患者感到自己的形象变了。

3. 体象障碍也可以作为一个独立的病症 在欧洲和美国,体象障碍也被看作一个独立的病症,被命名为"丑形恐惧"或"躯体变形障碍"。尽管,在我国精神科、变态心理学中尚未将这些病症列入正式的文献,但由于其与临床美容医学有着十分密切的关系,本章将重点介绍。

(三)躯体变形障碍的含义

躯体变形障碍(body dimorphic disorder,BDD)是指客观身体外表并不存在缺陷,而个体想象出的缺陷,或仅仅存在轻微的缺陷,而将轻微的缺陷夸大,并由此产生心理痛苦的心理病症。美国医学家菲里普斯称体象畸形障碍为"想象丑陋的苦恼(the distress of imagined ugliness)"(Phillips,1991)。DMS-Ⅳ给躯体变形障碍下的定义是:"对身体外表的想象的缺陷的一种先占观念。"对该病症最早在欧洲有许多流传,在20世纪中的许多文献里都有丰富多彩的描述。在我国的CCMD-2-R中,将其列入了疑病症。

DMS-Ⅳ将躯体变形障碍的特征概括为:一个身体外表正常的人,存在对身体想象的先占观念,或存在轻微的缺陷,但是过分给予关注。罹患躯体变形障碍的患者会有各种主诉,如:扭曲的眉毛、过分大的鼻子、太小的生殖器、过宽的嘴巴等。患者会有不可忍受的丑陋缺陷感,且这种先占观念可以持续和蔓延,导致社会性的逃避,并反复地去看美容整形科和皮肤科医生。

[实例8-6] 一位28岁的单身男性,18岁开始对其头发有了太稀疏的先占观念。尽管别人一再向他保证,并未看出他的头发有脱落的变化,但他每天还是要为此烦恼焦虑几个小时,为此陷入深深的抑郁之中,逃避社会,不能上学。尽管他也清楚地知道他的先占观念有些过分,但就是不能控制自己。他看过4位皮肤科医生,医生告诉他,他的头发脱落得很轻微,完全用不着治疗。然而医生的保证并不能使他舒心。患者的先占观念和随之而来的抑郁持续了10年,一直影响着他的社会生活,而且发展到回避大多数社会生活,甚至只能在业余时间到一个面包房工作。不久前,在与女朋友分手后,他去看精神病医生。他告诉医生,是他的病症毁了他与女朋友的关系。

(四)躯体变形障碍的特点

1. 躯体变形障碍与先占观念 DSM-Ⅳ(美国精神障碍诊断与统计手册第4版)认为,躯体变形障碍的一个最基本的特征是:无外表缺陷的个体对自身想象出的缺陷的一种先占观念。所谓先占观念(preoccupation)与优势观念(dominant idea)有关。优势观念为同一类群的人头脑中占优势的观念。如考大学是高中生的优势观念;晋升职称是高校教师的优势观念;柴米油盐往往是家庭主妇的优势观念。如果"优势观念"在很大程度上是个人的而非群体的,便是先占观念,但不包括妄想和超价观念。每一个人都可能有先占观念,判断是否是病态的,可以从4个方面来分析:

(1)分享性:一个观念只要能与至少另一个人分享,就很难说是病态的。有人的先占观念是高度分化的,"人生难得一知己"的慨叹大概与此有关。

(2)可行性:某些观念其所以如此占据人们的心灵,是由于人们渴望把它付诸实践,使它变成为现实。如果只是一种幻想,它大概不会老是纠缠不已。问题在于,自认并非幻想可又似乎行不通,这就叫人苦恼了。

(3)排他性:如果先占观念垄断了一个人的思想,其他一切都被排斥,那就容易出问题。

(4)持久性:短暂即逝的先占观念并不碍事,只要不是一个接一个的没完没了。

2. 躯体变形障碍与超价观念 躯体变形障碍是个体对自身外表的想象缺陷,并为这种缺陷的存在而痛苦,而这一想象的缺陷又是以超价观念为基础的。许又新认为,超价观念(overvalued idea)是一种直接涉及自我确信的价值信念,其特征是观念片面而偏激,以致不被同一文化或亚文化的大多数人接受。超价观念与妄想不同,有相当的事实根据,并不明显地歪曲事实本身,推理也合逻辑。超价观念有一定的可接受性和社会真实性,只是过于偏激,远离文化常模。否则从心理学上说,其与政治和宗教信仰没有什么区别。超价观念与人格的其余部分是协调一致的,也不导致人格改变。超价观念带有强烈的情感和动机,它对患者的各种心理活动和行为有显著的影响,实际上,患者总是在实现自己的主张或走向观念中的目标。所伴随的情感逐渐冷却总是与超价观念的消退同步,所以超价观念与妄想不同。P. J. Mc Menna(1984)认为超价观念并不少见,除见于躯体变形障碍、神经性厌食外,还见于好争辩的偏执状态、病态嫉妒及以疑病观念为主要临床相的疑病症。

Phillips认为躯体变形障碍患者的超价观念是介于妄想与非妄想思维之间的,患者并不完全确信他们自己的缺陷是真实的存在,但是有时或常常会关心自己是否感觉迟钝或有精神问题。

3. 躯体变形障碍与妄想 妄想(delusion)是一种个人所独有的和与自我有切身关系的坚定信念,它不受事实和理性的纠正。妄想可以继发于一些精神病,如精神分裂症,也可以是原发的,因而成为一个独立的症状。根据妄想内容可以分为以下几类:被害妄想、夸大妄想、罪恶妄想、嫉妒妄想、钟情妄想、变形妄想等。

根据是否存在妄想,躯体变形障碍可以分为两类。历史上,作为躯体变形障碍原形的畸形恐惧就被分为妄想型和非妄想型两类。DSM-Ⅳ中也把躯体变形障碍分为两类,即妄想症中的体化型和体化症中的躯体变形障碍。许多学者认为,躯体变形障碍包括精神病性和非精神病性两类。Phillips通过对30例体象障碍患者的研究,发现12个患者(40%)表现出妄想性先占观念的特征,但是,妄想性和非妄想性的躯体变形障碍患者并没有明显的差异。其一,在绝大多数患者身上要区别妄想或非妄想的先占观念是十分困难的。患者往往能够很好地描述他们超价观念,而这一观念正是介于妄想和非妄想之间的。其二,有的患者开始完全确信他们的缺陷是真实的存在,但有时又否定,就是说他们的思维既不是妄想性的,也不是非妄想性的。其三,12例妄想性先占观念的患者与非妄想的患者,在临床现象学、特征、病程、有关心理病理学、对治疗的反应等方面没有明显的区别。

二 躯体变形障碍的临床现象学与特征

(一)躯体变形障碍现象学

躯体变形障碍患者对自己外表的某些部位持有想象的或严重夸大缺陷的先占观念,表现为对这些缺陷厌恶、反感、羞辱,有的时候深受这些观念的折磨,而不能思考任何事情。

1. 抱怨"缺陷" 大多数BDD患者抱怨面部的瑕疵,如皱纹、斑点、疤痕、血管印、痤疮、肤色白或红、肿胀、面形不对称或比例失调、面部毛发生长过度、头发稀薄而担心秃头等。其次,常见的先占观念是鼻子的形态、大小及其他方面,还有眼睛、眼睑、眉毛、耳朵、口、嘴唇、牙齿、下颌、下颏、脸颊及头颅等。

2. 关注部位 身体的任何一个部位都可以成为BDD患者的关注点,如生殖器、乳房、臀部、腹部、臂、手、足、腿、髋、肩、脊柱、皮肤等。BDD患者可以在不同的时间内,或在不同的刺激激发下对身体不同的部位产生先占观念。例如,同时有双下巴和"松鼠样的脸颊"的先占观念。

3. 表达含混　虽然患者的主诉通常是特殊的,但往往是非常含糊或很难让人理解。如"我的鼻子是滑稽和卷曲的"或者"我的眼睛和鼻子间皮肤的连接很滑稽"等。

(二)躯体变形障碍的相关临床特征

1. 重复行为　BDD 患者最突出的症状就是频繁地通过照镜子观察自己,每天几乎要花上几个小时来进行,而且很难控制自己这种行为。但是,有些患者常常因为无法减轻痛苦和对某些缺陷的先占观念,而尽力回避照镜子。

2. 关注别人评价　患 BDD 的人还常常十分关注别人如何看待、谈论和嘲笑他们的"缺陷"。他们常会用自己身体"丑陋"的部分与他人比较,或者不断地询问他人关于某个部位是否正常的问题,以期得到这些部位是正常的保证。

3. 掩盖缺陷　由于担心别人对自己"缺陷"部位的议论,88% 的 BDD 患者会通过化妆、帽子、体位或衣服等来试图掩盖"缺陷"。

4. 功能受损　BDD 患者的先占观念和重复行为,导致他们的社交、婚姻、教育或职业功能严重受损。

5. 共病　BDD 患者通常会并发其他精神障碍,其中最常见的是抑郁。

三　躯体变形障碍的损害和并发症

(一)躯体变形障碍的损害

躯体变形障碍可以导致多方面的痛苦和损害,如导致社会交往、婚姻、工作等困难,甚至使患者生活彻底崩溃。根据 Phillips(1993)对躯体变形障碍患者的研究,他们中有 97% 的人逃避一般的社会交往和职业活动;30% 的人把自己限制在家中;23% 的患者有自杀意念;17% 的人因自己外表"丑陋"痛苦不堪,而有自杀的企图。

逃避社会交往是躯体变形障碍患者最常见的症状,同时也是最常见的损害。一位自认为脸庞太大的妇女,为了避免别人看见自己的缺陷,而不去学校上班;还有一位自认为体毛过多的妇女,驾驶摩托车十分危险地闯红灯,为的是不在停留的时间里,让别人看见她面部"过多"的体毛;还有一个年轻的男子专门与身材小巧的女性约会,因为他认为自己"太小"的阴茎对于身材娇小的女性,就不会如此显而易见。正像这些案例所报道的,患者的行为是由于令人困惑的形象缺陷而引起的,并可以导致回避约会、性生活、工作、学习、上街购物、游泳以及其他活动。同时还可以导致实质性的社会隔离(social isolation),包括居于家中(housebound)。

此外,功能性的损害还表现为患者的先占观念初次出现的时间毫无规律,并对生活的其他方面产生消极影响。有一位妇女每天要花 8 个小时来修剪她的头发,以使它们对称;还有一位妇女会花几乎一个整天的时间,用放大镜来检查她的脸庞上面生长过度的毛发。躯体变形障碍对患者可能的最大危害在于,有时患者十分痛苦,并可以引起自杀意念、自杀企图和自杀。有些患者还会有自残行为,如一个患者认为自己的乳房太丑陋,而用刀乱砍一气。

(二)躯体变形障碍的并发症

躯体变形障碍可以并发多种精神障碍。其中最多见的是情感障碍、焦虑症等。美国学者 Phillips 用 DSM-Ⅳ 标准对 30 例躯体变形障碍患者进行了诊断,其中也可以看出躯体变形障碍患者并发其他精神障碍的情况。

根据 Phillips 的调查,93%的躯体变形障碍患者患有情感障碍,主要是抑郁,而且这种抑郁的倾向是持续的和长久的,其中有多于半数的人为慢性严重的抑郁,平均病程达 14 年。

情感障碍先于躯体变形障碍 1 年以上的占 11%;与躯体变形障碍同时发生的占 32%;发生于躯体变形障碍之后的占 57%,说明抑郁的情绪是躯体变形障碍伴随的并发症。许多躯体变形障碍将患者自己的抑郁情绪和自杀的企图归于"缺陷",并认为他们的"缺陷"和抑郁症状会同时变好或变坏。Cotterill(1981)报告的 16 名罹患躯体变形障碍的皮肤科患者中,5 人有抑郁症状,2 人企图自杀;同样,Hardy(1982)一项皮肤科的研究报告,12 名患躯体变形障碍的患者中有 5 人有中度和重度抑郁。焦虑症也是常见的并发症,其中最多的是社交恐惧,此外还有强迫症等。神经性厌食也常与躯体变形障碍同时存在。在一个实例中,神经性厌食继发于躯体变形障碍,因为患者害怕颊部"太红润,太丰满"了,而开始严重的禁食。

(三)躯体变形障碍与强迫症

强迫症与躯体变形障碍关系十分密切。Solyom 对 8 名强迫症患者的报告中,有 3 人罹患躯体变形障碍。而 Phillips 研究显示,21%躯体变形障碍的患者有强迫症的病史。

D. Simeon 等对 442 名强迫症患者进行了实验性研究,发现这些强迫症患者中有 51 人在其生活经历中,并发躯体变形障碍。D. Simeon 等将患有躯体变形障碍和无躯体变形障碍的患者进行了比较研究,通过对年龄、性别、起病时间、强迫症评定指标、强迫症的各项症状,以及有关的心理测量和评估,未发现这两种患者之间有明显的区别。D. Simeon 等的研究是至今规模最大的一项强迫症与躯体变形障碍的研究报告,其结论主要是:①12%的强迫症患者并发有躯体变形障碍;②强迫症患者和有躯体变形障碍的强迫症患者之间没有人口统计学、临床特征或强迫症状上的区别;③并发躯体变形障碍的强迫症患者比单纯的强迫症患者有更为严重的焦虑、冲动和精神分裂等特征;④两种患者有相同的发病年龄和相似的严重性;⑤有躯体变形障碍的强迫症损害更大且更严重。

四 躯体变形障碍的诊断

(一)躯体变形障碍的诊断标准

根据我国的 CCMD-2-R,躯体变形障碍作为疑病症应该符合疑病症的诊断标准,即:首先应符合神经症的诊断标准;其次,以怀疑自身存在容貌缺陷症状为主要临床相;再次,反复就医或反复寻求各有关的医学诊断与治疗,医生的合理解释不能打消其顾虑;最后,还要排除强迫症、抑郁症、偏执性精神病等诊断。

由于国外将躯体变形障碍作为一个独立的病症,所以有相应的诊断标准。除 DMS-Ⅳ中已有的诊断标准外,还有一些应用于美容医学临床的标准,如 Hiroyuki 等根据 Andreasen 和 Bardach 提出的躯体变形障碍诊断标准,修订并制定了美容临床应用的标准(表 8-1)。

表 8-1　躯体变形障碍的诊断依据

1. 对一些想象的缺陷过分关心
2. 具有以下相关特征之一:
 (1)寻求美容或整容手术的目的与其说是改善与他人或同事的关系,不如说是为了美容或增加吸引力
 (2)具有人格异常,特别是分裂型、强迫型、自恋型等复杂性格,但无清晰的占支配地位的临床表现
3. 具有"容貌缺陷"的观念,但不具有与容貌缺陷相关的妄想、幻觉和严重的抑郁障碍

（二）躯体变形障碍的诊断程序

对躯体变形障碍的诊断首先涉及收集两个方面的临床资料，一是容貌形体方面缺陷的客观评价；二是患者的精神心理方面的主诉和症状。如果身体上存在残疾或容貌形体存在明显的美学缺陷，要进一步判定心理因素是否对患者的症状出现或加重有联系，如果有，说明心理因素大于生理因素，是与躯体变形障碍有关的躯体化障碍，如果结果相反，那么可以排除躯体化障碍。

身体和容貌上不存在缺陷，而患者反复抱怨自己的容貌或形体，可认定患者存在一种对身体外表想象缺陷的先占观念。此时，还要进一步鉴别患者的这一病态心理的信念是妄想性的，还是非妄想性的。若是妄想性的要考虑为是精神病症的症状；若是非妄想性的可以考虑为躯体变形障碍。（图8-1）

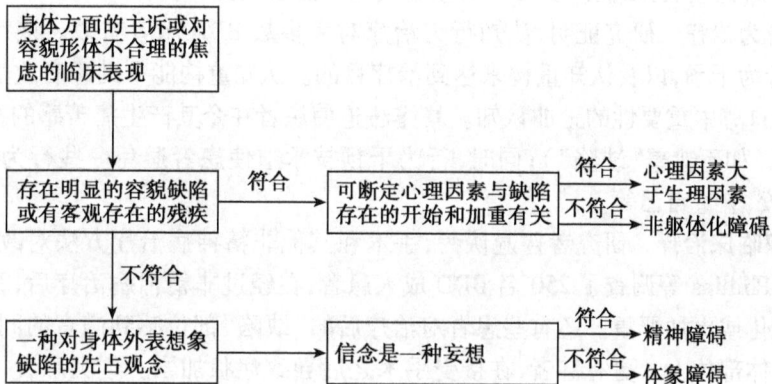

图8-1　躯体变形障碍诊断程序

（三）躯体变形障碍的鉴别诊断

体象障碍作为一个常见的精神症状，可以出现在各种不同的精神障碍中。所以，区别不同性质的神经症、精神病是重要的。主要应鉴别的神经症和精神病有：社交恐怖症、强迫症、神经性厌食、精神分裂症等。其中与精神病的躯体变形病症鉴别尤为重要。

精神分裂症及精神病性障碍患者也可以出现多种躯体变形症状，如感觉自己变形、变丑等，但这是在缺乏自知力的情况下的一种妄想。因此鉴别可根据下述3点：①患者能否将"我"和"我的身体"清楚地分清；②患者对躯体变形有无自知力；③患者是否有与体象密切相关的妄想。

躯体变形症多存在于社交恐怖症、强迫症、神经性厌食中，它们之间的关系比较复杂，有时很难做出鉴别。

（四）躯体变形障碍筛查和诊断工具

1. **躯体变形障碍问卷**（body dysmorphic disorder questionnaire，BDDQ）　Phillips 根据 DSM-Ⅳ的诊断标准，编制了 BDDQ，用于筛查 BDD 患者。通过该自评问卷，可以明确被试是否存在体象问题的困扰，以及体象困扰对心理和社交、职业功能的影响程度，并能区分出进食障碍患者。

2. **躯体变形障碍量表**（body dysmorphic disorder examination，BDDE）　Rosen 和 Reiter 在1996 年编制了半结构化临床问卷 BDDE。它包括 34 个项目，从患者对外貌做出负评价的先占观念、自我意识和尴尬、对外貌自我评价的过分重视、回避行为、身体掩饰以及身体检查来进行判断。该问卷不仅可以辅助诊断,还能对患者的具体症状进行评估,使治疗更具有针对性。

3. **BDD 用耶鲁-布朗强迫量表**(Yale-Brown obsessive compulsive scale modified for BDD, BDD-YBOCS) Phillips 对耶鲁-布朗强迫量表(Y-BOCS)进行了修订,制定了 BDD-YBOCS,用以评价 BDD 患者的困扰和强迫情况。该量表包括 12 个项目,由临床医生根据 BDD 患者的严重程度进行评定。

五　躯体变形障碍的治疗

目前用于躯体变形障碍治疗的方法主要有:药物治疗、认知行为治疗和非心理临床治疗。

1. **药物治疗** 越来越多的研究结果显示,选择性 5-羟色胺再摄取抑制剂(SSRIs)治疗 BDD 有效。有研究表明,氟伏沙明可有效缓解约 2/3 患者的症状。

2. **认知行为治疗** 研究证明,认知行为治疗对大多数 BDD 患者有效。该疗法通过对患者实施暴露-行为干预,以及认知重构来达到治疗目的。认知重构能帮助患者改变其对自我印象以及外表在自尊中重要性的歪曲认知。暴露法迫使患者在令其产生痛苦感的社交场合暴露自己的"缺陷"(如不遮羞"缺陷");同时,行为干预技术迫使患者避免一些行为,如反复照镜子、长时间化妆、遮羞自己等。

3. **非心理临床治疗** 研究者普遍认为,手术和其他非精神病治疗方法对改善 BDD 的病态收效甚微。Phillips 等调查了 250 名 BDD 成人患者,在经过非精神病治疗后,88% 患者的相关症状没有变化或更加严重。还有些患者对治疗后的"缺陷"部位感到满意的同时,又把焦点转移到其他身体部位上。更有甚者,在接受手术之后导致症状加剧。这类患者可能会因此采取自杀行为,或对实施手术的医生采取暴力行为。

因此,有效的治疗方法包括 SSRIs 和认知行为治疗。手术和其他非精神病治疗方法通常没有什么效果,甚至会加重症状。

（郑铮　张建　刘刚正）

参 考 文 献

[1] 何伦. 美容心理学[M]. 北京:科学出版社,2006:98-102.

[2] 姜乾金. 医学心理学[M]. 北京:人民卫生出版社,2001:184-185.

[3] 郝伟. 精神病学[M]. 北京:人民卫生出版社,2001:123-127.

[4] Connolly PH,Gipson M:Dysmorphophobia:a long-term study [J]. Br J Psychiatry,1978,132 (6):568-570.

[5] 陈忠存. 520 例整形美容病人医院焦虑抑郁(HAD)情绪测定及临床分析[M].//孙少宣,何伦. 医学美学美容新探索. 南京:南京出版社,1993.

[6] Phillips KA. Body dysmorphic disorder:the distress of imagined ugliness [J]. Am J Psychiatry,1991,148(9):1138-1149.

[7] Mc Menna,PJ. Disorder with overvalued ideas [J]. Brit J Psychiat,1984,145(6):579-585.

[8] Phillips KA,McElroy SL. Reply to J Tanquary:Obsessive-compulsive disorder In relation to body dysmorphic disorder [J]. Am J Psychiatry,1991,149(9):1284.

[9] Phillips KA. Reply to L Jerome:Body dysmorphic disorder:a controlled Study of patients requesting cosmetic rhinoplasty [J]. Am J Psychiatry,1992,149(4):577-578.

[10] Phillips KA,McElroy SL. Keck PE,Pope HG,Hudson. Body dysmorphic disorder:30 case of imagined ugliness [J]. Am J Psych,1993,150(2):302-308.

[11] Cotterill A. Dermatological non-disease: a common and potentially fatal Disturbance of cutaneous body image [J]. Br J Dermatol,1981,104(6):611-619.

[12] Hardy GE,Cotterill A. A study of depression and obsessionality in dysmorphophobic and psoriatic patient [J]. Br J Psychiatry,1982,140(1):19-22.

[13] Hardy GE. Body image disturbance in dysmorphophobia. Br J Psychiatry,1982,141(3):181-185.

[14] Simeon D,Hollander E,et al. Body dysmorphic disorder in the DSM-Ⅳ field trial for obsessive-compulsive disorder [J]. Am J Psychiatry,1995,152(8):1207-1209.

第九章 美容临床心身医学与减肥心理

随着医学科学的发展,医学模式已由单纯的生物医学模式转变为生物-心理-社会医学模式。研究发现,许多疾病的发生、发展、转归及防治都与心理社会因素有关。由于社会、生活、学习等各种因素的变化,各种竞争日趋剧烈,无不影响着人们的心理行为,产生一定的生理反应,持久的、过重的生理反应可导致心身疾病。

心身关系(mind-body relationship)是心身医学研究的核心问题,而美容医学则是临床医学中躯体与心理关系表现最为密切的部分。纵观各种影响形体和容貌的疾病,无不渗透着心身两方面的联系。因此,学习心身医学和损容性心身疾病的有关知识,对美容医学工作者有着十分重要的临床意义。

第一节 心身医学与损容性心身疾病

一、心身疾病与心身医学

(一)心身疾病与心身医学的概念

1. 心身疾病的概念 心身疾病(psychosomatic disease)有狭义和广义两种理解。狭义的心身疾病指心理、社会因素在发病、发展过程中起重要作用的躯体器质性疾病,例如原发性高血压、溃疡病。广义的心身疾病是指由于当今社会的飞速发展,社会、环境等因素的致病作用正在日益增强,上述因素对人的心理产生影响,如果人不能与其保持协调、适应和平衡,不仅可能产生精神障碍,而且可能影响人的躯体,进而产生躯体器质性病变。本书采用这种广义的概念。我国心理学工作者把心身疾病定义为:由心理、社会因素引起的,持久的生理功能紊乱及其所致的器质性疾病。例如:溃疡性结肠炎、消化性溃疡、偏头痛、支气管哮喘、类风湿关节炎、甲状腺功能亢进及神经性皮炎等。

一般认为心身疾病有以下特征:①发病原因是社会-心理因素或主要是社会-心理因素。②大部分患者不了解社会-心理因素在发病过程中的作用,但能感到某种心理因素能加重自己的病情。③大多与遗传和某种特殊的人格特征相联系,不同人格特征的人容易罹患某一"靶器官"的心身疾病,同一患者也可以有几种心身疾病存在或交替发生的情况。④必须具有躯体症状和与躯体症状相关的体征。⑤病程往往有缓解和复发倾向。

2. 心身医学的概念 心身医学(psychosomatic medicine)又称心理生理医学(psychophysiological medicine)。心身医学的概念有狭义和广义之分:狭义的心身医学主要研究心身疾病的病因、病理、临床表现、诊断、治疗和预防的医学。广义的心身医学则是研究人类和疾病斗争中一切与心身相关的现象,其中涉及医学、生物学、心理学、社会学、教育学等多种学科。

有研究者把心身医学的研究范围归纳为以下四个方面:①研究特殊的社会-心理因素与正常或变态心理功能之间的关系。②研究社会-心理因素与生物因素在疾病的病因、症状、病程和预后中的相互作用。③提倡整体医疗观念,即生物-心理-社会医学模式。④在躯体疾病的预防、治疗和康复之中运用心理治疗方法。由此可见,心身医学重视整体观念,在强调心理因素的同时,也一样重视理化及生物因素对人的致病作用,广义的心身医学正是新的医学模式的另外一种提法。

(二)心身疾病的分类和损容性心身疾病

世界各国对心身疾病的分类有所不同,国内常常按心身疾病所累及的器官系统和学科进行分类。如:消化系统的心身疾病有消化性溃疡、神经性呕吐、神经性厌食、过敏性结肠炎、溃疡性结肠炎等;心血管系统的心身疾病有原发性高血压、冠心病、偏头痛、雷诺病(Raynaud disease)等;另有呼吸系统、内分泌代谢系统、泌尿生殖系统、神经系统、肌肉骨骼系统、妇产科、外科、皮肤科、ENT、眼科、口腔科、老年科、儿科等心身疾病。

损容性心身疾病是指由于心理因素导致的,以损害容貌美、形体美为主要表现的心身疾病。主要包括两类:一是损容性皮肤病,皮肤往往是不良情绪和心理的"靶器官",不良情绪往往会导致损美性皮肤病的发生、发展。主要包括银屑病、黄褐斑、酒渣鼻、痤疮、脱发、神经性皮炎等;另一类是损害形体美的心身疾病,主要是饮食心理障碍(eating disorder),包括神经性厌食(anorexia nervous)、神经性贪食(bulimia nervous)和暴食症(binge eating)。

二 心身疾病的病因学

(一)情绪致病因素

1. 情绪的产生 情绪是人对客观事物的态度体验及相应的行为反应。人们在日常活动中,根据其需要对客观情境评价和认知,于是产生了情绪的主观体验(爱憎、取舍)和外部表现(喜怒哀乐等)。由此看来,需要是产生情绪的基础,而主观上对情境的评价和认知是产生情绪的直接原因。

2. 情绪的分类 情绪活动可以分为两大类:①正性情绪,即愉快或积极的情绪,如高兴、兴奋、激动等,对机体可以产生良好的影响;②负性情绪,即不愉快或消极的情绪,如愤怒、恐惧、焦虑、忧愁、悲伤、痛苦等。负性情绪往往过分地刺激人体,使人的心理活动失去平衡,导致生理功能失调,因而有害健康。

3. 不良情绪的致病机制 情绪作为一种心理活动是怎样转化为物质的躯体生理反应从而导致疾病的发生,虽然目前尚不很清楚。但生物学的研究已经表明:心理社会因素致病的中介机制主要是由于神经、内分泌和免疫三个系统的相互作用。

(1)神经生理机制:人在感知心理社会刺激后,通过新皮质、边缘系统及某些皮质下中枢,特别是下丘脑对自主神经活动的调节,从而使机体各器官的功能适应环境变化。在这个过程中,神经递质如:去甲肾上腺素、多巴胺、5-羟色胺、乙酰胆碱、γ-氨基丁酸等,对交感和副交感神经系统的动态平衡,对觉醒、注意、思维、记忆、学习、情绪等各种心理行为状态的正常维持起着巨大的作用。超负荷的心理活动,特别是强大持久的不良情绪,能使这些神经递质的产生失调,从而引起自主神经功能和心理行为状态紊乱,导致一系列病理生理变化,产生症状和体征。例如:情绪激动时,体内的去甲肾上腺素分泌增加;情绪低落时,去甲肾上腺素分泌减少。

（2）内分泌机制:下丘脑既是调节内脏活动的较高级中枢,又是中枢神经、内分泌两大系统连接的枢纽,同时又具有把自主神经功能与摄食、水平衡、体温调节、情绪等机体功能相互联系协调起来的功能。其中产生的神经激素通过下丘脑-垂体-内分泌腺轴,控制甲状腺、性腺和肾上腺的分泌活动。实验证明,下丘脑的活动和情绪活动之间是相互影响的,恶劣持久的情绪造成下丘脑生理功能的障碍,后者又可使人的情绪和行为活动受损。例如:抑郁可伴有多种神经-内分泌的异常,精神疾病患者的内分泌功能也会有变化。

（3）免疫机制:研究发现,中枢神经系统特别是下丘脑-腺垂体-肾上腺皮质轴与免疫系统有着密切关系。长期紧张的刺激可通过下丘脑以及它所分泌的激素,从多种环节使人的免疫功能发生障碍,防御功能受损,从而诱发疾病。由此可见,应激、挫折、冲突等,只要是引起长期或过度消极情绪,通过神经、内分泌和免疫等中介机制,就可导致某些器官、系统的疾病。

综上所述,应激源一旦被认知评价,即通过以上三方面作用转化为生理反应。由此可见,三者之间是有机的统一体,不能完全地把它们分割开来。一般而言,丧失感、威胁感、不安全感的心理刺激最易导致心身疾病。流行病学调查表明,心血管系统、消化系统、皮肤、神经系统都是消极情绪致病的易受损害器官和系统。例如,一些损容性皮肤病如脱发、痤疮等都与不良情绪有关。

（二）人格、行为与生理素质

大量证据表明,什么人得什么病,不同的人对相同的心理刺激可以产生不同的情绪反应,这与个体的人格和生理素质有关。人格是在先天遗传的生理素质的基础上,再加上后天环境和教育以及个人主观努力等多种因素相互作用下形成的。人格一旦形成,就具有相对的稳定性,使其在面临某种刺激或事件时,总是表现为类似的情绪和行为方式。对于同一事件、同一刺激或压力,有的人泰然处之,满不在乎;有的人则认为不得了,甚至于精神崩溃。由此可知人格差异巨大。不良人格是引起心身疾病的因素之一,如 A 型行为类型(type A behavior pattern, TABP)的人容易罹患冠心病;癌症患者的人格类型常常是孤独、抑郁、失望、内心矛盾,过分克制自己,压抑愤怒,不敢发泄,焦虑和有不安全感等。行为方式也是致病因素,如多食可以引起多种疾病,除肥胖之外,还有糖尿病、胆石症、高血压等。与人格致病有关的还有一种情况叫做"述情障碍(alexithymia)",又译为情感难言症,是指缺乏用言语描述情感的能力,缺乏形象和实用主义的思维方式,目前被认为是心身疾病发生的易感因素。原发性的述情障碍与人格有关。

（三）社会文化因素

心身疾病的发生发展,还与一定历史时期的社会生产发展水平及社会文化环境密切相关。Kiritz 等报告,美国黑人患高血压是白人的 2 倍;社会经济地位低的妇女患肥胖症的人是中产阶级妇女的 2~3 倍。神经性厌食本质上就是一种文化病,没有崇尚女性苗条为美的文化审美观,就不可能有此病的存在。

（四）生物因素

研究表明,原生理始基、器官易罹患性、遗传、自主神经和内分泌功能紊乱是引起心身疾病的主要五大生物因素。此外,还包括微生物感染、理化因素、营养失衡、性别、年龄、血型等。原生理始基是指机体具有发生疾病的某种病变基础,如冠状动脉粥样硬化是冠心病的原生理始基;器官易罹患性则是在有病理改变的基础上,该器官发生疾病的难易程度。

总之,心身疾病的病因是多方面的,某一方面的因素可导致不同的心身疾病,某一种心身疾病又是由多种因素相互作用的结果。

（一）诊断要点

1. 发病因素与心理社会因素引起的情绪障碍有关。

2. 病情的波动和加剧与心理社会紧张刺激关系密切。

3. 有特殊的人格特征成为对某些疾病的易感因素。

4. 心身疾病与焦虑症、癔症、疑病症等神经症不同；前者有明确、具体的躯体病变，而后者的躯体症状模糊不清，且不伴有持久的躯体损害。

5. 排除躯体疾病和神经症的诊断。

（二）诊断程序

1. **采集病史**　以现病史的采集为主。询问病史要点：①患者的就诊动机；②有关心理障碍的主诉；③早年的生活经历和遗传情况，心理的发展情况；④与症状有关的心理社会背景，如某些生活或工作事件、人际关系，兴趣爱好、行为方式、人格特征、家庭支持等。

2. **躯体检查**　与临床各科体检相同，但应注意体检时，患者可能有许多躯体症状，而没有相应组织器官的损害，这可能就是心理问题的躯体化表现或自主神经功能紊乱症状。

3. **自主神经功能检查**　心身疾病的发生与神经功能不稳定有关，因此，该项检查对心身疾病的诊断有一定帮助。常用方法是：

（1）眼心反射：患者仰卧闭目，平静呼吸时数脉搏频率。然后检查者用拇、示指或示、中指压迫患者一眼球两侧，3～4秒后再数脉搏频率。正常人压迫眼球后脉率可减少4～12次/分，减少12次/分以上者为迷走神经张力增高。

（2）皮肤划痕征：用竹签轻快地划过皮肤，正常人在3～5秒内出现划痕，持续8～30分钟后可自行消退。如果出现红色划痕并有隆起，划痕增宽，伴有瘙痒等，表明副交感神经张力增高。

（3）皮肤温度测定：由于自主神经支配下的血管运动紊乱，皮肤温度可有相应变化。主要表现为受到刺激后面部皮肤温度的升高。可使用半导体或热电偶皮温计测定。

4. **心理检查与测验**　心理检查的常用方法是晤谈、行为观察、心理测验等。

（1）晤谈：晤谈是心理检查的常用方法，初次晤谈的内容详见采集病史。主要目的在于了解患者的现病史、过去的生活经历和人格特征。

（2）行为观察：根据患者的服饰、仪表、言语、表情、态度、动作行为，以及智力情况等，做出一定的判断，并配合必要的心理测验。

（3）心理学检查：对于初步疑为心身疾病者，应结合病史材料，采用交谈、座谈、行为观察、心理测量直至使用必要的心理生物学检查方法，对其进行较系统的医学心理学检查，以确定心理社会因素的性质、内容和在疾病发生、发展、恶化和好转中的作用。本书许多章节已就这些心理学方法作过专论，在此不一一赘述。心理测验以问卷测验为常见，可以根据患者的病情确定需要检测的问题，然后根据问题选择具有一定目的和适用范围的测验方法。可选用康奈尔医学调查表（Cornell medicine index，CMI）、抑郁自评量表（self-rating depression scale，SDS）、焦虑自评量表（self-rating anxiety scale，SAS）以及90项症状自评量表（symptom checklist 90，SCL-90）等。

5. **综合分析**　根据以上程序中收集的材料，结合心身疾病的基本理论，对是否患有心身疾病、患有何种心身疾病、哪些心理-社会因素在发病和病情的发展中起主要作用、可能的作用机制等问题作出恰当的评估。

四 心身疾病的治疗

（一）心身疾病的治疗原则

1. 治疗兼顾心理与躯体两个方面 由于心身疾病是心理社会因素引起的躯体疾病,故在治疗上应当兼顾心理与躯体两个方面,并把两者有机地结合起来。具体原则如下:

（1）治疗心身障碍是医务人员普遍的职责,不再仅仅是精神卫生机构的工作。

（2）心身相结合,药物与心理治疗并重,以药物控制症状,同时开展心理治疗。

（3）及早治疗,剂量适当,疗程充分(体现在:①药效不是立即出现;②见效后要维持一段,不能见好就收;③不要频繁换药)。

（4）心理治疗要个性化,应各自有所侧重。

2. 治疗需各科医生的参与 在心身疾病的治疗中,心理治疗必须作为一种主要的治疗方法加以重视,否则躯体症状难以彻底消除。一般而言,心身疾病的治疗需要各科医生参与,心理医生的主要任务是进行会诊咨询和提供心理治疗。

（二）心身疾病的治疗方法

1. 心理治疗 可分为支持性心理治疗和特殊的心理治疗。

（1）支持性心理治疗:耐心细致地倾听患者对病情的陈述,可适当引导,但不加评判,不随便发表意见,更不能进行争论。一面全面了解病情,一面给患者以宣泄的机会。对患者的症状、心理社会因素、人格特点、发病机制予以适当说明、解释和保证,给患者以精神上的支持和鼓励。努力增强患者的应对能力,包括改变原来的认知和态度,正确估价自己的能力,建立适宜的期望值,寻求社会支持等。

（2）特殊的心理治疗:目前常用的有精神分析、行为疗法、认知疗法、森田疗法、催眠疗法等,也可以指导患者学习自我暗示、自我催眠等能够自我操作的心理行为训练。

2. 躯体治疗 躯体症状是心理社会因素刺激的后果,症状的消除可以为心理治疗建立良好的基础。躯体治疗除了可以按照已知的病理过程对症处理以外,大部分心身疾病患者可以使用一些镇静、抗焦虑和抗抑郁药物,合理用药可以为心理治疗创造条件。目前临床上常用的抗抑郁药物多为选择性五羟色胺(5-HT)再摄取抑制剂(SSRIs),此类药物是 20 世纪 80 年代以后国外研制上市的新药,其作用机制是通过抑制突触前膜 5-HT 的再摄取,增加突触间隙内 5-HT 的浓度,提高 5-HT 能神经的传导,从而发挥了抗抑郁与焦虑的作用,是目前常用的一线抗抑郁药物,已达 30 多个品种,其中氟西汀(百优解)、帕罗西汀(赛乐特)、舍曲林(左洛复)、氟伏沙明(兰释)、西酞普兰最为常用。另外,综合应用针灸、理疗、太极拳等疗法,也有一定的疗效。

（三）预防措施

心身疾病是多种心理、社会和生物学因素相互作用的产物。故而,心身疾病的预防不能单纯着眼于生物学因素,要同时兼顾心、身两方面进行综合预防。心理社会因素一般需要作用相当长时间才会引起心身疾病,故而心身疾病的心理学预防应从早抓起。培养健全的人格;锻炼应对能力;建立良好的人际关系,是心身疾病的预防应遵循的 3 项基本原则。

第二节　神经性厌食症

一　神经性厌食症的概念

神经性厌食症(anorexia nervous)又称厌食症,是因患者自己有意过度节食造成的进行性消瘦,体重明显减轻至标准体重的75%以下,并极力维持这种状态的一种心理生理障碍。本病以青少年女性较为多见,本症病因不明,可能与心理社会因素、家庭环境和生物因素有关。一般起病年龄为10~30岁,大多数为13~25岁。

二　神经性厌食症的临床表现

1. **主动拒食**　为本病最突出的症状。起病前大约有1/3的患者稍胖,其余体重正常,但患者专注于自己的体重、体型,严格限制进食量。患者的拒食活动常常独自进行,较为隐秘。有些患者由于难以控制食欲偶尔会吃得太多,但随即使用催吐或导泻剂将食物排出。

2. **日常活动频繁**　多数患者不感到自己有病,经常参加减肥锻炼,日常活动较为活跃。患者主要以围绕减少体重进行各种活动,如有意节食,严格控制主食量及脂肪、蛋白质入量,同时增加每日的活动量。

3. **消瘦和营养不良**　由于进食减少,长期热量摄入不够,身体逐渐消瘦,体重明显减轻,继而出现一系列营养不良症状,如:怕冷,体温低,皮肤干燥少汗,缺乏弹性,毛发稀疏、脱落,血压低,便秘等。月经停止,多发生于体重明显减轻后。后期可发生恶病质。

4. **精神症状**　以远低于正常人应有的体重标准而感到欣慰,患者对自己的本能欲望管制过严,做事力求完美,讲究行为规范。情绪表现抑郁、焦虑、易激惹、固执己见、拒绝求医,往往有强迫性人格特点。

5. **预后**　大多数患者经短期住院治疗后症状缓解,营养不良和体重恢复正常,心理状态稳定,预后良好。少数患者可反复发作,亦可因贪食而出现肥胖。极少数患者可因并发症而导致死亡。

三　神经性厌食症的诊断与鉴别诊断

(一)神经性厌食症诊断标准

1. 神经性厌食症表现为厌食伴间歇性贪食、暴食、食后呕吐。

2. 体重显著减少,比正常平均体重减轻25%以上或体重身高指数BMI<19。

(1) 常用的标准体重公式:①标准体重(kg)=身高(cm)-105;②标准体重(kg)=[身高(cm)-100]×0.9。正常体重=标准体重(1±10%),实际体重<标准体重的(1-20%)为消瘦。

(2) 体重身高指数(BMI):BMI=体重(kg)/[身高(m)]^2。BMI是WHO推荐的评价体重是否正常的计算公式。男性BMI正常范围为21~24,女性为20~23。消瘦指男性BMI低于20,女性BMI低于19。

3. 担心发胖,甚至明显消瘦仍认为太胖,医生的解释和忠告无效。

4. 女性闭经,男性性功能减退,青春期前患者的性器官呈幼稚未发育型。

5. 体重减轻并非任何一种躯体疾病所致,节食也不是任何一种精神障碍的继发症状。

(二)鉴别诊断

诊断时,应详细询问病史,全面体检并进行必要的实验室检查,以排除可能存在的躯体疾病。有少数神经性厌食症是由于脑器质性疾病所致的(如下丘脑肿瘤等),可能与该处是人体摄食中枢所在地有关,应注意鉴别。

四 神经性厌食症的发病机制

本病的病因目前尚不明确。大多数的专家认为,该病的发生是多种因素作用的结果:

(一)社会-心理因素

本病在发达国家和富裕阶层多见,城市多于农村,青少年女性居多,都表明社会文化因素与本病有密切关系。现代社会强烈的竞争和压力,给妇女尤其是年轻脆弱的女性造成极大的心理负担,多数病员认为自己身体太胖(尽管多数人的体重在正常范围),形体不够"苗条",缺少曲线美,她们为了追求体型完美,而不愿进食或自愿饥饿以减轻体重,以适应社会的需求。有些人发病是由于社会环境、生活期律发生改变,一时不能适应。当他们突然离开亲人、家庭及熟悉环境并要改变已习惯的生活方式和规律,如儿童进入托儿所、幼儿园,青少年异地求学,家庭搬迁等,进入一个新的完全陌生的环境,建立一整套新的生活规律,尤其要受到严格的规章制度的约束,感到不习惯、不适应、不自由,情绪受到影响,食欲明显减低,甚至拒食和呕吐。南京脑科医院报告的11例神经性厌食症,其中9例是为了减肥,追求体态漂亮;1例是因为高考失败,不思饮食;另1例是因早恋受到父母苛责后拒食。许多研究表明,心理社会因素对本病的发生、发展起一定作用。

(二)个体的易感素质

患者常有争强好胜、做事尽善尽美、喜欢追求表扬、自我中心、神经质等人格特征;而另一方面又常表现出不成熟、不稳定、多疑敏感,对家庭过分依赖,内向,害羞等。

(三)生物学因素

有研究认为,本病与遗传因素有关,并伴有神经内分泌和中枢神经递质功能的改变。有些家长错误地认为吃得越多,长得越快、越健康,因此鼓励孩子多吃。无节制地反复诱导进食,甚至强迫喂食等,都会使孩子对进食产生了精神负担,甚至害怕和厌忿,使食物中枢的兴奋性降低,久之便产生了厌食和呕吐。Halland 等(1984)对30例女性双生子的研究,其中单卵孪生同病率为56%,双卵孪生同病率为7%。几乎所有患者在体重减轻阶段有下丘脑-垂体-性腺轴的障碍,表现为黄体生成素(LH)和卵泡刺激素(FSH)分泌周期紊乱,LH 释放减少,最常见的症状是闭经。另有报道说,本病患者多有中枢 5-HT、去甲肾上腺素递质功能减低,有的患者还伴有 β 受体功能减低。

五 神经性厌食症的治疗

(一)心理治疗

心理治疗以认知治疗为主。除一般性的心理治疗以外,还可用暗示疗法和行为矫正疗法等。

本病的一个重要特点是患者对治疗采取回避态度,甚至拒绝治疗。有些女孩对节食减肥已成了强迫观念,很难说服她们放弃这一观念。因此对本病而言,心理治疗是主要的。首先必须详细了解致病的心理社会因素,有针对性地解释、疏导,要反复耐心地对患者讲解有关食物、营养和人体健康的科学知识,帮助患者树立正确的审美观。

(二)营养支持疗法

改善低体重造成的营养不良。纠正水、电解质失衡,输入能量合剂、脂肪乳、白蛋白、复方氨基酸等。对症状较重的病例应劝告其及早住院治疗,帮助制定食谱,少量多餐,逐步鼓励其正常进食,增加热量。在治疗期间要严密监护,餐后 2 小时内不得离开病室,防止患者将食物丢弃或自行催吐导泻。对严重的营养不良患者应在纠正水电解质紊乱的基础上给予静脉输入高营养,如氨基酸、脂肪乳、新鲜血浆、维生素等。

(三)抗精神病药物治疗

主要用神经安定剂如氯丙嗪、派迷清、舒必利等,也可用小剂量的抗抑郁药如氯丙米嗪、阿米替林、多虑平等。赛庚啶等特异性 5-HT 能药物,有助于改善患者的情绪,增加体重。近年来有报告使用氟西汀取得疗效,可改善抑郁情绪和体象障碍,促进食欲、增加体重。

(四)补锌治疗

补锌可以使口腔唾液中味觉素含锌量增高,恢复味蕾的敏感度,从而增进食欲。研究表明锌硒宝片在改善儿童、青少年厌食、偏食方面疗效显著。

第三节 肥胖症的心理因素与治疗

肥胖,是指人体内脂肪蓄积过多,使体重超过标准体重 20% 或体重指数大于 24 的病理状态。

肥胖与以下因素有关:遗传与环境因素;物质代谢与内分泌功能的改变;能量的摄入过多,消耗减少;脂肪细胞数目的增多与肥大;神经精神因素;生活及饮食习惯等。肥胖症分为单纯性肥胖症和继发性肥胖症。单纯性肥胖症占肥胖患者总数的 90%,它以过度进食、体力活动过少、行为偏差为特点,表现为全身脂肪组织过度增生、能够合并多种疾患的慢性疾病。继发性肥胖症约占肥胖患者总数的 5%,它常出现于多种内分泌、代谢性疾病的发展过程中,也可以由遗传素质、外伤后或服用某些药物所引起。

单纯性肥胖症是严重危害健康的疾病(如糖尿病、冠状动脉粥样硬化性心脏病、脑血管疾病、高血压、高脂血症等)的危险因子,在其发病中起着或为病因、或为诱因、或为加重因素、或兼而有之的作用。以前对于肥胖的研究多集中在生物学因素方面,现在逐渐的进行心理方面的研究。

一 肥胖症病因的心理学观点

现代医学认为肥胖症属于心身疾病。理论上说,凡是能够引起摄入过多和(或)消耗不足的原因都能导致肥胖。从心理学角度讲,肥胖症患者的饮食习惯、性格喜静、运动不足等行为方式是形成肥胖的原因。心理障碍和家庭教育对于肥胖发病的相关性正日益引起人们的重视。肥胖是医学问题,同样也是心理学问题。我们可以从心理学的观点,对肥胖的原因进行分析。

（一）摄入过多

1. 文化遗传因素 人体需要的能量和营养成分来自食物,所以食物对身体功能的维持是必不可少的。但是摄入过多的食物,营养过剩,就难免堆积体内而形成肥胖,这是造成肥胖症的主要原因。既然如此,是否通过节食就可以避免肥胖? 根据减肥者的经验,节食一段时间,一旦发现体重减轻,多吃的毛病立即重犯,因此,节食减肥也就极难成功。其实,人类本来就有"只要有机会就吃"的文化遗传。从进化论的观点看,古代的人得到食物时尽量填饱肚皮,借以储备以后熬过饥饿阶段。长期的强化,使"有机会就吃"成为人类祖先生活艰苦时代留下的文化遗产。在长时间饥饿之后,一旦获得食物,此种多吃储备的文化现象显而易见。节食所以困难,显示节食是一种勉强的、理性的、违反本能的自我限制,这种限制只能维持在意识的层面。在潜意识层面的食欲,时刻不忘冲破限制,获得饱餐的满足。此种文化倾向流传下来,即使今日生活上不再食物匮乏,而潜意识的心理倾向却仍然存在。特别是对节食减肥者而言,体重控制稍有成效后,再遇到美食当前的机会时,纯理性的自我限制力量可能减低,原始的文化遗传倾向自然就会出现。结果是节食减肥之后,一旦开禁时吃得反比以前更多。

2. 情绪因素 心理学研究发现:一般人通常是焦虑时食欲降低,食量减少;而肥胖者在焦虑时反而食量大增,有人甚至发现,肥胖者不仅焦虑时吃得多,而且在任何情绪状态下,食欲都会增加。心理学家曾以肥胖者与正常体重者两组人为受试者,让他们先后用四段时间,分别看四部电影:一为悲剧,二为滑稽片,三为性感片,四为旅游纪录片,目的在于激发受试者的悲哀、欢乐、性欲、平淡等不同的情绪。在每段影片观赏之后,实验者要受试者品尝各种不同品牌的饼干,并请他们尽量享用,目的在于观察情绪与食欲的关系。结果发现:肥胖者看过前三部能引起情绪波动的影片之后,在所吃饼干的数量上,远比看过第四部之后为多。正常体重的人,在食用饼干的数量上,没有发现与影片的性质有任何关系。

按一般人的经验,只有情绪好的时候才胃口大开,为什么肥胖者在焦虑时食量也会大增呢? 对于这一反常现象,心理学家们的解释是:可能是父母在育婴期间,因缺少经验,使婴儿养成了不良习惯所致。婴儿常因多种原因而哭泣,饥饿只是其中原因之一。而父母则误认为只要啼哭就与饥饿有关,于是就立即喂奶。结果使婴儿无法学到对饥饿和难过的辨别能力。另外一种解释是:肥胖者在焦虑时爱吃,可能是一种学习带来的不良适应。因为口中咀嚼时,会使面部肌肉紧张度减低,使人间接感到情绪的紧张也随之减低(嚼口香糖的效果也在于此)。久而久之,由口咀嚼动作演变成吃食物。凡是遇到焦虑境遇时,即以吃东西的方式来适应。日常生活中可能观察到以下情况:疾病或手术后发生肥胖,转学调换工作后肥胖,结婚、分娩、闭经后肥胖,辍学、处分以后肥胖,戒烟、禁酒后肥胖,这些生活事件都可导致心理失去平衡,这时人们就会下意识地想法消除上述不良情绪,往往会采取过量摄食的方式来调节自己的心理状况。据此,有些国外学者认为,摄食有满足欲望、缓和紧张及安定情绪的作用,所以一些失去心理平衡的人,可由于无意识的过量摄食而肥胖。

3. 社会因素 随着社会经济水平的提高,温饱问题解决之后,胖子也就越来越多。从某种意义上讲,肥胖是社会繁荣的伴生物。国家兴隆旺盛时,胖子也是一种美的象征,唐朝以胖为美就是一例。因此,社会环境对肥胖症的发生影响巨大。地理环境对肥胖发生率也有影响。南方气候炎热,食欲受到抑制,胖子很少;北方气候寒冷,寒冷增加饥饿感,食欲增强,而且经常饮酒聚餐,因而胖子很常见。另外,近年来国内部分地区大吃大喝的风气,使有些人食而过饱,也造就了一批肥胖者。

4. 不良家庭教育　儿童肥胖与成年人不同的是,儿童摄入过多的被动因素比成年人更多。家长在小孩的体型问题上大多"以胖为美,有的家长总希望孩子多吃一些,摄入较多的营养,更聪明一些。婴幼儿为一生中生长发育最快的时期,各组织脏器的成长都以细胞数量的增加为主,该时期的过度喂养,可促使脂肪细胞数量增加大大超过不肥胖的幼儿,这就为成年以后以脂肪细胞体积增大为主的肥胖打下基础。此外,从小养成食量大的习惯,能使胃肠道功能相应增加,胃的容量变大、排空加快,多食易饿而且难以自控。再加上现在父母对独生子女溺爱,对控制孩子的食量下不了决心,使得孩子越长越胖。

5. 外在诱因作用　人吃食物只是一种现象,但吃食物的原因,却未必相同。有时是内在的生理上的需求,有时是外在情境的吸引。肥胖者对食物敏感,即使肚子不饿,只要美食当前,他总是不会像瘦人那样"客气"。这也是胖子过度摄食进而长胖的原因之一。

（二）运动过少

运动对人体来说是一种能量消耗的方式。性格喜欢安静,运动过少或工作性质坐多动少,习惯于晚餐过于丰富并饮酒,餐后不活动等,也是引起肥胖的原因。空腹运动会增加脂肪的分解,减轻体重。但运动往往又可以增加食欲,如果由此而增加的食量超过了运动的消耗量,则可能使体重增加。运动员长期超负荷的运动量,逐渐养成了适合其运动量的进食习惯,一旦停止运动,饮食习惯仍一如既往,必将摄入大于消耗成为胖子。

（三）遗传因素

尽管到目前为止尚不能肯定是哪一种遗传基因与肥胖有关,但肥胖与遗传有关是公认的。有人做过调查,在双亲都不肥胖的家庭中,肥胖儿的发生率为20.9%;在单亲肥胖的家庭中,肥胖儿占40%;在双亲都肥胖的家庭中,肥胖儿占70%。此外,还可以观察到一家人的肥胖体型也多有相似之处,可见遗传因素不可忽视。Kendler曾报告,神经性贪食症孪生子同病率很高,而且单卵孪生比双卵孪生子同病率高,家族中肥胖症的发生率也较高。

二　肥胖对心身健康的影响

肥胖与心理有着相互影响的双向关系。首先,肥胖是一种心身疾病;其次,肥胖对肥胖者心理也会产生消极影响,尤其是对于女性的生活习惯和心理影响很大。有相当数量的肥胖者不愿外出,疏于活动,心境逐渐压抑孤僻,并因此失去社交机会,形成恶性循环。此种情况造成的负性心理,会导致性格乖戾,甚至发展到"见肥即怒,言胖即乱"的神经过敏现象。如果她们再受到社会和生活伴侣的歧视、排斥,其心理压力会愈加增强。因此,对肥胖女性进行必要的心理疏导是医学美容工作者应特别注意的。

肥胖能导致多种疾病,常见的有高血压、冠心病、糖尿病、脂肪肝、胆囊病变、脂质代谢异常、血粘滞度增高、低氧血症等等。肥胖症患者经常出现的症状有:嗜睡、记忆力减退、呼吸困难、腰腿痛、下肢浮肿等。此外,中重度肥胖者可以出现不同程度的性功能异常,男性患者雄性激素分泌减少,雌性激素分泌增多,以阳痿和性欲减退较常见。青春期前的男孩第二性征发育不良,可出现类似女性的改变,如胸腹部脂肪过多,前胸脂肪堆积酷似女性乳房发育,臀部浑圆,常可造成男青年的心理负担。肥胖女性有不同程度的雄性激素分泌增加,雌酮与雌二醇比例失调,进而导致性欲减退、月经紊乱、不孕等。更应该令人注意的是,肥胖女性性欲低下的另一重要原因是,体型肥胖导致的性心理压抑。这种心理压抑主要表现在,怀疑自己肥胖体型对丈夫的迷人程度,怀疑丈夫会讨厌自己,或会另有所爱等。这些不良心理与生理上的性激素分泌紊乱协同作用,形成恶性循环,从而出现性冷淡。因此,治疗这类患者的性功能障碍,必须解决心理负担,治疗才能真正奏效。

三 肥胖症的心理治疗

一般的减肥治疗方法主要有 4 大类:①饮食治疗,又称为基础治疗,被认为是最为根本的治疗;②行为疗法;③西医治疗,包括西药和手术;④中医治疗,包括中药、针灸、气功等。人们把"调整食谱,限量饮食,适当运动"当作现代减肥的总原则。但是,在现实生活中的减肥者多以失败告终,这就促使心理学家参与减肥活动,并提出心理减肥这一新的课题。下面是关于心理减肥这一课题的专门讨论。

(一)肥胖症的行为疗法

1. 节食的行为学研究 节食是体重控制的核心,而节食的本质又是饮食行为的控制。从这个意义上说,减肥的失败主要是心理和行为方面的原因。这取决于患者对肥胖的好恶程度,自制力的强弱,文化素养的高低及所处生活环境的好坏等。合理的减肥是根据自己的体质、年龄、身材、健康状态等条件,采用行为疗法和心理指导,配合相应的药物和饮食控制等。有研究表明,心理疗法配合相应其他疗法能达到较好的减肥效果。

美国贝勒医学院营养研究所的心理学家杰克指出,绝大部分靠饥饿减肥的女性,都无法持之以恒,而且这种饥而再食所造成的心身损害,会超过拒绝减肥者的心身损害。突然采取大量节食和完全节食的减肥者,会导致体内供需失常,内分泌紊乱,诱发酸中毒等。而因此重新进食者,体重又会直线上升,往往超越减肥前的体重标准。在这类减肥失败的女性中,有 2/3 的人会自责节食或绝食没有恒心,而不是自责其节食的方法。急功近利、对减肥期望值过高,是女性常见的负性减肥心理。

由此可见,对肥胖症实施行为治疗的关键在于肥胖者自己控制不良的饮食习惯,靠自己的努力,靠自己的毅力。这一疗法一般可分两步进行:一为对引发肥胖症的行为进行分析与评估;二为制订并实施具体的治疗方案。

2. 肥胖症的行为分析与评估 在进行治疗以前,首先要对与肥胖有关的各种因素进行分析和评估,以便找出产生这种不良饮食习惯的原因所在。这一评估可分为如下几点:

(1) 心理因素:紧张、焦虑、抑郁、烦恼等情绪紊乱都可能引起多食,应当找出导致这些情绪波动的心理原因。当然,肥胖本身就是一个原因。应该劝导肥胖者,经常性地进行自我心理调适,既要勇敢地面对肥胖给生活带来困窘的客观事实,也要勇敢参与各种社会活动,让良好的情绪和健康的心理帮助自己在事业上取得成功,以此来减少人们对自己肥胖的注意力。

(2) 行为因素:分析与患者进食有关的行为活动,找出不良的行为习惯。例如:有人习惯于一面看书一面吃东西,也有人喜欢边走路边吃,这种伴食行为有可能使看书或走路成为进食的条件信号。

(3) 环境因素:有些额外进食是由于环境引起的。有人身边总是摆满糖果、巧克力等食物,由于随手可得,不知不觉就吃了许多。特定的工作条件也可能引起额外进食,例如糕点师、厨师等。另外,成年患者能有一个好的治疗环境十分重要,这包括家庭和睦,心情舒畅,夫妻互相监督,朋友的互相鼓励及医生的正确指导等。青少年肥胖者可以组成互助小组,互相督促、互相帮助。

3. 减肥行为治疗的实施

（1）进食行为和运动的自我监测：包括按日期每天记录食谱、进食时间、数量、自我感觉、运动情况、体重等。可按日期绘制体重曲线图，分析进食、运动和体重之间的关系，不断尝试修正，拟定出适合自己特点的最佳模式。减肥切勿操之过急，世界卫生组织推荐的肥胖治疗方案要求：健康的减肥是指保持每月体重减少 0.5~1kg，每年下降 6~9kg。体重下降太快，会对人体造成损害。

（2）进食行为的矫正：尽量远离食物，把食物储存在看不见和不能随手拿来的地方，控制额外进食，改掉不良的伴食行为或紧张、焦虑时吃东西的毛病。进食切忌狼吞虎咽，做到每一口都要细嚼慢咽。

（3）行为巩固：节制饮食，贵在坚持。开始节食时，由于胃的容积尚未减小，消化酶的分泌仍然保持正常，患者常自觉饥饿感很强，2 周以后随着胃容积的减少，患者的饥饿感及身体的不适感会明显减轻。达到标准体重之后，也不可认为大功告成，大开吃戒。

要特别指出的是对儿童肥胖治疗的特点：①需要父母或直接监护人参与分析评估、实施治疗。要在医生的指导下，制定切实有效的节食办法，使孩子能够接受。实施时，不仅要因势利导，必要时要用一定的强制手段，以渡过初期的饥饿关。②鼓励和督促孩子参加文体活动，每天完成一定的运动量。③可配合代币法，对进食行为的改善予以奖励强化。④肥胖儿童家庭常还有其他人也是肥胖者，饮食习惯大多不够合理，应当调整全家人的饮食习惯，否则患儿的治疗难以坚持。⑤由于儿童易受暗示、模仿性强，周围其他任何环境（如电视广告）条件起着举足轻重的作用。

（二）肥胖症的精神分析治疗

Colleen 等（1983）对 84 例肥胖症患者和 63 名正常体重的人进行精神分析的跟踪研究，时间有 4~7 年不等。研究发现：①精神分析能明显减轻患者的体重，帮助其缓解精神压力并改善人格结构；②治疗肥胖的同时，有助于消除体象蔑视，治疗后自我评价提高。

（三）催眠减肥术

有些肥胖症患者的过食或偏食，可能有着根深蒂固的潜意识的原因，运用催眠法与潜意识对话，并用暗示的语言直接输入所期待的正确信息，以进行根本上的治疗，称为催眠减肥术。如果不拔除潜意识中的心理症结，即便纠正了过食等症状，有朝一日它还会改头换面，东山再起。催眠减肥术的关键在于催眠暗示，这种暗示不是说理论证，而是动机的直接移植，使被催眠者不加分析、判断和思维地予以接受，遵照执行。

在美国得克萨斯州休斯敦的一家医院里，有两位医生曾为 29 名护士进行催眠饮食法减肥。具体做法是：医生与护士面对面坐在椅子上，让护士抬头凝视天花板，并进行深呼吸。当护士被诱导进入催眠状态后，医生暗示："油腻的东西真难吃，而低热量的东西非常可口……"治疗之后，当她们再次进食品店买食物时，再也不想买油腻食品了。第一周催眠结束时，平均每人体重减轻了 1.8kg。显而易见，用这种方法改变人的偏食嗜好，能够自觉自愿、毫无痛苦地达到减肥目的。

催眠减肥术可分以下四个阶段进行：①心理咨询与干预；②催眠易感性测定；③根据来访者的具体情况，编制催眠暗示语；④实施催眠减肥，循序渐进地催眠暗示，最后解除催眠状态。

有关催眠减肥暗示诱导和催眠状态的解除如下所示：

"你已经进入舒适的催眠状态，你现在必须认真倾听我的话，并必须认真去体验，认真去记住。肥胖是人体代谢功能失调的表现，也是吃得过多、缺乏运动的结果。因此，你以后要做到4点：①要遵循'早上吃得饱，中午吃得好，晚上吃得少'的原则，不随意吃零食。②'饿两顿、吃一顿'的减肥方法是不对的，那样会加大胃的负担，造成热量过剩，导致胰岛素分泌增加，造成脂肪的积蓄和堆积。③要细嚼慢咽，养成看别人吃饭的习惯，尽量做到最后一个吃完。④饭后要多活动，不要立即睡觉或看书，没事找事做是最好的减肥方法。只要你充满信心，减肥是很容易的。现在我开始按摩你肥胖的部位，你会感到这些部位逐渐发热，脂肪逐渐燃烧，肌肉逐渐收缩（边轻按摩肥胖部位，边用低沉的语言诱导）。瞧！发热了……比刚才又热了一点，肌肉收缩了……又收缩一点……催眠结束醒来后，你被按摩的部位仍然会发热、收缩。只要你平时留意并仔细体验，这种发热、收缩始终存在。你会一天天、逐渐地瘦下去的……好，你已经瘦了一点。"

实施催眠状态解除时，可用以下诱导语言进行觉醒暗示：

"你已经睡了很长时间了，我要使你从催眠状态下醒来，你醒来以后，头脑会特别清醒，心情会异常舒畅，精力也非常旺盛，全身都感到十分舒服，你现在已经瘦了很多。减肥对你来说已经很容易了。同时，你会把催眠过程中所发生的事忘得一干二净。我现在开始把你唤醒，我在唤醒你时从10倒数到1，10…9…8…，就这样倒数，我每往下数一个数，你就会更清醒一些，你会越来越清醒……越来越清醒，当我倒数到1时，你已经完全清醒了。好，我开始数了，10…9…8……1，好，你现在醒来吧，睁开眼醒来吧。"

如果运用上述方法不能解除，可以再重复一次。仍不奏效，则说明催眠者与被催眠者在催眠过程中已失去了感应关系，转入了自然睡眠状态。但是为了慎重，可对被催眠者继续进行语言暗示："你现在已经从催眠转入了平时的睡眠状态，你就舒舒服服地睡吧……，当你自己醒来时，你也就完全从催眠状态中醒来了……，你醒来后会感到非常非常舒服……，你睡吧。"

催眠减肥可每日1次，或隔日1次，也可以每周1次，一般治疗6～8次即可控制饮食，改变不良的生活习惯。

第四节　损容性皮肤心身疾病

损容性皮肤心身疾病是一类具有较为明显的心理致病因素，能够严重损害人体外貌的心身皮肤病。临床上对这些疾病的治疗往往比较困难，在这些病的心理治疗方面也不够重视。这些病主要包括：银屑病、黄褐斑、酒渣鼻、痤疮、脱发等。

一　银屑病

银屑病（psoriasis）俗称牛皮癣，是一种常见的慢性皮肤病，其特征是在红斑上反复出现多层银白色干燥鳞屑。一般根据临床表现，可分为寻常型、脓疱型、关节病型和红皮病型四种类型。其中以寻常型最为多见，国内报道约占银屑病的94.6%，主要表现为全身性的红色鳞屑性斑块。如果银屑病发生在暴露部位，可影响人体的外貌，进而产生很多心理问题，并受社会环境的影响。有的甚至因此而干扰治疗,对病情的进展和康复产生巨大的影响。虽然寻常型银屑病对人体的健康影响不大,肉体痛苦也比较小,但给本人造成的心理痛苦和精神压力很大,这是影响患者生活质量的关键所在。

(一)银屑病发病的心理因素及机制

银屑病的病因至今尚未确定,学说甚多。在临床上可以观察到心理社会因素与银屑病的发生及病情恶化有一定的相关性。现在已有不少研究认为,本病是一种情绪、躯体、心理素质等因素不同程度协同作用所导致的疾病。国外有资料表明,心理社会因素致病或加剧病情者占银屑病患者的40%~80%(Capta MA,1987)。国内外权威的医学文献都将本病作为典型的心身疾病。

银屑病发生与人格有关,国内多项研究表明,银屑病患者在人格和行为上外向型者居多,在行为上往往表现为争强好胜,有时间紧迫感,遇事容易着急紧张。银屑病的流行病学调查发现,银屑病合并高血压和冠心病的比例比合并其他的内科疾患要多些,这可能提示银屑病与高血压和冠心病均属于同一类心身疾病。还有研究表明,内向伴抑郁和(或)固执的人格结构是患银屑病重要的危险因素之一。如果一个人具有易感人格结构,同时又具有疑病素质和精神质特征,那么他不但易感银屑病,而且皮肤损害较严重。从以上的研究中可以看出,银屑病好发于具有 A 型性格,内向伴抑郁和(或)固执特征的人群,皮肤损害的严重程度与疑病素质、精神质人格有关。

银屑病的发生与社会生活的突发事件所导致的情绪紧张有关。丹麦在一项对245 名银屑病儿童患者的研究中发现,90% 的患者可把社会心理应激视为起病诱因(Capta MA,1987)。苗丹民等采用生活事件量表和SCL-90 对 97 名银屑病患者病前经历的社会生活事件和心理健康水平进行调查,结果发现负性生活事件(主要涉及家庭问题和交往障碍)频数和强度是银屑病发病的重要危险因素。可见负性生活事件通过影响患者病前抑郁、焦虑和恐怖等心理状态水平对银屑病的发病起作用。国内研究还证实,多数银屑病患者处于中等或中等以上的焦虑和抑郁状态,而且焦虑和抑郁与银屑病的发病及病情轻重的关系可互为因果,如果处理不好,可能步入恶性循环。

Arnetz通过标准问卷记分和对尿中肾上腺水平的测定对可能的心理发病机制进行研究,发现当共同暴露于相同的应激情境下,银屑病患者较健康对照组者体验到的心理紧张水平有显著增高。近年来国内研究发现,银屑病患者的交感神经兴奋性和副交感神经张力都明显低于正常人,说明其自主神经功能低下,通过生物反馈放松训练等心理治疗,其自主神经调节功能明显改善的同时,银屑病皮损也明显好转。

从心理学角度上说,人格心理特征与社会生活事件的相互作用对银屑病的发病起重要作用。各种社会生活事件对个体均会造成压力,但由于人格心理特征的不同,承受外界刺激的负荷及恢复到正常水平的能力也不同,故有些人发病而有些人相安无事。心身疾病发病过程的应激理论认为,只有强烈持久的心理应激发生在一个具有脆弱器官个体身上的时候,才可能导致心身疾病,而器官的脆弱和易感性是遗传和环境因素共同作用的结果。当负性情绪造成的影响和自主神经反应达到异常强度时,就可以对脆弱器官的生理功能产生不利影响。银屑病患者的皮肤可以视为这种脆弱器官,负性情绪状态改变了自主神经的活动,通过影响机体的内分泌、代谢及免疫功能等致使皮肤出现银屑病皮肤损害。应用SCL-90 症状自评量表测定银屑病患者的忧郁、焦虑、恐怖、精神病、偏执、强迫症状因子分均高于正常人。此外,有研究者使用 EPQ-RSC(艾森克人格问卷简式量表中国版)对皮肤病患者的调查研究也发现了类似的结论。

(二)银屑病的心理治疗

临床上对银屑病的治疗以内服及外用药为主,各种治疗方法可取得近期疗效,对部分患者不能防止复发。目前,除躯体治疗之外,心理治疗逐渐引起了人们的关注,国内外都有一些取得了良好效果的报告。在国外已有一些用暗示、松弛精神紧张等心理疗法治疗银屑病,结果使患者的皮疹得到缓解。还有报告应用催眠治疗和生物反馈训练等对一些银屑病患者治疗并取得了显著效果(Winchel SA,1988)。国内对银屑病主要的心理治疗,除了通过心理咨询给予解释、教育、支持以外,主要的方法是生物反馈训练,而且取得了良好效果。

二 寻常型痤疮

痤疮(acne)是一种毛囊皮脂腺的慢性炎症,因皮脂量增多或分泌排泄不畅,加之细菌感染所致。常见于 17 ~ 18 岁的青年,亦有早至 10 ~ 13 岁,迟到青春期后或成人发病。损害好发于面部,男多于女。寻常型痤疮(acne vulgarism)是其中最常见的类型。

(一)寻常型痤疮病因及心理因素

发病机制尚不完全清楚。一般认为痤疮是由雄激素的分泌过多引起皮脂溢出和毛囊口内的痤疮棒状杆菌等作用引起炎症所致。遗传因素、情绪紧张和某些化学因子也参与了发病。此外,摄入高糖、高脂饮食,吃辛辣食品及巧克力,饮用烈性酒、可可、咖啡等热性饮料,演员经常使用油彩化妆,消化功能紊乱,便秘,口服避孕药等,都能够促进痤疮的发生和发展。长期服用溴化物、碘化物及糖皮质激素等也可引起痤疮。总之,皮脂腺分泌活动增加、毛囊皮脂腺导管角化过度,细菌感染,内分泌和免疫紊乱是痤疮发生的三个环节。近年来,有研究者通过对痤疮患者的调查研究还发现,该类患者在人格特征及自我体象认知方面皆存在一定的特殊性。

在心身医学文献中,痤疮是由遗传或环境因素决定,但受情绪应激影响的心身皮肤病。情绪紧张等心理因素是通过内分泌紊乱及免疫机制对痤疮发生作用的。潘伯平等(1991)发现,囊肿性痤疮患者生活事件出现率明显高于其他皮肤病患者。随后用自编的生活事件量表及龚耀先修订的艾森克人格问卷(EPQ),对 103 例囊肿性痤疮患者与 105 例手足癣、花斑癣的患者进行对照研究。结果表明,病前经历生活事件者在痤疮组为 84 例(82%),而对照组为 23 例(22%),统计学显示有显著性差异。同时发现囊肿性痤疮患者内向人格较明显,情绪不稳定,容易产生焦虑、抑郁、孤僻、自卑感,对其中 58 例囊肿性痤疮患者的亲朋好友作患者病前人格询问,55 人提供的人格特征与问卷结果相符。

在临床可以观察到部分学生患者在紧张复习考试后发病或病情加重。持续紧张的心理状态对痤疮的发病或病情加重起一定作用。在疾病发生后,由于病变部位特殊,有碍外观,多数患者正处于青春发育期,心理承受能力相对较差,情绪不稳定,一般多急于求治并希望得到较快较好的疗效。在短期的药物治疗未见明显效果或病情复发的情况下,部分患者易产生焦虑、自卑心理,这种心态反过来又促使病情加重。在看书、看电视时常下意识自行挤压、抠挖病损处,长此以往可造成毁容性损害。

（二）寻常型痤疮的心理治疗

一般在 25~30 岁以后逐渐减轻而自愈,也有年过 40 岁而迁延不愈的。临床主要是通过全身和局部的用药治疗,针对起病的三个环节抗炎、抗角化、抑制皮脂分泌。在药物治疗的同时,应对其进行心理治疗,方法是:经常与患者交谈,了解患者的心理状况,调整患者的心理状态。可以通过绘制毛囊皮脂腺结构的草图,向患者形象地解释痤疮的发病机制,讲解有关痤疮的医学知识,指导日常生活的注意事项,使其能够正确对待,解除顾虑。同时提示患者,轻松的情绪和良好的心境有利于病情的恢复好转。对焦虑比较严重的患者,可指导其进行放松训练。

三　黄褐斑

黄褐斑(chloasma,melasma)是主要分布于两颊和前额部位的黄褐色素沉着斑,属于色素障碍性皮肤病。祖国医学称之为黧黑斑、肝斑。

（一）黄褐斑病因及心理因素

黄褐斑的病因理论多种多样,目前尚无定论。临床上可见于妊娠及口服避孕药时发病,似与女性激素代谢有关,但典型的黄褐斑也可见非妊娠及不用避孕药者,且可发于男性,说明其发病原因复杂。中医理论认为,皮肤黧黑斑是因肝气郁结,气滞血瘀所致。在临床上可以观察到大多数患者具有情绪急躁,容易发怒的性格,并常有两肋胀痛,口苦咽干,易出汗,月经不调,经血中有黑色的血块等症状。情志致病学说认为,喜、怒、忧、思、悲、恐、惊等七情超过人体生理活动所能调节的范围,就可以引起体内阴阳气血失调及脏腑功能紊乱,从而导致疾病的发生。如郁怒不解可影响肝的疏泄功能,导致肝郁气滞,使皮肤出现黧黑斑。由此可见,心理、情绪因素在黄褐斑的发病过程中起着不可忽视的作用。

（二）黄褐斑的心理治疗

用中药治疗黄褐斑在一些病例常获显效,如逍遥散、六味地黄丸、金匮肾气丸、桃红四物汤等加减。西药可口服维生素 E、维生素 C、谷胱甘肽等;局部外用各种脱色剂,如氢醌霜、曲酸霜、壬二酸霜等。用药的同时应不断提醒患者平和心境,开阔心胸,遇事不急躁。

此外,要说服患者对黄褐斑的治疗有信心和耐心。有资料表明,对黄褐斑治疗失去信心是黄褐斑久治不愈的重要原因之一。

四　斑秃

斑秃(alopecia aerate)为一种突然发生的局限性斑块状脱发,可发生于身体任何部位,头发全部脱落称全秃,全身毛发均脱落称普秃。

（一）斑秃的病因和发病机制

病因和发病机制尚不完全明了。有人认为,可能是神经精神因素引起毛发生长的暂时性抑制,同时免疫功能失调、内分泌障碍、遗传素质、感染、中毒或其他内脏疾患也可能与之有关。由于本病多在精神创伤后发病,而且精神紧张、压抑、焦虑、抑郁和心理矛盾冲突与病情的严重程度关系密切,故被认为是最典型的心身性皮肤病。

临床发现,只要详细询问病史,绝大多数患者在病前有负性生活事件。曾昭明等对 510 例斑秃患者进行观察,发现该病发病前有明显的精神情绪因素(包括家庭、个人、疾病、工作等方面)者 145 例;病前伴有失眠多梦者 363 例,提示精神因素与斑秃的发病关系密切。巩杰等采用 EPQ 和社会适应状况问卷对 108 例斑秃患者和正常人对照组进行 1∶1 配比对照研究,结果提示内倾人格者发生斑秃的几率是稳定型人格的人 4 倍;具有不稳定型人格的人发生斑秃的几率是稳定型人格的人 3 倍;有心理社会因素的人发生斑秃的几率是无心理社会因素的人 3.33 倍,提示斑秃患者的人格和心理社会因素在斑秃的发病过程中起重要作用。临床观察也发现,斑秃患者的人格表现为内倾、心胸狭窄、自尊心过强,遇到挫折和不公平的待遇时,心情常难以平静,甚至彻夜不眠。

一些研究还从心理生理学方面探索了斑秃的发病机制。Mathero 在性格的神经生理学方面所做的大量研究表明了人格的外倾—内倾与大脑皮质血流之间呈负相关。马蔷薇等将 50 例斑秃患者的脑血流图与对照组比较,有显著性差异,提示斑秃患者头部供血不良。还有一些研究表明,斑秃患者存在免疫功能紊乱。可以推测,社会生活事件能使个体处于紧张状态,但对于人格内倾或不稳定型的个体来说,可能这种紧张反应会更强,由此会导致脑血管紧张度持续增高,头部毛囊供血、供氧相对不足。加之持续紧张的情绪,通过应激机制引起包括内分泌、代谢和免疫功能等的一系列异常改变,于是导致了斑秃的发生。

爱美之心人皆有之,一旦发生斑秃,尤其是青年女性,会因为美好的整体形象遭到破坏而受世人的讥笑和歧视,从而产生强烈的焦虑情绪和沮丧心理,这就进一步导致强烈的心身反应,形成恶性循环,以致久治不愈。

(二)预后及治疗

大多数斑秃可以自愈,数月甚至数年可望康复。少数病例可以反复发作长期不愈,尤其是儿童的全秃痊愈的机会微乎其微。临床治疗主要是用药、理疗、组织疗法等。大多数患者随着负性生活事件的消失,精神心理状态改善,毛发开始从纤细的绒毛渐渐长成白发,最后变成黑发而痊愈。

(三)斑秃的心理治疗

心理治疗主要是了解其发病前后的心理状况,积极寻找引起本病的心理原因,针对性地采用精神上的鼓励、支持、疏导、暗示等疗法。杨丽涵等采用心理疗法治疗 50 例患者,与使用硝基氯苯治疗对照组的疗效相当。其方法是:对患者皮肤损害部位涂搽生理盐水,并与患者一起分析可能的引起发病的精神诱因,给予耐心的心理疏导,解除患者焦虑不安的情绪。

五 雄激素源性脱发

雄激素源性脱发(androgenetic alopecia)也称男性型脱发(male pattern alopecia),为头皮毛发从粗长毛渐变为毳毛的渐进过程,表现为头发密度减少。多见于男性,常在 20~30 岁发病。

(一)雄激素源性脱发的病因及心理因素

本病的发生原因可能与遗传、雄激素和心理社会因素有关。王学民等用社会再适应评定量表(SRRS)、抑郁自评量表(SDS)和焦虑自评量表(SAS)对 209 例雄激素源性脱发患者进行观察,SRRS 评定结果显示,心理社会因素的刺激不是雄激素源性脱发的主要原因;SDS、SAS 评定结果提示,患者处于严重的抑郁和焦虑中,主要表现为容易疲倦、睡眠障碍、易激惹、乏力、头痛及噩梦等症状。因为本病有影响容貌的特征,可严重影响患者的工作、学习和社交活动,给患者造成很大的精神压力,这种压力使患者的内分泌紊乱难以纠正,并加重病情,形成恶性循环。

(二)雄激素源性脱发的心理治疗

本病一般可以不必用药,同时要避免过多的洗涤。在治疗时,主要是采取积极措施纠正患者心理障碍,向患者充分解释本病可能的发病机制,鼓励患者树立信心,解除患者的思想负担,使其能坦然面对疾病,逐渐消除抑郁和焦虑,稳定情绪,恢复心理平衡。

六 休止期脱发

头发的生长和替换并非连续不断,而是各毛囊独立呈现周期性变化。这个周期又可分三期:生长期约 3~7 年、退行期约 2~4 周、休止期约 3~4 个月。休止期脱发(telogen alopecia)即正常的头发提前进入休止期,过早和过多地脱落,脱发呈弥漫性。

(一)休止期脱发的病因及心理因素

休止期脱发常见的原因,除机械性过度牵引、休克、出血、妇女产后、发热、药物等因素所致外,精神刺激在发病中占很大的成分。这些因素影响了毛发正常的生长周期,促使生长期毛发过早地进入退行期和休止期。此过程中毛囊本身无炎症或其他病变存在。

由于在重大精神创伤后或精神过度紧张时期,往往会有头发过多地弥漫性脱落,故有人提出精神性脱发的病名。其发生原因可能是因强烈而持续的心理压力作用,人体交感神经处于过度的兴奋状态,使立毛肌及毛囊周围的微血管持续收缩,使毛发的营养供给受到限制,造成了毛囊营养不良;同时精神紧张也可引起出汗过多和皮脂分泌增加,产生严重的头垢,使毛发的生态环境质量降低,这些原因的综合作用,促使头发大量脱落。

(二)休止期脱发的心理治疗

本病治疗的关键在于寻找真正的发病原因。精神创伤性刺激造成的脱发,可通过心理疏导、暗示等方法治疗,使患者改善情绪,松弛精神,同时加强营养,可促使头发尽快再生。

（黄高敏　闫润虎　陈舒巍）

参 考 文 献

[1] 何伦.美容心理学[M].北京:人民卫生出版社,2007.

[2] 石川中.心身医学入门[M].姜天正,译.北京:人民卫生出版社,1986.

[3] 王金道.临床疾病心理学[M].北京:北京师范大学出版社,1994.

[4] 陈青萍.现代临床心理学[M].北京:中国社会科学出版社,2004.

[5] 侯在恩.美容实用心理学[M].北京:人民军医出版社,2008.

[6] 冯凭.肥胖病、厌食症与贪食症[M].天津:天津科技翻译出版公司,1996.

[7] 朱智明,俞金龙.肥胖症的最新治疗[M].北京:人民军医出版社,2007.

[8] 裴海成,刘志民,邱明才.实用肥胖病治疗学[M].北京:人民军医出版社,2006.

[9] Colleen S. W. Rand,et al. Obesity and psychoanalysis treatment and four-year Follow-up [J]. Am J Psychiatry, 1983,140(9):1140-1144.

[10] 陈春明,孔灵芝.中国成人超重和肥胖症预防控制指南[M].北京:人民卫生出版社,2006.

[11] 翁维良,焦东海.实用中西医结合肥胖病学[M].北京:学苑出版社,1997

[12] 陈舒巍.皮肤病患者躯体变形障碍研究[D].南京:东南大学硕士学位论文.2010.

[13] 欧阳恒,杨志波.银屑病的诊断与治疗[M].北京:人民军医出版社,2001.

[14] 刘世敏,佘志清.脱发的中西医治疗[M].上海:上海中医药大学出版社,2002.

[15] Horne R. H,Van Vactor JC,Emerson S. Disturbed body image in patients with eating disorders[J]. Am J Psychiatry,1991,148(2):211-215.

第十章 | 美容临床心理评估与诊断

　　美容医学的根本目的是通过修复、重塑人体形态,使受术者对自身形象满意,所以美容医学的判断很大程度上是一种美学的判断。但是从最根本的意义上来说,美容医学的判断还必须是心理学的判断。也就是对求美者的心理状态做出正确的分析。哪些求美者的心理状态正常,可以接受手术,哪些存在严重的心理问题,不能实施手术。不然的话,哪怕手术做得再成功,结果或许仍然令人失望,当然,是求美者主观上的失望。天津市整形外科医院曾与医科大学联合开展的一项问卷调查显示:40%~50%的整容者心理不健全,个别人甚至美容成瘾。同时有些研究证实,即使是心理正常的美容受术者,术后许多年仍可发生各种心理障碍或心理疾病,说明这些人在要求手术时已存在潜在的心理障碍。

第一节　美容临床心理诊断的概念和意义

一　心理诊断的概念

　　心理诊断(psychodiagnosis)是由瑞士精神病学家罗夏(Rorschach)在 1921 年出版的《心理诊断》一书中提出的。当时这一概念专用于精神病领域,后来很快从医学领域延伸到了临床心理学领域,把测量成人与儿童智力水平、人格倾向、情绪状态、兴趣爱好、能力水平,以及测量各种偏离常模行为的工作都纳入了心理诊断的范畴。

　　根据对象和任务的不同,心理诊断的概念有广义和狭义之分。广义的心理诊断是指临床心理学中心理问题与心理障碍的诊断,临床精神病学的辅助诊断、医学教育网搜集整理疗效和预后评估问题。狭义的心理诊断专指临床心理学中各类心理紊乱的定性区分与评估。同疾病诊断一样,心理诊断不可能一次完成,而是一个过程。因此,近年来临床心理学上又提出了"心理评估"的概念。心理评估是指应用多种方法获得信息,对个体某一心理现象作全面、系统和深入的客观描述的过程。心理诊断与心理评估这两个概念的内涵尽管在某些方面是一致的,在没有特别强调的情况下可以通用,但两者并非完全相同:心理诊断强调的是结果和确定性,是一个相对静止和孤立的概念;而心理评估强调的是过程,是一个侧重联系和变化的概念。心理诊断的定义很多,不同学者从不同角度分析了心理诊断的实质。一般认为,心理诊断是以心理学的方法和工具为主,对个体或群体的心理状态、行为偏移或障碍进行描述、分类、鉴别与评估的过程。总的来说,心理诊断是运用心理学的方法和技巧,对人们的心理状态、心理差异及行为表现进行评估,并确定其性质和程度的过程。

心理诊断的方法有:观察法、会谈法、个案法、测验法等。测验法是心理诊断中使用较多、技术性较强的诊断方法。

二　美容临床心理诊断的意义

"诊断"是医学上常用的一个术语,目的是要对患者的病情做出性质和程度的判定。心理诊断则是对个体的心理行为做出诊断。美容心理诊断是对美容受术者的心理特点和是否存在心理问题进行评判。美容医学在诊断、治疗中有其特殊性,所面对的患者是除精神医学以外,涉及心理问题最多的临床医学。因此,美容心理诊断是美容医学的重要组成部分,是心理咨询和治疗的重要前提和依据,为判定心理治疗的效果提供了客观依据。

Ohjimi(1988)认为,精神心理学在美容医学中,起着十分重要的作用。具体表现在心理诊断与心理治疗两个方面。就美容心理诊断而言,对美容医学的意义如下:

(一)鉴定和筛选患者

存在一定程度心理障碍的患者能否进行手术,这是一个十分棘手的问题。没有精神心理专家的参与,美容医生很难做出恰当的选择。Ohjimi(1988)等与精神科医生合作．对要求美容整形的患者进行了心理评估(表10-1)。精神心理学家根据患者的心理状况,在25名患者中排除了包括正常人在内的13人,认为他们不宜做手术(表10-2)。精神分裂症和精神发育迟滞者自然被排除在外,有些正常人也被排除在外的原因是他们对手术的期望值过高或有其他方面的心理问题。求美者往往都是带着很大的期望而来,将要达到一个怎样的效果,在其心目中已经有了一个概念。但手术没有他们所想象的那样简单,效果也没有他们想象的完美,所以求美者期望值越高,就越容易失望,严重的可能引起纠纷。通过心理干预,让求美者降低过高的期望值,产生与实际相符的期望值。对容易将事情看得理想化的自恋型求美者,尤其需要加强心理疏导。

表10-1　美容患者的心理障碍人数(n=25)

心理障碍种类	男性	女性	总数	心理障碍种类	男性	女性	总数
体象障碍	4	1	5	精神发育迟滞	1	0	1
人格障碍	3	2	5	神经症	3	4	7
精神分裂症	0	1	1	正常	4	2	6

表10-2　决定和排除手术的心理障碍患者数(n=25)

心理障碍种类	手术	非手术	心理障碍种类	手术	非手术
体象障碍	2	3	精神发育迟滞	0	1
人格障碍	4	1	神经症	4	3
精神分裂症	0	1	正常	2	4
合计	12	13			

容貌缺陷的患者常伴有一些心理障碍,轻者通过手术治疗,心理问题常常会自行消失。但倘若存在较严重的心理障碍,再成功的手术也达不到患者的要求,还有可能造成医疗纠纷,这类教训并不少见。因此,在实施美容手术前,进行有效的心理诊断,以排除严重的心理障碍是

十分必要的。

（二）对患者进行针对性的心理护理

希波克拉底说过"了解患者是什么样的人，比了解患者患什么病更重要。"这就是说，要了解患者的心理活动和人格特征。单靠手术治疗而忽视求美者的心理因素是不能做好美容医疗工作的，这一点对美容医师来说尤为重要。对有心理障碍的患者要进行心理治疗和护理，而心理护理与治疗的关键在于对患者心理状态、动机、需要、人格特征等心理要素的把握，心理诊断的目的就是要收集这些资料，以便准确地了解求美者的心理，并对患者做出相应的心理护理或治疗的方案。整容热潮归根到底还是女性自卑、依附心理在作祟。不少美容医生深刻体会到对美容受术者心理与人格的把握，远比对其缺陷的了解要重要。所以，要从根本上满足其美容愿望，心理疏导比手术刀更有效。一个只会用手术刀而不懂求美者心理的医生不是一个称职的美容医生。在这个过程中，需要医生对他们进行积极的引导和心理干预，使他们端正求美心态，配合适当的手术，朝着健康的方向发展。但是纠正心理偏差远比矫正形体要难得多。这就为取得满意的美容效果增加了难度。

第二节　美容临床心理诊断的方法

一　美容临床心理诊断的方法

（一）会谈法

会谈法又称为"交谈法"、"晤谈法"。其基本形式是一种面对面的语言交流，是心理诊断中最常用的一种基本方法。会谈可按诊断要求，编制会谈提纲或问题表。在会谈时，让患者按要求回答，也可以不拘泥于问题格式或顺序与患者自由交谈。通过与当事人（或其亲属、朋友、同事等）交谈，了解当事人心理异常的情况及产生原因，以达到诊断的目的，故又称诊断性会谈。会谈的方式有三种：标准化会谈、半标准化会谈和非标准化会谈。

1. **标准化会谈**　又称结构式会谈或控制式会谈。根据各类心理咨询所要了解的主要问题，事先规定会谈内容，设计好对当事人的提问以及每个问题所要达到的目的。这种会谈的谈话内容有所限定，效率较高。

2. **半标准化会谈**　又称半结构会谈或半控制会谈。其特点是事先准备好各种问题提纲，但又不拘泥于会谈的固定方式和程序，根据每一位当事人的具体情况，提出相应的问题，这是最适合美容心理诊断的会谈方法。

3. **非标准化会谈**　又称非结构式会谈或无控制式会谈。该方法的特点是谈话是开放式的，以自由交谈方式进行，气氛比较轻松，容易取得患者的积极配合并让患者自由地表现自己，从而了解患者的心理活动。这种会谈并不是没有目的的随意交谈，而是目的更为隐蔽，因此，此方法较难掌握。

会谈是一种互动的过程。在会谈中，评估者起主导和决定性的作用。因此，评估者掌握和正确使用会谈技术是十分重要的。会谈技术包括言语沟通和非言语沟通（如表情、姿态等）两方面。言语的沟通包含了说和听，听有时比说更重要。耐心地倾听被评估者的表述，抓住问题的每一细节，综合地分析和判断是对评估者的基本要求。听的过程同时也是观察的过程。在非言语的沟通中，可以通过微笑、点头、注视、身体前倾等表情和姿势表达对被评估者的接受、肯定、关注、鼓励等思想感情。这些都能传送词语以外的信息，在心理评估时有一定的意义。

(二)观察法

观察法是在自然条件下有目的、有计划地观察被观察者的外显行为表现,如语言、表情、姿态、动作、睡眠以及内部体验反应。然后根据观察结果,研究或了解个体心理状况和活动规律,做出判断的一种方法。

观察法可分为自然观察法与控制观察法两种形式。前者指在自然情境中(如家庭、学校或工作环境),被评估者的行为不受观察者干扰,按照其本来方式和目标进行活动所得到的观察。后者指在经过预先设置的情境中所进行的观察。观察法的优点是材料比较真实和客观,不足之处是观察法得到的只是外显行为,不易重复,观察结果的有效性还取决于观察者的洞察能力、分析综合能力等。在观察中观察者要有一定的基础知识,能从文化背景和社会风俗中来观察行为和理解其意义;要有一定的专业知识和经验,异于同不同的人进行交往以取得有用的资料。

(三)个案法

个案法主要依靠收集被评估者的有关资料,综合分析被评估者心理障碍的表现及其病理机制和原因,对疾病做出诊断。资料的来源包括被评估者自己提供的,也包括有关人员如亲属、同事、朋友等提供的资料。进一步查清患者心理、生理变化,做出疾病诊断,包括患者身份、文化程度、经济状况、社会地位、求医原因、人格特征、患者既往史、婚姻及家庭情况、人际关系情况等。掌握这些情况并进行仔细认真地分析,提出简要的诊断意见。

(四)心理测验法

心理测验法是心理诊断中使用较多、技术性较强的诊断方法,是依据一定的法则用数量化手段,如各种量表对心理现象或行为加以确定和测定。

心理测验(psychological test)是以一些经过选择和加以组织的,并可以反映人们一定心理特点的刺激,如问卷、图片、物品等,让受试者做出反应。随后将这些反应数量化以确定其心理活动水平的心理测量技术。让受试者做出反应就是进行实验。用来比较差异程度的标准叫常模(nom)。常模是经过大量取样、提炼后制定出来的,这个过程称为测验的标准化。信度和效度是衡量一个量表品质的客观指标。信度(reliability)是指量表的可靠性,表明本身的稳定性和可重复性。在同样条件下,同一受试者两次测验的结果一致,说明量表的性能稳定,可靠性强。反之则不稳定,可靠性差。效度(validity)是指量表的有效性,表明量表的真实性和准确性。

二 常用的美容临床心理测验方法

心理测验的种类繁多,各种心理测验量表有数千种,按测验的目的,可分为智力测验、人格测验、诊断测验和特殊能力测验。按测验的方法来分,可分为问卷法、操作法和投射法。常用的美容心理测验的方法有人格测验和情绪评定。

(一)人格测验

1. 明尼苏达多相人格调查(Minnesota multiphase personality inventory, MMPI) 明尼苏达多相人格调查表是由美国明尼苏达大学的心理学家哈撒伟(Hathaway)和精神科医生麦肯利(McKinley)根据临床需要于1943年编制而成的。其目的是为了判别精神病患者和正常者。是世界上广泛运用的人格量表之一。我国已于1981年由中国科学院心理研究所宋维真教授主持,对此量表进行了修订,并取得了中国人的常模。我国修订后的明尼苏达多相人格调查表包括了 566 个自我陈述式题目,涉及四大方面的 26 个问题(表 10-3)。张建新、宋维真等于1992 年开始了中文 MMPI-2 的修订工作。MMPI-2 较之于 MMPI 有了若干方面的变化,效度量表增加到 7 个,重新构建了 15 个内容量表,同时在 MMPI-2 中采用了一致性 T 分和新的常模。在这里只介绍原量表。

表 10-3　MMPI 内容分类(括号内为项目数)

1	一般健康状况	(9)	14	性的态度	(16)
2	一般神经学方面状况	(19)	15	宗教态度	(9)
3	脑神经	(11)	16	政治、法律秩序	(46)
4	运动与协调	(6)	17	社会态度	(72)
5	敏感性	(5)	18	情感(压抑的)	(32)
6	血管舒张、营养、内分泌	(10)	19	情感(狂躁的)	(24)
7	心与肺功能	(5)	20	强迫状态	(15)
8	消化系统	(11)	21	妄想、错觉、疑虑	(31)
9	泌尿生殖系统	(5)	22	病态的恐惧	(29)
10	习惯	(19)	23	施虐狂、受虐狂	(7)
11	家庭及婚姻	(26)	24	道德	(33)
12	职业关系	(18)	25	男/女性	(55)
13	教育关系	(12)	26	把自己摆在不受欢迎的地位	(15)

(1) 临床量表

量表 1:疑病(HS),样本组是一些对自己的身体健康过分关心的人。

量表 2:抑郁(D),样本组是一些有抑郁症状的人。

量表 3:癔症(Hy),样本组大多数为转换性障碍,即是将心理问题转换成了身体障碍。

量表 4:病理性偏离(Pd),指不顾社会习惯和习俗、不能吸取经验教训和处罚而重复同样问题,与人的关系和情感肤浅(特别是在性和感情方面)。样本组的症状不一,但有一些共同特点,如偷窃、说谎、怠情、性乱、酗酒、伪造和类似的违法,但无重大犯罪案件。

量表 5:男性化/女性化(MF),原来是想收集一些同性恋者,结果失败,只有一组"假同性恋"者。如男性往往有女性情绪,表现在他们的价值、态度和兴趣中,在表情和言语风度中,以及性关系中。

量表 6:偏执(Pa),样本组大多数诊断为偏执状态、偏执性精神分裂症。症状有牵连观念,被害妄想,夸大妄想;轻一些的症状是猜疑、人际敏感、观点态度僵硬。

量表 7:精神衰弱(Pt),这群人思维特点为过于狐疑、强迫及不合理的恐惧。

量表 8:精神分裂症(Sc),样本组为精神分裂症的一些亚型患者,大多数表现为不自然、淡漠、无情,其他表现像遥远不能接近,把自己局限在一圈子里,有不同程度的妄想、幻觉、刻板动作。

量表 9:躁狂(Ma),样本组诊断确定,症状典型,躁狂的核心症状包括情绪高扬和不稳定,精神运动兴奋和观念飘忽。

量表 10:社会内-外向(Si),将思维(T)、社会(S)和情绪(E)三方面按 Jung 分别内外向的标准来区别内向和外向。内向的人倾向由客观的和外在的情况来管理自己,内向者反应方向是向内的,外向者的反应方向是朝着客观、向外的;内向者是从社会接触和责任中退回来,外向者从寻找社会接触和依赖它们来得到满足。

(2) 效度量表

L　掩饰量表,评定对此调查的态度,高 L 分反映有防御、天真、道德主义、道德僵化。

F　稀少回答,测量任意回答的倾向。

K　校正装好和装坏的量表,有些临床量表要加一定的 K 分,校正装好与装坏的倾向。

?　不能回答。有 10 个以上的条目不能回答时,要求填表者重新审查回答,作补答。

2. 艾森克人格问卷(Essence Personality Questionaire,EPQ)　是英国伦敦大学心理系和精神病研究所教授艾森克(Essence)于 1952 年编制的,目前是国际上广泛采用的人格量表之一。分儿童和成人两种。儿童问卷适用于 7～15 岁的少年儿童,问卷中共有 81 题。成人问卷适用于 16 岁以上的成年人,问卷中有 90 题。

EPQ(成人)条目举例:

(1) 你是否有许多不同的业余爱好? ……是,否

(3) 你的心境是否常有起伏? ……是,否

(24) 你常有厌倦之感吗? ……是,否

(78) 你能克制自己不对他人无礼吗? ……是,否

(98) 你是否对某些事物容易冒火? ……是,否

我国修订的成人问卷有龚耀先教授和陈仲庚教授修订的 2 种。EPQ 是一种自我测验,即在测验时让被试者根据自己的情况来回答问卷中的试题。然后分别纳入四个量表(即 E、N、P、L)统计得分。这 4 个量表的名称如下:①E 量表:测内外向。高分者人格外倾、好交际、易冲动、渴望刺激和冒险。低分者人格内倾、好静、喜内省、不喜欢刺激、交际,生活有序。②N 量表:测情绪稳定性或神经质。高分者情绪不稳定、神经过敏、常焦虑、抑郁、情绪多变而反应强烈。低分者情绪稳定,反应缓慢、情绪调控力强、稳重、和善。③P 量表:测精神质。高分者孤独、不关心他人、缺乏同情心、易寻衅,有可能发展至精神病。④L 量表:效度量表。测量被试者的自我掩饰、假托或隐蔽,或测定其社会朴实幼稚的水平。

艾森克认为,内外倾向、情绪性和心理变态倾向是决定人格的三个基本要素。人们在这三个维度的不同倾向和表现程度便构成了彼此各异的人格特征。EPQ 是我国临床应用最为广泛的人格测验,与卡特尔 16 项人格因素问卷、明尼苏达多项人格调查表(MMPI)相比,EPQ 项目较少,实施简便,人格维度概念清楚,容易解释,因而在临床评估、科研和其他领域中得到广泛应用。我国修订的 EPQ 有多种版本。

3. 卡特尔 16 种个性问卷(Cattell 16 personality factors inventory,16PF)　是美国人格心理学家卡特尔(RB Cattell)编制的。卡特尔经过数年观察和实验编制完成的,目前在心理学界得到广泛应用。16PF 于 1947 年发表,但在这之前卡特尔教授已做了近 10 年的实验研究。卡特尔重要贡献之一是将因素分析的数理统计学方法应用于人格测验。他从词典、心理学文献和精神病学文献,以及日常用语中收集了描述人类个性特点的词汇 4500 多个,透过同义词的分析,整理出 171 个表示人格的最基本用语,然后根据这些词的相互关系,分成 42 组,称为人格的表面特质。表面特质直接与环境相联系,在外部行为中表现。卡特尔及同事在约几十年时间里对不同年龄、职业、文化背景的人进行了大量的测量,发现了 20 种基本的特质,最先用 A、B、C、D、E 等命名,后来又收集到更多的证据。他对表现特质进行因素分析,得出十几个隐蔽在表现特质后面的根源特质,卡特尔认为,只要测量出 16 个根源特性在人身上的表现程度,就

能知道他的人格,据此,他编制了《16 种个性因素测验》。卡特尔的人格理论是特质论。他将特质看作是建造人格的砖块,并认为根源特质乃是人格的元素,经过多年研究确定了 16 个人格特征(表 10-4)。通过 16 种因素就可以了解人的人格。他将 16 种因素在某些情况下可能产生的表现编成 16 个组,每组问卷包括十几个问题,每个问题有三种答案供选择。测验后根据统计处理、因素分析,得出被试者的人格特征。人格特质理论认为,特质的多少与组合的不同,形成了个体人格之间的千差万别。我国采用的是美籍华人学者刘永和与 Meredith 合作的 A、B 卷本的修订合成本。1981 年,辽宁教育科学研究所的李绍衣在此基础上再次进行了修订。内容包括 187 个项目。

表 10-4　16 种人格因素的名称与特征

因素	名称	低分者特征	高分者特征
A	乐群性	缄默、孤独、冷淡	乐群、外向、热情
B	聪慧性	迟钝、浅薄、抽象思考能力弱	聪慧、富有才识、善于抽象思考
C	稳定性	情绪激动、易烦恼	情绪稳定、成熟、能面对现实
E	特强性	谦虚、顺从、通融、恭顺	好强、固执、独立
F	兴奋性	严肃审慎、冷静寡言	轻松兴奋、随遇而安
G	有恒性	权宜敷衍、缺乏奉公守法精神	有恒负责、做事尽职
H	敢为性	畏缩退却、缺乏自信	冒险敢为、少有顾虑
I	敏感性	理智、着重实际、自恃其力	敏感、感情用事
L	怀疑性	信赖随和、易与人相处	怀疑、刚愎、固执己见
M	幻想性	现实、合乎成规、力求妥善合理	幻想、狂放不羁
N	世故性	坦率、直率、天真	精明能干、世故
O	忧患性	安详沉着、有自信心	忧虑抑郁、烦恼多端
Q_1	实验性	保守、服从传统	自由、批评激进、不拘泥于成规
Q_2	独立性	依赖、随群附众	自主、自强、当机立断
Q_3	自律性	矛盾冲突、不明大体	知己知彼、自律严谨
Q_4	紧张性	心平气和	紧张困扰、激动挣扎

(二)情绪评定

1. 抑郁自评量表(self-rating depression scale,SDS)　是根据 Zung 于 1965 年编制抑郁量表演变而来的 20 个项目的 4 级评分的自评量表。能全面、准确、迅速地反映被试抑郁状态的有关症状及其严重程度和变化。主要评定症状出现的频度,其标准为:1-没有或很少时间;2-小部分时间;3-相当多时间;4-绝大部分时间。20 个项目中,2、5、6、11、12、14、16、17、18、20 项是反向计算。抑郁自评量表包含:①精神性-情感症状(2 个项目);②躯体性障碍(8 个项目);③精神运动型障碍(2 个项目);④抑郁的心理障碍(8 个项目)。结果分析:20 项得分相加为粗分(X);标准分(Y)=1.25X(取正数)。本测验为短程自评量表,操作方便,容易掌握,不受年龄、性别、经济状况等因素影响,应用范围颇广,适用于各种职业、文化阶层及年龄段的正常人或各类精神患者。包括青少年患者、老年患者和神经症患者,也特别适用于综合医院以早期发现抑郁症患者。

姓名_____性别_____年龄_____出生日期_____年级_____
请仔细阅读每一条,把意思弄明白,然后根据您最近一星期的实际情况,选择最适合您的答案(1. 没有或很少时间 2. 小部分时间 3. 相当多时间 4. 绝大部分或全部时间)。

1. 我觉得闷闷不乐,情绪低沉 1 2 3 4
2. 我觉得一天之中早晨最好 1 2 3 4
3. 我一阵阵哭出来或觉得想哭 1 2 3 4
4. 我晚上睡眠不好 1 2 3 4
5. 我吃得跟平常一样多 1 2 3 4
6. 我与异性密切接触时和以往一样感到愉快 1 2 3 4
7. 我发觉我的体重下降 1 2 3 4
8. 我有便秘的苦恼 1 2 3 4
9. 我心跳比平时快 1 2 3 4
10. 我无缘无故地感到疲乏 1 2 3 4
11. 我的头脑跟平常一样清楚 1 2 3 4
12. 我觉得经常做的事情并没有困难 1 2 3 4
13. 我觉得不安而平静不下来 1 2 3 4
14. 我对将来抱有希望 1 2 3 4
15. 我比平常容易生气激动 1 2 3 4
16. 我觉得作出决定是容易的 1 2 3 4
17. 我觉得自己是个有用的人,有人需要我 1 2 3 4
18. 我的生活过得很有意思 1 2 3 4
19. 我认为如果我死了别人会生活得好些 1 2 3 4
20. 我平常感兴趣的事我仍然照样感兴趣 1 2 3 4

1、3、4、7、8、9、10、13、15、19、20题,选"1"记1分,选"2"记2分,选"3"记3分,选"4"记4分。2、5、6、11、12、14、16、17、18题,选"1"记4分,选"2"记3分,选"3"记2分,选"4"记1分。

抑郁严重度 = 各条目累计总分/80

结果:0.5分以下者为无抑郁;0.5～0.59分为轻微至轻度抑郁;0.6～0.69分为中至重度;0.7分以上为重度抑郁。

2. 焦虑自评量表(self-rating anxiety scale, SAS) 是根据 Zung 于 1971 年编制的抑郁量表演变而来的 20 个项目的 4 级评分的自评量表(表 10-5),主要评定焦虑的症状出现的频度和患者的主观感受。SAS 是一种分析患者主观症状的相当简便的临床工具,它能够较为准确地反映有焦虑倾向的精神病患和普通人的主观感受。SAS 测量的是最近一周内的症状水平,评分不受年龄、性别、经济状况等因素的影响,但如果应试者文化程度较低或智力水平较差则不能进行自评。近年来,SAS 已作为咨询门诊中了解焦虑症状的一种自评工具,有非常广泛的适用性。无论量表的构造形式还是具体的评定办法,都与抑郁自评量表十分相似。它也是一个含有 20 个项目,分为 4 级评分的自评量表,用于评出焦虑患者的主观感受。

(1) 项目、定义和评分标准:SAS 采用 4 级评分,主要评定项目所定义的症状出现的频度,其标准为:"1"没有或很少时间;"2"小部分时间;"3"相当多的时间;"4"绝大部分或全部时间(其中"1"、"2"、"3"、"4"均指计分分数)。

(2) SAS 的主要统计指标为总分。在由自评者评定结束后,将 20 个项目的各个得分相加即得,再乘以 1.25 以后取得整数部分,就得到标准分。也可以查"粗分标准分换算表"作相同的转换。标准分越高,症状越严重。

表 10-5 焦虑自评量表

填表注意事项:下面有二十条文字(括号中为症状名称),请仔细阅读每一条,把意思弄明白,每一条文字后有四级评分,表示:没有或偶尔;有时;经常;总是如此。然后根据您最近一星期的实际情况,在分数栏1~4分适当的分数下画"√"。

项目				
1. 我觉得比平时容易紧张和着急(焦虑)	1	2	3	4
2. 我无缘无故地感到害怕(害怕)	1	2	3	4
3. 我容易心里烦乱或觉得惊恐(惊恐)	1	2	3	4
4. 我觉得我可能将要发疯(发疯感)	1	2	3	4
5. 我觉得一切都很好,也不会发生什么不幸(不幸预感)	4	3	2	1
6. 我手脚发抖打战(手足颤抖)	1	2	3	4
7. 我因为头痛、颈痛和背痛而苦恼(躯体疼痛)	1	2	3	4
8. 我感觉容易衰弱和疲乏(乏力)	1	2	3	4
9. 我觉得心平气和,并且容易安静坐着(静坐不能)	4	3	2	1
10. 我觉得心跳得快(心悸)	1	2	3	4
11. 我因为一阵阵头晕而苦恼(头昏)	1	2	3	4
12. 我有晕倒发作,或觉得要晕倒似的(晕厥感)	1	2	3	4
13. 我呼气吸气都感到很容易(呼吸困难)	4	3	2	1
14. 我手脚麻木和刺痛(手足刺痛)	1	2	3	4
15. 我因胃痛和消化不良而苦恼(胃痛或消化不良)	1	2	3	4
16. 我常常要小便(尿意频数)	1	2	3	4
17. 我的手常常是干燥温暖的(多汗)	4	3	2	1
18. 我脸红发热(面部潮红)	1	2	3	4
19. 我容易入睡并且一夜睡得很好(睡眠障碍)	4	3	2	1
20. 我做噩梦(噩梦)	1	2	3	4

结果	1. 原始分		2. 标准分	

SAS 的 20 个项目中,第 5,9,13,17,19 条,此 5 个项目的计分,必须反向计算。应用评价 SAS 是一种相当简便的分析主观焦虑占感觉的临床工具。作者对 6 例神经症患者 SAS 评定,结果表明其效度相当高。能较准确地反映有焦虑倾向的精神病患者的主观感受。焦虑是心理咨询门诊中较常见的一种情绪障碍,SAS 已成为心理咨询门诊中了解焦虑症状的一种效度高、方法简便、易于分析的可取的评定手段之一。

3. 症状自评量表(SCL-90) 也称为综合情绪自评量表(the self-report symptom inventory)、90 项症状清单(symptoms checklist-90)。症状自评量表(symptom checklist 90,简称 SCL-90)由 LR Derogatis 于 1975 年编制,含 90 个项目,每项 5 级评分。《症状自评量表-SCL90》(表 10-6)是世界上最著名的心理健康测试量表之一,是当前使用最为广泛的精神障碍和心理疾病门诊检查量表,对有心理症状(即有可能处于心理障碍或心理障碍边缘)的人有良好的区分能力。适用于测查某人群中那些人可能有心理障碍、某人可能有何种心理障碍及其严重程度如何。可用于临床上检查是否存在身心疾病,各大医院大都要使用本测验诊断患者的心理和精神问题。本测验不仅可以自我测查,也可以对他人(如其行为异常,有患精神或心理疾病的可能)进行核查,假如发现得分较高,则表明急需治疗。

表 10-6　症状自评量表（SCL-90）

注意：以下列出了有些人可能会有的问题，请仔细阅读每一条，独立的、不受任何人影响地自我评定，每次评定一般在 20 分钟内完成。一般根据最近一星期以内下述情况影响你的实际感觉，在测试题的五个选项中选择适合你的选项。

	没有	很轻	中等	偏重	严重

1. 头痛
2. 严重神经过敏，心神不定。
3. 头脑中有不必要的想法或字句盘旋。
4. 头晕或昏倒
5. 对异性的兴趣减退
6. 对旁人责备求全
7. 感到别人能控制你的思想
8. 责怪别人制造麻烦
9. 忘记性大
10. 担心自己的衣饰整齐及仪态的端庄
11. 容易烦恼和激动
12. 胸痛
13. 害怕空旷的场所或街道
14. 感到自己精力下降，活动减慢
15. 想结束自己的生命
16. 听到旁人听不到的声音
17. 发抖
18. 感到大多数人都不可信任
19. 胃口不好
20. 容易哭泣
21. 同异性相处时感到害羞不自在
22. 感到受骗，中了圈套或有人想抓你
23. 无缘无故地感觉到害怕
24. 自己不能控制的大发脾气
25. 怕单独出门
26. 经常责怪自己
27. 腰痛
28. 感到难以完成任务
29. 感到孤独
30. 感到苦闷
31. 过分担忧
32. 对事物不感兴趣
33. 感到害怕
34. 你的感情容易受到伤害
35. 旁人能知道你私下的想法
36. 感到别人不理解你、不同情你
37. 感到人们对你不友好，不喜欢你
38. 做事情必须做得很慢以保证做正确
39. 心跳得厉害
40. 恶心或胃不舒服

	没有	很轻	中等	偏重	严重
41. 感到比不上别人					
42. 肌肉酸痛					
43. 感到有人在监视你、谈论你					
44. 难以入睡					
45. 做事必须反复检查					
46. 难以作出决定					
47. 怕乘电车、公共汽车、地铁或火车					
48. 呼吸困难					
49. 一阵阵发冷或发热					
50. 因为感到害怕而避开某些东西、场合或活动					
51. 脑子变空了					
52. 身体发麻或刺痛					
53. 后来有梗塞感					
54. 感到前途没有希望					
55. 不能集中注意力					
56. 感到身体的某一部分软弱无力					
57. 感到紧张或容易紧张					
58. 感到手或脚发重					
59. 感到死亡的事					
60. 吃得太多					
61. 当别人看着你或谈论你时感到不自在					
62. 有一些属于你自己的看法					
63. 有想打人或伤害他人的冲动					
64. 醒得太早					
65. 必须反复洗手、点数目或触摸某些东西					
66. 睡得不稳不深					
67. 有想摔坏或破坏东西的冲动					
68. 有一些别人没有的想法或念头					
69. 感到对别人神经过敏					
70. 在商场或电影院等人多的地方感到不自在					
71. 感到任何事情都很困难					
72. 一阵阵恐惧或惊恐					
73. 感到在公共场合吃东西很不舒服					
74. 经常与人争论					
75. 单独一个人时神经很紧张					
76. 别人对你的成绩没有做出恰当的评论					
77. 即使和别人在一起也感到孤独					
78. 感到坐立不安心神不定					
79. 感到自己没有什么价值					
80. 感到熟悉的东西变得陌生或不像真的					
81. 大叫或摔东西					
82. 害怕会在公共场合昏倒					
83. 感到别人想占你便宜					

	没有	很轻	中等	偏重	严重
84. 为一些有关"性"的想法而苦恼					
85. 你认为应该因为自己的过错而受惩罚					
86. 感到要赶快把事情做完					
87. 感到自己的身体有严重问题					
88. 从未感到和其他人亲近					
89. 感到自己有罪					
90. 感到自己的脑子有毛病					

　　测量较广泛的精神症状学内容,从感觉、情感、思维、意识、行为直到生活习惯、人际关系、饮食睡眠等,要求受试者根据自己的实际情况做评定。主要适用于精神或非精神科的成年门诊患者,不适合于躁狂症和精神分裂症。对各种心理咨询和心理健康调查也有较好的自评效果。格瑞思在中国普遍应用的版本的基础之上,分别制定了最新的不同年龄群的常模,并且将最原始的版本《症状自评量表-SCL90》晦涩难懂的解释修改为通俗易懂的、适合中国人的解释系统。SCL-90 能较好地反映患者病情的严重程度及其变化,准确显示出患者的自觉症状。该量表共有 90 个项目,内容分为 9 个方面(因子),即躯体化(summarization)、强迫症状(obsessive-compulsive)、人际敏感性(interpersonal sensitivity)、抑郁(depression)、焦虑(anxiety)、敌对(hostility)、恐怖性焦虑(phobic anxiety)、偏执(paranoid ideation)、精神病性(psychotism)。每个方面包括 6 ~ 13 个项目,每个因子反映被试者在某一方面的情况,按 5 级评分。

　　1—无:自觉无该项症状。

　　2—轻度:自觉有该项症状,但发生得并不频繁或严重。

　　3—中等:自觉有该项症状,其严重度为轻到中等。

　　4—偏重:自觉有该项症状,其程度为中等到严重。

　　5—严重:自觉该症状的频度和强度都十分严重。

　　总分的统计分析为:实际总分 = 原始总分 - 90。这是当某被试者对 90 个症状项目均无任何不适的主观感受,其总分为 90 分。总均分 = 总分 ÷ 90。它表示从总体水平看被试者自我感觉介于 1 ~ 5 级的那个范围内。因子分的统计分析是将 90 个项目按症状分布特点分为 9 类,每一类着重反映某一方面的情况和演变过程。因子分 = 组成某一因子的各项目总分/组成某一因子的项目数。

第三节　求美者心理评估

一　求美者心理评估的重要性与目的

　　求美首先是一种心理需求,是求美者对自己的容貌不满,期望通过整形美容治疗改善自己的容貌,包括轮廓和皮肤颜色等。所以,对于求美者第一关注的应该是求美者的心理,只有充分掌握了求美者的心理特征,才能知道如何增强求美者的求美信心,确保求美者接受各种整形美容治疗。

对于美的追求也容易出现求美心理的误差,比如把工作、家庭、感情方面的失意归结到自己容貌的缺陷,这些都是不正常的求美者,单纯通过整形美容治疗是无法让求美者达到满意的。只有充分了解了求美者的心理状态,整形美容医生才能做到游刃有余,科学规避医疗纠纷的产生。

产生医疗纠纷的原因很多,错误的求美心理是其中一种,某些心理特质的人容易发生纠纷,本系统也同时考虑了这些心理因素。在客观评估求美者求美心理的同时,也提供了求美者其他心理特质的分析,让您全面了解求美者的心理特质,以便更好地与求美者进行沟通,达到治疗效果。

此外,随着整形美容行业的发展,人们对整形美容的要求越来越高。在手术设计方面,不仅要考虑改善求美者的外观容貌,同时还要考虑容貌的改变是否符合求美者的个性特征,使整形美容手术更加个性化。

最后,充分掌握求美者的审美特征,可以在进行整形美容手术的同时,给予审美辅导,提高求美者对整形美容手术的满意度。

心理评估是美容医学诊断过程中必不可少的程序。美容医师应该明确心理诊断的目的,把握美容心理诊断的要点。包括:①筛选合适的美容就医者;②避免不必要的医患纠纷;③提供针对性心理护理的依据。

二 求美者心理评估模块

(一)测量模块

完成求美者的自助测量,建议通过触摸屏方式,由求美者自己完成测量过程。测量模块只需要输入求美者 ID 号,然后在向导提示下回答测量问题,回答完毕后不显示测量结果(图 10-1)。

(二)分析报告

在医生工作站终端,显示测量分析结果,包括定量测量结果、定性描述和图形方式显示,可以对结果进行编辑和打印。

可以详细查看各因子的得分情况、各题的回答情况、筛选危险因子等。

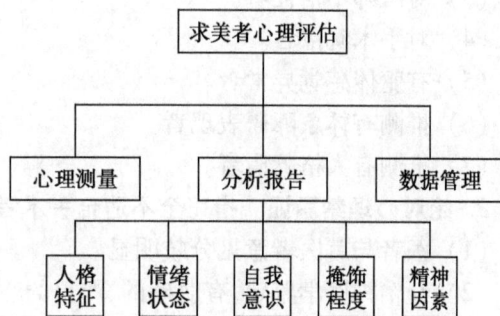

图 10-1　求美者心理评估模块

(三)数据管理

在医生工作站终端管理测量结果(心理档案数据)。

三 求美者心理评估程序

根据中华医学会组织编著的《临床技术操作规范美容医学分册》要求,美容医学求美者的心理评估应该履行必要的程序,其中包括一般程序和特殊程序。

1. **一般程序**　是指美容外科医师必须履行的诊断程序。包括:

(1)与美容就医者进行充分的交流沟通。

(2)了解美容就医者要求手术的确切目的。

（3）把握美容就医者的期望值。

（4）细心观察美容就医者的行为。

（5）必要时应该了解美容就医者的社会背景。

（6）最后判断美容就医者有无畸形、缺陷、老化及瑕疵，术后有无改善或达到美容就医者所提要求的可能性。

2. 特殊程序　是指美容外科医师根据自身的经验，在必要时请有关精神医学专业人员参与的诊断程序。

（1）必要时进行有关人格与心理障碍的心理测试，以做出准确的诊断。

（2）必要时请精神病科医师会诊。美容医学的精神科会诊十分必要，在国外已经成为一种常规。

四　美容医学的心理禁忌

中华医学会组织编著的《临床技术操作规范美容医学分册》"禁忌证"制定得比较宽松，主要是考虑到美容医学实践中的心理学知识的普遍不足。美容医学的心理禁忌设计了两个层次，一是应该慎重对待的美容医学求术者，列为相对心理禁忌证；二是应该避免手术的美容医学求术者，称作绝对心理禁忌证。

1. 相对心理禁忌证　指在没有明确的心理诊断或心理辅导协助下，应该暂缓手术，等到时机成熟时再慎重选择手术的就医者。"相对禁忌"包括以下几类：

（1）对手术期望值过高者。

（2）不能与医师充分沟通者。

（3）对医师不信任者。

（4）对手术犹豫者。

（5）有躯体感觉异常者。

（6）推测有体象障碍表现者。

（7）推测有人格障碍者。

2. 绝对心理禁忌证　指完全不适合手术者，包括以下几类：

（1）医者与就医者意见分歧明显。

（2）经精神医学鉴定，有明确的、严重的心理障碍者。

（3）有明确的妄想症状者或诊断明确的精神分裂患者。

（何伦　陈黄蕊）

参 考 文 献

［1］李敏. 医学美容专业学生应掌握一些心理干预方法［J］. 教育研究，2007（1）：46-47.

［2］J. J. F. ter 拉克（Jan J. F. ter Laak）. 心理诊断［M］. 北京：华文出版社，2000.

［3］Ohjimi H. Shioya N,. Ishigooka J. The role of psychiatry in aesthetic surgery［J］. Aesth Plast Surg, 1988, 12（3）：187-190.

［4］赫尔曼·罗夏. 心理诊断法［M］. 杭州：浙江教育出版社，1997.

［5］ 张宗耀.刘丹欣.心理学在整形美容中的应用［J］.预防医学论坛,2004(4):469.

［6］ 邓小梅.张静平.黄海珊.心理测验在心理护理评估中的应用现状［J］.中华护理杂志,2004(3):259-261.

［7］ 陈锡林.心理测验在心理咨询中的运用［J］.新乡教育学院学报,2007(4):10-11.

［8］ 刘林嵋.李广帅.整形美容医学中的心理干预［J］.组织工程与重建外科杂志,2006(2):63-65.

［9］ 戴郑生.焦志安.纪术茂.明尼苏达多相个性调查表(MMPI)在国内的应用与发展［J］.中国临床心理学杂志,2000(8):189-191.

［10］ Arnau,R. C.,Handel,R. W.,& Archer,R. P. Principal components analyses of the MMPI-2 PSY-5 scales identification of facet subscales［J］.Assessment,2005(12):186-198.

［11］ 钱铭怡,武国城,朱荣春等.艾森克人格问卷简式量表中国版(EPQ-RSC)的修订［J］.心理学报,2000(3):317-323.

［12］ Bagby RM,Ryder AG,Ben-Dat D,Bacchiochi J et al. Validation of the dimensional factor structure of the Personality Psychopathology Five in clinical and nonclinical samples［J］.Journal of Personality Disorders,2002(16):304-316.

［13］ Bagby RM,Sellbom M,Costa PT,& Widiger TA. Predicting Diagnostic and Statistical Manual of Mental Disorders-IV personality disorders with the five-factor model of personality and the personality psychopathology five［J］.Personality and Mental Health,2008(2):55-69.

［14］ Schmitz N,Hartkamp J,Kiuse G H,et al. The Symptom Check-List-90-R(SCL-90-R):A German validation study［J］.Quality of Life Research,2009(9):185-193.

［15］ 何伦.美容医学的心理评估与干预［M］//中华医学会.临床技术操作规范美容医学分册.北京:人民军医出版社,2004:4.

第十一章 | 美容临床心理治疗与干预

由于容貌或体象所引起的轻微心理问题能够通过自我心理调适和一般的心理咨询解决，不必求助于专业的美容技术。大凡走入临床美容行列的求美者多数存在着较为严重的容貌或体象困扰，这就必须要通过美容临床手术，同时进行心理治疗与干预来纠正和重塑其体象。目前国内外心理治疗与干预的方法很多，本章将根据美容心理与体象障碍的特点，重点介绍主要的几种心理治疗与干预方法和部分心理美容方法。

第一节 心理治疗概述

一 心理治疗的概念、范围和形式

（一）心理治疗的定义

心理治疗（psychotherapy）的概念和分类目前学术界尚无统一意见。一般认为，心理治疗是指由专门经过训练的专业人员，以慎重的态度与患者建立一种真诚信赖的职业上的相互关系，通过改变患者的心理活动，以消除、矫正或缓解他们的精神症状，调整异常的行为模式，促进其人格积极地成长和发展的过程。因此，心理治疗是一个以心理学理论为指导，应用心理学技术和方法解决心理问题的过程。心理治疗一般应由心理医生实施，不能由其他非专业人员来代替，它既不是思想政治教育，也不是一般性的安慰和精神支持。虽然这些教育、安慰、精神支持也可以促进心理问题的解决，但它本身并不是心理治疗。

心理治疗的一般目的是以良好的医患关系作为桥梁，通过言语的和非言语的治疗性交往，调动治疗主体的积极性，改变患者的认知、情绪和行为，促进其人格的成长和发展，减轻或消除其情感障碍和其他精神症状，增强其适应环境的能力。

（二）心理治疗的范围

不同的心理治疗师采用的心理治疗手段是以不同的心理学理论为基础的一些专门技术，这与他曾接受的心理学基本理论、心理学训练种类有关。根据不同的心理治疗理论派生出众多的心理疗法的流派。概括地讲，心理治疗学的基本思想主要有三大类，即精神分析、行为主义和人本主义。这三个治疗体系在对人本质的看法上、在具体治疗的手段和目的上均有所不同。

根据心理治疗的对象与范围不同，心理治疗具有了狭义和广义之分。这里所指的心理治疗是指狭义的心理治疗，其治疗对象主要是神经症、行为问题或者心身疾病患者。中毒和外伤引起的心理异常和重症精神病患者一般不适合心理治疗。对于严重缺乏自知力的重性精神病患者,比如精神分裂症或躁狂症等,单纯的心理治疗不仅无效,而且会延误病情。对于这样的患者,应当先用药物治疗,使其恢复一定的自知力,然后考虑辅助性心理治疗。广义的心理治疗的对象也包括一些正常人,其目的是促进个体人格的发展,提高个人素质和增进心理健康,改善情绪状态和人际关系,解决他们在生活、工作、学习中遇到的心理困难和不适。

(三)心理治疗的形式

1. **个别心理治疗**　个别心理治疗是医生与患者之间采取一对一的方式进行,治疗过程中只有医生和患者两个人参加。个别心理治疗是心理治疗中最为常用的一种形式,特别是对那些有明显心理创伤,由于多种原因不愿意吐露或不愿意让其他人知道自己内心深处痛苦的患者,是最为适合的方式。

2. **集体心理治疗**　集体心理治疗是指患者以及以小组形式(8~12人)进行集体治疗。集体心理治疗由1~2名心理医生主持治疗,需要讲解、讨论、示范,每次约需时间90分钟,一般5~7天一次。

3. **家庭心理治疗**　家庭心理治疗是指医生以家庭为单位进行的心理治疗。这是医生和患者及其家人、亲属一起进行谈话,有利于患者与其他的家庭成员之间达成相互理解,相互协调,增强家庭功能,为患者的康复营造了一个良好的环境。

4. **社会心理治疗**　社会心理治疗包括两方面:一是对个体进行帮助和指导,使他们顺利地去适应社会;二是逐步改善社会环境,尤其是社会支持系统,以良好的建议和必要的努力逐步改善人们生存的社会空间。

二　心理医生的基本素质

　　临床心理医生区别于一般的心理咨询师和心理治疗师,典型的区别是要求其有医学背景,具有临床处方权。然而在基本素质的要求上是一致的,临床心理医生应具有的基本素质主要有助人的品格和能力、乐观自信、渊博的学识、耐心倾听、善于表达、疏导、启发、言语有打动人心的力量、能够保持中立、客观、无私的立场,以及严守秘密等。

　　在2006年的"国外临床心理学家胜任特征研究概况"调查中指出临床心理医生要具有心理干预职能,即胜任建立治疗关系的技巧、知道如何与不同文化背景的来访者打交道、遵循伦理和法律的指导等胜任特征。2008年在"国内心理治疗和咨询专业人员及工作状况调查"中显示各地区临床心理咨询师及临床医生的学历水平多集中在本科和硕士水平,二者的比例累计达80%以上。根据卫生部2002年第19号令发布的《医疗美容服务管理办法》的配套文件之一《医疗美容项目》,在美容医学专业队伍中,应分别设立美容外科、美容牙科、美容皮肤科、美容中医科和美容医学心理五类美容专科医师。美容专科医师应具有人文素质、理论知识、专业技能和相关基本能力。

三　心理治疗的基本原则

(一)倾诉原则

　　让患者尽情倾吐内心的痛苦,医生以同感理解的态度倾听对方的诉说,一方面有助于医生彻底了解事实真相,另一方面有助于患者减轻痛苦,缓减不良情绪,具有一定的治疗作用。在倾听时不要随意打断患者的谈话,必要时可加以诱导。

（二）支持鼓励原则

倾听本身就是一种鼓励和支持。要鼓励患者充分打消顾虑,把内心的隐情讲出来,然后充分说明问题的性质,揭示患者本身的积极因素和有利条件,使之对自己面临的问题看到希望,树立信心。许多患者有缺乏自信、多疑、脆弱、依赖等人格特点,给予支持鼓励以激发患者解决问题的自信,使其能够主动学习一些新鲜有效的人生经验,重建人格上的自立、自强是十分重要的。

（三）引导启发原则

医生可以根据对患者的详细了解,按照自己的理论逻辑予以启发性的解释,促使患者自省、理解、信服,能够改变原来的认知和态度,采用一种更为积极的方式来对付困难。有时患者会豁然开朗,顿时醒悟,问题也就解决在顷刻之间。

（四）保证和保密原则

许多患者担心自己会得精神病、会发生痴呆、甚至会死亡,因此心理治疗中耐心的解释和强有力的保证常常是必要的,对其本人也是一种支持和鼓励。另外,会谈一般是一对一的,不能有第三者在场,尊重患者的隐私,严守秘密是医生起码的职业道德。有时,患者不愿意讲出自己的名字、住址、单位,或者报假名,有的人不同意记录、录音、录像等等,这都是许可的。

四 美容临床心理治疗与干预的作用和意义

（一）精神医学和心理医学在美容医学中的作用

美容问题的实质是客观的容貌形体引起主观上美好的心理感受。美容医学对求美者容貌的客观塑造是为了帮助患者建立良好的体象,而这种塑造是否符合其本人的主观愿望,从来都是美容能否成功的关键问题。因此,自从美容医学诞生那一天起,它就与心理医学和精神医学结下了不解之缘。事实上,许多求美者所要求的美来自本人病态的体象,常常需要心理医学和精神医学的配合来解决,而单单依靠美容医学的塑造是不能从根本上解决问题的。正是基于这样的原因,这些学科的结合早已成为必然的趋势。国内由于多种原因,美容临床心理干预一直未能引起足够的重视,是值得业内人士深思的。

例如,Ohjimi(1988年)和精神病学家合作,诊治了25名要求美容整形的患者,他们把这些具有心理障碍的求美者分为手术和非手术两组,分别采用手术和心理治疗。其结果是令人惊奇的,不但手术组取得了良好的效果,而且非手术组也取得了同样好的效果。如此看来,美容手术与心理治疗的合作是实践的需要。精神医学对于美容医学来说,确实有着十分重要的地位。精神医学和心理医学参与美容医学过程的作用,具体来说有两个方面:第一,鉴定与筛选患者。对一些存在一定程度心理障碍的患者是否进行手术,是一个十分棘手的问题,没有精神心理专家的参与,美容医生很难做出恰当的选择。第二,协同或联合治疗美容患者。实践证明,美容受术者具有相当高的心理障碍发生率,从一开始许多求美者需求美就是处于病态的动机。因此,心理医学、精神医学配合美容手术治疗或单独运用于对求美者的治疗均是必要的。以上Ohjimi与精神病学家合作的结果就证实了这一点。

（二）心理治疗对美容医学的意义

心理治疗对于美容医学的意义是多方面的,概括起来说有以下几方面:

1. 帮助美容患者克服体象问题 大量的研究资料表明,美容整形患者存在一定的体象问题或障碍。对于有些患者,即使外表缺陷已经纠正,消极体象也不会随之消除,还需要进行心理调适才能够真正接受自己。也就是说,用手术等医学美容的方法使容貌改变是迅速的,但是体象的改变却不那么容易。美容医生应该充分理解这一点,在用手术刀美容的同时,还应该注重患者的心理美容。

2. 对美容患者手术前后的疏导 手术前后是比较容易发生心理问题的时刻,特别是手术后结果不尽如人意时,患者会有强烈的情绪反应。这就要求一方面做好术前的心理护理和心理准备,另一方面还要及时做好术后的心理疏导工作,解除手术对患者心理的负面影响。

3. 帮助患者做出合理选择 对那些不适合手术的患者,要求他们实施心理疗法,以非手术的方法解除心理负担。心理治疗可以使那些心理敏感的美容求美者建立自信心,从而避免不必要的美容手术,也避免出现新的烦恼。

4. 与美容手术联合使用(手术-心理疗法) 对有较为严重的心理问题,又不愿意放弃美容手术的患者,经过慎重选择后,在心理治疗的基础上,采用手术疗法,也可以达到良好的效果。

5. 治疗一些心理严重障碍的美容患者 对一些根本不适合美容医学治疗的体象障碍患者,如体象畸形患者,以及一些精神病症的体象妄想,主要采用心理治疗。

(三)心理干预对美容医疗实践的重要意义

美容医疗实践中,心理干预具有重要意义,主要体现在:

1. 术前对受术者的筛选和治疗,帮助受术者做出合理选择。

2. 术前的心理准备和术后的心理疏导,减轻负性心理因素的影响。

3. 心理美容和生物学美容并重。帮助受术者克服体象障碍。

4. 与美容手术联合(手术-心理疗法),扩大治疗范围和提高治疗效果。

美国 Edgerton 提出的手术-心理治疗疗法,是在心理治疗的基础上实施整形美容手术,可使心理治疗效果和整形美容手术治疗的作用相辅相成,同时解决形体缺陷和心理问题。

5. 对不适合整形美容者(如严重心理障碍等),心理干预和药物治疗是主要手段。

第二节 美容临床心理治疗的方法

心理治疗方法的种类繁多,学派林立,仅就目前采用的具体方法就达数百种之多。如前所述,概括起来可分为精神分析治疗、行为主义疗法、人本主义疗法和认知疗法等几大类。龚耀先等在 1994—1995 年对中国 30 个省市从事心理测量、心理治疗和咨询三项工作的单位和从业人员情况作了调查,得到反馈问卷 457 份。发现常用的心理治疗方法包括行为疗法、认知疗法、支持疗法、精神分析、森田疗法等 9 种。下面本文主要介绍最常用的五种疗法。

一 精神分析疗法

(一)精神分析疗法的概念

精神分析是由奥地利精神病学家弗洛伊德(Freud)创立的一种心理治疗方法。精神分析认为,童年时期的痛苦经历所引起的潜意识的矛盾冲突(特别是性方面的)是心理障碍的症结所在。虽然成年以后那些经历已经忘却,但潜意识中压抑的能量依然存在,一旦机会来临,便会改头换面地表现出来,造成心理症状。精神分析治疗的目的在于通过心理分析,将患者压抑在潜意识中的冲突和痛苦释放出来,当事人彻底领悟自己以往行为之所以异于别人的原因,使过去压抑在潜意识的内容进入意识领域。因此,精神分析治疗一向被视为一种"以领悟取代压抑"的方法。

会谈应在安静、温度适宜的房间内进行,每次会谈约 50 分钟,每周 1~4 次,整个治疗过程往往需数年。患者要有长期坚持治疗的动机、良好的智力和经济条件。

精神分析法的适应证是神经症(如强迫症,焦虑症、恐怖症、抑郁性神经症、癔症)、某些性变态(如露阴癖、窥阴癖、异装癖等)、儿童和青少年期的行为异常及其他非精神病性精神障碍。

(二)精神分析疗法的基本技术

自由联想、释梦或催眠都是试图与潜意识沟通的方法,在这个过程中往往发生阻抗、防御和移情,精神分析基本技术的目的是解除它们。

1. **自由联想**(free association) 这是精神分析疗法的主要手段,也是最基本的技术,贯穿于整个治疗过程。按照这一疗法,要求患者舒适放松地躺着,医生站在他背后,任凭患者思绪所及,不加选择毫无保留地倾诉,包括痛苦的、烦恼的等各种思想过程、情感体验、态度行为,医生不要轻易地打断。当患者谈到一些敏感问题,不能流畅地讲下去时,提示一些关键,这在心理分析时将成为医生实施治疗的突破口。医生分析并解释患者提供的材料,从中找出潜意识之中的矛盾、冲突,也就是病因所在。经过患者的自由联想与医生的耐心分析,使患者将潜意识中的矛盾带入意识。

2. **阻抗分析**(resistance analysis) 在自由联想中,谈到某个关键时刻,话题突然中断,似乎无话可谈;有的患者推迟或忘掉约会时间,他会认为精神分析治疗意义不大;有的还可能有其他抗拒行为。这种患者不合作的态度称为阻抗。Freud 认为产生阻抗的原因在于,潜意识中存在着阻止被压抑的心理冲突重新进入意识领域的倾向,因为潜意识中的不合理欲念浮现到意识层面时会使人感到羞怯而产生焦虑。

应付阻抗应该做到以下几点:①医生应该同情理解患者,让患者相信医生,使患者解除顾虑,面对事实,开诚布公。②争取与患者共同确认阻抗的存在,探索其中的原因,减轻患者的焦虑、紧张、化解患者的阻抗,让其说出心中的任何隐私,是精神分析成功的关键。

3. **释梦**(dream analysis) 弗洛伊德于 1900 年发表了一本轰动世界的书即《梦的解析》。弗洛伊德把梦分为显梦与隐梦。他认为,梦境是做梦者潜意识中冲突与欲望的象征,为了避免别人发觉,做梦者既用象征性的方式表达了欲望与冲突,又避免了焦虑的产生。所以,弗洛伊德认为,分析梦就可以看清这些象征的真实面目,借此抓住抑制情绪的症结,把握致病的原因。释梦与自由联想是同时进行的。释梦时,医生对于患者不是把自己的观点全盘托出,而是边分析边启发,最终让患者领悟。

4. **移情分析**(transference analysis) 移情是指在治疗过程中,患者将以往对重要他人的情感关系,转移到医生的身上,事实上医生只是其情感对象的代替者而已。如果移情表现为患者对医生特殊的友好、亲热、依赖、温顺等,称为正移情(positive transference);有时则表现为患者对医生的不满、仇恨等,称为负移情(negative transference)。通过对移情的分析可以理解患者与重要他人的关系,以及这些问题与症状的关系。

5. **解释**(interpretation) 解释是医生在精神分析治疗中,根据患者自由联想、梦境、移情及阻抗等所得的资料,耐心与诚恳地向患者剖析、揭示其症状背后的潜意识动机,使患者领悟症状的真正含义。解释的目的是让患者正视他所回避的或尚未意识到的东西,使症状的潜意识隐意与动机进入意识领域,把患者一直没有理解的事件变成可以理解的。解释过程就是治疗的过程,通过解释使患者顿悟,从而进一步修通以解除心理上的痛苦。

对于求美者术前心理干预,可以通过精神分析挖掘求美者童年时期的主要因容貌及性别等引起的痛苦经历,体验并领悟这些痛苦经历引起的潜意识的矛盾冲突,不再压抑内心的痛苦,并进行自我、本我和超我的人格结构分析,打破固有的不合理防御机制,从而帮助美容就医者树立正确的审美观,调整美容就医者的期望值,调整美容就医者的情绪。

二 行为疗法

(一)行为疗法的概念

行为治疗(behavior therapy)又称条件反射治疗,其理论源于美国桑代克(Thorndike,EL,1989)和华生(Watson JB,1920)的行为主义,俄国生理学家巴甫洛夫(Pavlov IP)的经典条件反射学说和美国斯金纳(Skinner BF)的操作条件反射学说,是一种建立在学习理论和实验研究基础上的心理治疗方法。这种方法结构严密,逻辑性强,操作简单,需时间较短,效果也比较明确,是一般人容易了解和初步掌握的心理治疗方法。

行为治疗的主要思想是:如果某一行为导致奖励,那么该行为在以后出现的频率将增加;如果一个行为导致惩罚,则该行为出现的频率会降低。人类正常和不正常行为的习得,都可以用这个理论来解释,这也正是多种行为治疗法的理论基础。也就是说,通过改变外部环境条件,可以塑造正性行为,也可以消除习得的负性行为,行为治疗的过程,也是一个学习的过程。

适应证:各种神经症性障碍,如恐怖症、焦虑症、强迫症等,也用于治疗药物依赖性心身疾病、精神患者的获得性适应不良行为和精神发育迟滞患者的行为训练。

(二)行为治疗的方法

1. **行为分析** 治疗前必须了解患者异常行为的来龙去脉,在什么情况下发生,后来有何变化,有哪些强化因素使不良行为反应固定下来。要确定主要的异常行为,作为治疗目标。记录异常行为的严重程度和出现频度,列出治疗前症状的基线,作为治疗时的对比。向患者说明治疗目的、方法和意义,使患者树立治疗信心,主动与医生配合。

2. **治疗方案** 根据行为分析,针对异常行为设计治疗方案。虽然方案因人而异,但原则相同。当预期行为出现时,给予正强化,如关心、表扬、物质奖励或取消惩罚;适应不良行为出现时,则给予惩罚,如不关心、批评、疼痛刺激或撤除奖励等。偶尔在惩罚时反使适应不良行为增加,这表明惩罚反而起了某种奖励作用,应停止这种操作,鼓励患者做出该行为的相反行为。因此,治疗中应仔细观察治疗效果,及时取得反馈信息,并调整和控制环境因素。

(三)行为疗法的种类

行为疗法的主要方法有系统脱敏法、满灌疗法、正强化疗法、厌恶法、生物反馈疗法、放松疗法等。

1. **系统脱敏法**(systematic desensitization) 由沃尔普(Wolpe J,1958)所创,基本原理是使适应不良的条件反射消退。主要用于恐怖症、强迫症,也可用于口吃、性功能失调等的治疗。基本方法是先教会患者掌握一种放松技术。然后医生和患者共同设计由轻到重的恐怖事物等级表。最后让患者自低而高逐级进行想象暴露与实景暴露,并进行放松,知道患者不出现有丝毫回避意向。每一项训练成功后,医生应予赞扬和鼓励。逐渐增加焦虑刺激的等级,要求患者以全身放松克服,以致最终克服最焦虑的刺激。如此逐级脱敏训练,直到最后不再发生恐惧。

2. **满灌疗法**(flooding therapy) 又称冲击疗法(impulsive therapy)。满灌疗法就是把患者

直接置于最恐怖的情景中,坚持直至紧张感消失,习惯为止。这种方法起效迅速,但引起焦虑较严重,可能难以忍受。使用时要注意患者的神经类型、健康状况等,不宜用于哮喘、溃疡病和严重心、肺疾病的人。

3. **正强化疗法**(positive reinforcement therapy) 又称为操作性行为矫正(operant behavior modification),其理论基础是操作性条件反射。如果我们要使某个人的某一行为增多,就可以在他偶然出现某一行为时给予关注、赞扬和奖励;不希望的异常行为出现,则不予强化或有意忽略。事实证明,它是治疗儿童行为问题的好方法。有一种特殊的正强化法称为代币法(token economy),可用于幼儿教育,也可用于精神病院住院患者塑造生活自理的行为。

4. **厌恶疗法**(aversive therapy) 与正强化疗法相反,它是通过给予不愉快刺激消除不良行为。通常用于酒精成瘾、药物依赖、性变态和自伤行为。基本方法是:每逢不良行为出现时即给予痛苦刺激,如电击、呕吐、想象的不愉快的情境或某种痛苦等,经过一定时间的反复训练,不良行为就和不愉快体验建立了条件反射。注意事项:①厌恶疗法引起的行为改变常是暂时的,并不稳固,如和正强化的方法结合应用则效果更好。②应用时应解释清楚,取得患者合作。③用药要从小量开始,并注意观察患者的生理变化。

5. **生物反馈训练**(biofeedback training) 是从行为主义理论发展而来的一种治疗方法,美国心理学家米勒(Miller NE,1969)是其创始人。方法是:利用现代电子仪器,把人们在一般情况下不能意识到内脏的生理功能,如皮温、皮电、肌电、血压、心率、脑电波等生物信号,转变为患者能感受到的视听信号。通过反复训练(如放松训练),患者就能把自己的主观感觉与内脏的功能变化联系起来,从而学会了在一定程度上运用主观意识调节和控制这些功能,矫正某种病理过程,达到治疗目的。本法可用于紧张性头痛、偏头痛、焦虑症、卒中后遗症、高血压或低血压等。

6. **放松疗法**(relaxation therapy) 是按一定的练习程序,学习有意识地控制或调节自身的心理生理活动,以达到降低机体唤醒水平,调整那些因紧张刺激而紊乱了的功能。放松疗法常与系统脱敏疗法结合使用,同时也可单独使用,可用于治疗各种焦虑性神经症、恐怖症,且对个系统的身心疾病都有较好的疗效。近年来放松训练发展到五大类型:一类是渐进性肌肉放松,二类是自然训练,三类是自我催眠,四类是静默或冥想,五类是生物反馈辅助下的放松。

李瑾等在研究认知行为干预对面部浅表性瘢痕患者体象的影响时,采用放松疗法:选择不受干扰、安静的环境,指导患者取卧位和舒适的姿势,轻闭双眼,放松全身肌肉,从脚开始直至面部完全放松,调节呼吸,当呼气时默诵"一……",吸气时默诵"二……",持续 10 分钟,结束时静坐 3 分钟,每天 1 次或 2 次。结合认知转变干预,达到良好的治疗效果。心理行为治疗尤其是认知行为疗法,或行为矫正治疗被推荐与 SSRI 同时治疗 BDD 患者。一些研究宣称单独行为矫正疗法也有满意的效果并强烈建议家庭成员、配偶或其他重要成员和患者一起参与治疗,因为与患者有密切关系的人通常会认同患者的认知缺陷而强化患者的错误认知与行为。

三 人本主义疗法

(一)人本主义疗法的概念

人本主义以美国心理学家马斯洛(Maslow AH)和罗杰斯(Rogers CR)为主要代表。人本主义疗法(humanistic therapy)是以人本主义心理学理论为指导思想的心理疗法,被认为是继精神分析和行为疗法之后的第三个里程碑。

长期以来,心理学在研究个体的行为时,都是经验主义占统治地位的,因为心理学家相信经验材料是获得人类行为知识的可靠方法。而人本主义心理学则一反过去的传统看法,从哲学上看怎样使人变得更完美。人本主义强调人的价值和意义,它认为不良行为是由环境作用的结果。人是自由的、独立自主的,有意识和责任心的。每个人都有无限的潜力,能够理解自己的需要,能分析自己的行为,并能够做出自己的选择并对自己的选择负责。

(二)人本主义疗法的种类

人本主义心理疗法有许多分支:如存在主义疗法、咨客中心疗法等。这里主要以罗杰斯的来访者中心疗法(client-centered therapy)为例来介绍其基本思路。

1. 来访者中心疗法 罗杰斯特别强调自我(self)和自我概念(self-concept),认为自我是一个人在从小到大的人际交往中形成的。如果在成长过程中不能得到无保留的爱和尊重,总是按照别人的标准和要求去做,那么他就会把别人的观点和评价标准内化为自己的观点和标准,内化了价值标准的自我概念迫使个体限制自己的行为,形成一种不成熟的、软弱的自我观念,自我实现因而受到阻碍和停止。根据以上理论,罗杰斯认为,解决问题的根本途径是建立一种相互尊重、相互谅解、真诚相待的良好气氛。只有在这种气氛中,他才能感受到自己的问题和责任,逐渐加深对自我的理解,这时他改变自我的力量也就萌发了。因此,咨客中心疗法将良好的关系看成是重新成长的主要动力,在治疗中,医生不许把对方称为患者,而是称为来访者或咨客。医生的任务在于促成平等协作、坦诚信赖的关系,决不代替对方解决问题。

这种治疗很少使用技巧,但却强调医生的态度。为了建立良好的治疗关系,对医生有三个要求:①无条件的尊重和关心:医生必须把来访者作为一个"人"加以关心,努力按照咨客的观点理解他的情感和行为,认真倾听,不加判断地接受,不加解释劝告,更不干涉控制。对咨客解决问题的能力表示相信。②准确的同感:指设身处地地理解,罗杰斯说:"把来访者的内心世界理解为好像是自己的,能分享咨客的情感,这就是同感"。同感要求医生积极倾听,并以自己理解的方式把咨客流露出的情感体验,用尽可能准确的语言和非言语信息表达得更为明显,以推动来访者自我审视,进一步开放自己。准确的高水平的同感需要细心地学习和反复训练。③真诚和信赖:医生要坚持和表达对来访者的真诚态度,努力营造协调的气氛,把来访者视为朋友,使来访者能自由表露内心体验,促进互相信任和理解,双方有发自内心的情感交流。研究表明,治疗效果与这三种态度呈显著相关,来访者对医生这三种态度感受越深,疗效越好。

2. 自我实现疗法 由人本主义心理学代表人物马斯洛所创立。本疗法是一个排除任何阻止患者实现其天生自我实现倾向的障碍的过程。该疗法并没有固定的程序,主要围绕着几个方面:①提高患者的自信心和自尊心;②自我理解;③经常以心理图像再现高峰体验的经历;④培养爱的情感等。与容貌有关的心理问题多与人格有关,特别是容貌缺陷会导致自信心和自尊心的下降。因此,自我实现疗法很适合对容貌缺陷者的心理治疗。

人本主义疗法在美容临床中主要表现为以求美者为中心,强调积极关注求美住的尊重与爱及自我实现等需求。研究表明,7%～16%的整形手术患者存在体象障碍,过度关注的部位71.5%集中在颈部以上,单一的整形美容手术不能完全缓解患者的体象困扰,临床治疗中应当注意患者的体象偏离倾向,给予恰当的心理疏导与干预。一般到皮肤科和美容外科治疗的患者被认为是最难治疗的患者,他们经常再三要求专家保证、不信医师的劝告、不相信进一步手术干预是不必要的,这些患者因不满意治疗结果而常导致医疗官司。因此,在美容临床中更需要人本主义的态度和沟通。

四 认知疗法

（一）认知疗法与理情疗法的概念

认知疗法（cognitive therapy）是由认知理论发展而来的心理治疗方法。认知治疗是通过改变人的认知过程和由认知过程所产生的观念，从而纠正适应不良情绪和行为的心理治疗方法。治疗的重点是改变患者对人、对己、对事理的错误思想与观念，即矫正被扭曲的认知，故称认知疗法。认知治疗是一类包括多种心理治疗法的总称。现仅介绍美国心理学家 Ellis 的理情治疗法（Rational emotive therapy，RET）。顾名思义，理情治疗法是帮助患者将情绪困扰理性化，从而达到治疗目的的一种心理治疗方法。

（二）理情治疗的原理

Ellis 理论的基本核心是所谓 ABCDE 理论：

A. 指刺激性事件（activating events）；

B. 指个体的信念系统（belief system），即认知，是产生情感和行为的中介；

C. 指产生的情绪后果（emotional consequence），认知曲解导致焦虑、抑郁和自我挫败等情感障碍和行为障碍；

D. 为劝导干预（disputing intervention），即治疗；

E. 为疗效（effect）。

$$A \longrightarrow B \longrightarrow C(E)$$
$$\uparrow$$
$$D$$

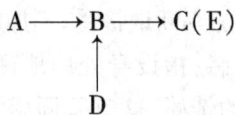

Ellis 认为，情绪障碍源于绝对性的思考、错误的评价和非理性的信念。患者的情绪是刺激性事件 A 的后果 C，患者往往错误地把情绪不良的原因归咎于事件 A。而医生要向患者说明，如果没有信念系统 B 的介入，A 就不会引起 C。现实中当人们面对某一事件时，所产生的信念各不相同，有合理的、也有不合理的信念，不合理的信念就会导致焦虑、抑郁、自我挫败等。医生要指导患者同不合理信念进行强有力的抗争，教会患者理性思维的方式。患者采纳医师建议的理性哲学后，则达到行为的效果，即疗效 E。

可以根据这一理论，分析容貌缺陷者的心理困惑：①容貌缺陷是一种客观存在，也可以看作是一个事实。对这样一个事实的反应源于人们的信念和态度，而不是事实本身。②由于社会文化观念的影响，社会普遍将美貌看作人具有某种价值的条件。所以，美貌对于幸福和愉快是重要的，丑陋的容貌一定会让别人鄙视、侮辱，甚至唾弃，以致给人带来苦恼。③由于自己对美貌的重视，而自身又缺乏美貌，或自认为缺乏美貌，于是产生自卑、抑郁、焦虑、痛苦等情绪反应。④心理治疗的焦点在于纠正患者有关美貌的不合理信念。合理情绪治疗即是要以理性治疗非理性，最大限度地减少信念给他（她）们的情绪带来的不良影响，帮助其减少或消除情绪障碍。

认知干预的重点在于矫正患者的自动思维。进入 20 世纪 90 年代以来，临床心理工作者面临着来自管理式医疗责任制和质量保证的压力，这使得结果研究成为研究者的工作重心。

然而,随着研究的不断深入,治疗改变的机制成为需要解决的问题,过程研究重新成为研究者关注的领域。因此在认知疗法的使用过程中,临床美容心理医生能够在注重结果的同时,关注治疗过程的改变和状况,也可以产生较多的临床研究成果,帮助更多整形美容医生了解求美者认知改善的过程和有效方法。

五 森田疗法

(一) 森田疗法的概念

森田疗法是日本精神科医生森田正马于 1920 年所倡导的心理治疗方法。经过半个多世纪的实践与探索,这种以东方思潮为指导的独特的理论与治疗体系,得到了广泛的确认。

森田疗法的理论基础是神经质学说:森田认为,在精神上明显内向又具有疑病素质的人,求生的欲望特别强烈,而且有很强的内省力,他们一旦把注意集中在某一感觉上,就会出现增敏现象,而增敏的感觉又使注意更为集中,由于这种所谓的精神交互作用以致形成恶性循环,这种状态就称之为神经质。森田疗法的基本着眼点在于陶冶疑病素质,打破精神交互作用。其治疗原则是:"顺应自然,为所当为"。所谓顺应自然就是放弃个人的主观想法,顺从客观的自然状态,对症状不回避、不抵抗,接纳现实和自我;为所当为就是在接受症状和烦恼的同时,积极行动,带着症状和烦恼去做该做的事。

(二) 森田治疗的应用

森田疗法已广泛应用于各种神经症类心理疾病,如强迫症,社交恐惧症,惊恐障碍,适应障碍,疑病症等。同时,森田疗法的应用也已基本扩大到抑郁症,心理生理疾病,焦虑症,和学校或企业心理咨询辅导中。最近,森田疗法的传统使用情况在发生改变。传统的森田关注疾病,一直提供住院治疗,另一方面,我们也观察到,提供森田疗法的私人诊所数目迅速增加。森田疗法往往是有效的减少恐惧和焦虑的药物使用,可导致患者尽量少使用 SSRIs 类药物。

六 美容临床心理治疗与干预的应用

亚洲国家有着不同的社会文化视角,心理障碍的治疗尚未建立体系。亚洲国家大部分心理卫生专业人员的系统训练仍然信仰西方国家的模式。在亚洲社会,社会文化和信念系统在心理治疗和干预中发挥着重要的中心作用。然而心理治疗仍然没有被完全接受。和任何其他国家一样,亚洲人也同样遭遇各种心理困境和障碍。在亚洲,面对这些,人们普遍的心理通常是寻求传统的治疗者,例如在马来西亚和文莱是巫医,在印度是宗教神父,以及一些精神圣地以寻求症状的缓解。这些都归因于强烈的本土信念系统。

目前心理治疗与干预的总体趋势是趋于整合。整合性的心理治疗意味着对心理治疗历史的一种整合,意味着将不同的部分组合成一个协调一致的整体。整合性心理治疗正面临着双重挑战:深化内涵与加强干预。整合性心理治疗是一种自我完善、不断成长并有着广阔发展前景的方法。也许有人会认为这可能是一种时代的要求。它可能变成传统方法与折中方法的辩证性的综合体。整合心理治疗并不否认我们的历史,而是要求我们为它的不断发展肩负责任与迎接挑战。

Bolton 等对接受腹部整形手术的 30 名女性进行术前术后心理治疗,发现她们在体象满意和性接触方面明显改善,但患者的一般心理功能(自尊,生活满意度等)没有任何变化。一般认为,躯体形式障碍患者如能同时接受充足、恰当的药物及心理治疗,其预后是好的。一些未经治疗的患者可能发展成妄想或变得更抑郁甚或自杀。躯体形式障碍也可以辅助使用药物治疗,常用药物为选择性5-羟色胺(5-HT)再摄取抑制剂(SSRIs)、包括氟西汀、帕罗西汀、氟伏沙明、舍曲林等。

体象障碍在整形与美容手术中有较高的发生率,并且焦虑和抑郁情绪为患者最常合并的症状,患者的生活质量受到严重影响。为了探讨心理干预对体象障碍患者情绪及生活质量的影响。杨冠华等临床研究者将64例体象障碍患者随机分为研究组和对照组各32例,研究得出结论,心理干预可改善体象障碍患者的焦虑抑郁情绪,提高其生活质量。

第三节　暗示、催眠与美容

新世纪,心理学开始挑战从只注重病理转向促进人们的健康和精神素质,例如勇气、宽容、灵性和智慧等。通过体验式练习和案例分析将展示如何整合替代性技术,如何通过呼吸,瑜伽改善来访者的健康及幸福感,如何促进身体、心理和精神之间的整合及其之间矛盾冲突的缓和。因此通过催眠、暗示等方法进行身心灵的保健已经成为当今的一种潮流,在美容行业、美容心理咨询和美容心理治疗与干预中都可以加大研究探索和使用,为更多求美者恢复身心灵的和谐美丽贡献力量。

一　暗示与催眠

(一)暗示与暗示疗法

暗示(suggestion)是利用某种信息影响人的心理活动的一种方式。暗示的心理机制可能在于,被暗示者从主观上认定并趋向于由暗示者发出的信息,而不管这种信息是否真实可靠,于是在不知不觉中接受了这种信息的影响。有意识地利用积极暗示,正向地改善患者的心理、行为和生理过程,以达到治疗疾病的目的的方法,称为暗示疗法(suggestive therapy)。暗示疗法的种类很多,从使用的手段上分:语言暗示、药物暗示、手术暗示、榜样暗示等;从实施暗示者分:他人暗示和自我暗示;根据暗示时的意识状态可分为:觉醒状态下的暗示疗法(suggestive therapy in waking state)和催眠状态下的暗示疗法(hypnotic suggestive therapy)等。

暗示治疗主要适用于各种神经症,尤其是癔症性神经症,此外还适用于某些心身疾病等。除注意选择适应证外,必须重视患者的心理状态,要充分估计患者接受暗示的可能性,即患者对暗示的良好感受性和顺从性,并选择暗示的适当时机进行治疗。治疗环境、医生的权威性(神态、言语、行为都必须果断、肯定、自信、不模棱两可)、患者对医生的信任程度等都直接关系到暗示的效果,尤其要避免言行不慎造成不良暗示。

瑜伽心理治疗和冥想心理治疗就是典型的暗示疗法。科学研究已证明它本身是一种引导人们走向进步的重要工具,瑜伽有一个非常古老和悠久的历史传统,基于无数圣人和圣徒进行数千多年的精心探索和长期细致精确观察及个人体验的基础上的。瑜伽认为成功的关键在于积极的努力,从最低级的世俗的物质享乐升华到最高级别的灵性的自我实现。Sri Krishna强调一个人是否在以正确的方式和合理的精神追求尽其职责和权利是由他的本性,气质和能力决定的,并根据自身的法则,走向神性。

(二)催眠术与催眠治疗

催眠是指被催眠者通过催眠师或自己一定的诱导和暗示,进入一种感觉和注意被局限在一定范围的特殊的意识恍惚状态,将其称之为催眠状态。我们把由催眠师所设计的特殊情境与其所采取的诱导方法一起,称之为催眠术(hypnotism)。简言之,催眠术就是用暗示诱导使人进入催眠状态。在催眠状态时,个体肌肉松弛,精神放松,可能产生许多特异的心理表现。根据美国斯坦福大学希尔嘉(Hilgard,1965)的实验研究,被催眠者一般在心理上显示七种特征,即主动性反应减低、注意层面趋窄化、旧时记忆复现、知觉扭曲与幻觉、暗示接受性增高、催眠中的角色扮演、催眠中经验失忆。

所谓催眠疗法是指医生以催眠作为手段把患者引入催眠状态,并在这种状态下对患者实施暗示诱导,从而达到治疗目的的一种心理治疗方法。暗示是催眠(hypnosis)的基础,催眠治疗是暗示治疗的特例。催眠疗法主要用于:①与焦虑和紧张有关的各种心身疾病,比如偏头痛、慢性哮喘、痉挛性肠炎等;②用于澄清与疾病有关的创伤性的体验、经历;③用于癔症等疾病对患者进行感情疏泄或唤醒其压抑的记忆;④用于美容医学以改善求美者的体象困扰,即催眠美容。

二 暗示与催眠美容法

(一)暗示与心理美容

心理美容是指利用心理学的原理与技术,调整和维护心身健康,塑造良好的人格与心理状态,消除体象困扰和体象障碍,使人表现出内在的美和容貌形体的美。心理美容的主要途径有三个方面:①根据心身医学的理论,调整人们的情绪,使之有利于心身健康,从而促进容貌形体美;②创造良好的心境与健全的人格,使人时时处处对自己的容貌形体感觉良好;③纠正、消除体象困扰和体象障碍。

暗示是心理美容的重要的技术之一。大量的事实证明,暗示对容貌具有积极或消极的影响。在日常生活中,绝大多数人,无意中对自己实施的是消极的暗示,特别是上了年纪的人。如40来岁的妇女最容易感叹韶华流逝,为大好时光已过而伤感,为青春一去不回头而绝望。她们对自己的魅力开始动摇,觉得无法与年轻的女子匹敌,甚至把自己列入老年人的行列,不再注意仪表,懒于梳妆打扮。正是这些心理变化,对容貌起着消极的暗示作用,并随着生理的变化,加速了容貌的衰老。

在日常生活中,我们还可以发现这样的事实,一些容貌并不一定好的人,由于自信或感觉良好而显得容光焕发;还有一些相同年龄的妇女由于精神状态不同,而显得容貌有了很大的差异。这些事实告诉我们,对自己的容貌产生自卑或自信心理,其结果大不相同。显然,自信对美容具有积极的意义。

(二)催眠美容法

1. 自我催眠美容法 自我催眠法有很多,自律训练是其中最主要的一种。首先将自我催眠法形成学术体系的是德国心理学家舒尔茨(Schultz)。Schultz 的自我催眠法分六个阶段进行:①上肢沉重;②上肢温热;③心脏在安静地跳动;④呼吸轻松;⑤腹部温热;⑥额头阴凉。自我催眠的①～⑥阶段可使身心放松,身体状态良好,长期坚持不仅有利于健康,也有利于美容;

③、⑤阶段有助于促进卵巢血液循环而防治其功能衰退,这是女性抗衰老的重要因素之一;④、⑤阶段能增强对生活的美感,使人充满朝气,去追求新鲜美好的事物。自我催眠美容是利用以上自我催眠方法进行的心理美容方法,也是目前最切实有效的心理美容技术。

自我催眠美容法的原理与其他心理美容相同:①可以调整心身关系,促进身体健康,从而使美貌有了健康的基础;②能够消除精神紧张和肉体疲劳,解除心理负担,从而表现出美好的气质;③能使人格完善,产生良好的自我感觉。

自我催眠除了整体的美容功效,还可以起到局部美容的作用。对一些损容性皮肤病,以及肌肤干燥、脸色苍白或灰暗、面部小皱纹、眼圈乌黑等面部皮肤缺陷等,可以利用自我催眠术。进入催眠状态后,加上特定的暗示语言,如全身肌肤干燥,应重点反复暗示"全身温热";面部有斑点或存在皮肤问题,可重点暗示"面部温热",其余依此类推。

2. 催眠减肥术 催眠减肥术也就是在美容临床中使用催眠疗法治疗肥胖症等,也涉及个体使用自我催眠来达到瘦身美体的效果,具体内容会在后面的章节中详细介绍。

三 催眠在美容医学中的运用

美国有些美容整形医生,将催眠术运用在美容外科的实践中。David(1981)认为,在美容整形外科使用心理疗法之一的催眠术具有两方面的价值:其一,帮助患者接受由于种种原因导致的不尽理想的手术结果;其二,作为由于不同原因而不能使用美容手术的替代疗法。David总结了由于一些原因而不能接受美容手术的患者,这些患者有相关的容貌缺陷,在首次咨询后就会去看精神科医生。然后,他们反过来还会找并不想为他们做手术的美容外科医生。对这些患者说"不能手术",而没有任何其他的建议,会使患者不满和失望,而另一些精神治疗有些人无法接受。因此,对他们在手术和术后采用了催眠疗法,取得了较好的效果。

催眠治疗可以干预体象障碍。在催眠状态下,通过提高自信能力,克服社交恐惧,战胜抑郁情绪可以达到治疗体象障碍的效果。在实际操作中,可根据患者具体的症状,给予特定的暗示语言,一般可取得较好的效果。例如:让患者取卧位或坐位,使其进入催眠状态。在催眠状态下选择针对性的暗示诱导语言:"你现在在催眠状态下,你会感到越来越舒服,心情也会越来越舒畅。……其实你很美丽,是的,你很美丽,人们都会这样看你。你其实很漂亮,完全没有必要为你的身材担心,没有人在乎你的长相。你的苦恼源于没有根据的幻想的丑陋,你并不丑陋。在生活中,别人并没有抛弃你,是你自己不接受自己,你不喜欢自己,又怎么能指望别人喜欢你。你没有发现你自己并不像你认为的那样见不得人,你是漂亮的,你没有理由苦恼,你醒来以后会看到这一点,你真的挺漂亮。"

第四节 艺术治疗在美容医学中的运用

一 艺术疗法的内涵及在美容医学中的应用

美容医学的对象较之其他临床患者,有较高的心理疾患发生比例。不了解求美者的心理需求与动机,就无法设计可行的临床方案。美容医学的目的是塑造人体美,对人体美学不甚了解,就难以达到好的效果。因此,有人把美容外科医生称作活体雕塑艺术家。近些年来,随着人们健康意识的增强,以及对生物医学治疗手段局限性的认识,利用艺术手段来维护健康的方法越来越多。艺术形式被引入临床治疗,作为心理疗法的专门技术,如音乐疗法、绘画疗法、雕塑疗法以及戏剧疗法等。利用绘画作为诊断患者心理疾病的一个依据,已经在精神医学与心理医学中有所应用。在美容医学的咨询过程中,绘画手段也常常不可缺少。在当代临床医学实践中,有越来越多的医务人员开始将音乐、绘画、舞蹈等艺术形式应用到患者的康复过程中。

美国艺术治疗协会(American Art Therapy Association,1997)官方网站上给出定义,认为艺术治疗是运用艺术媒介、形象、创造性艺术活动和当事人对创作作品的反应,来呈现个体的发展、能力、人格、兴趣、关注和冲突的一种服务性职业。"艺术治疗实践以人类发展和心理的理论知识为基础,以包括教育、心理动力、认知、人际和其他的治疗途径在内的评估和治疗为辅助,解决情绪冲突、提升自我意识、提高社交技巧、管理行为、解决问题和减少焦虑,辅助现实取向,提高自尊。"20世纪60~70年代也是艺术治疗蓬勃成熟期。1969年,美国第一个专业的艺术治疗机构"美国艺术治疗协会"(American Art Therapy Association,AATA)正式成立,它是整个世界艺术治疗发展的里程碑,标志着艺术治疗得到了专业的认可。艺术治疗与心理咨询流派中精神分析、行为主义、人本主义、存在主义、认知疗法及后现代主义思潮等不断深化融合,形成更多的治疗模式和方法,使用对象也扩大到非精神疾病群体。

目前艺术疗法中主要以绘画疗法和音乐疗法使用最为广泛。

二 绘画疗法在美容医学中的应用

绘画艺术治疗是综合各种心理学学说及绘画艺术创作过程的理论而逐渐发展的。形象与艺术表现范围内心灵的洞察与交流是艺术疗法最基础的要点。绘画艺术疗法的作用机制主要在于人类生命体身心平衡对艺术的内在需求、大脑半侧化机制、心理意象功能和心理投射机制。

国外绘画心理疗法的应用研究主要集中在绘画艺术疗法在情绪障碍治疗中的效果,对自我认知改善和人际社交技能提升的作用,房子树人绘画测验等绘画投射技术在心理测验中的应用,对促进语言的发展与认知功能的改善作用等方面。国内绘画艺术疗法的应用研究主要有在心理障碍治疗与诊断的应用,在特殊人群中的应用价值,在危机干预和心理教育中的实践,在团体心理咨询与治疗中的应用等。

在美容临床心理治疗和干预中使用绘画艺术疗法将会是一种有益的尝试,目前在国内尚无该方面的有效研究资料,有待更多的美容临床心理医生进行应用探索。例如使用"自画像"绘画评估将有效帮助临床工作者发现求美者的自我意象,对容貌及内在体象的认识及其之间的和谐程度等情况,快速识别求美者的审美需求和自我认知水平,帮助求美者激发更合理的求美动机,达到更有效的美容改善。因此在美容咨询过程中使用绘画治疗方法同样有效。在治疗和干预过程中通过绘画艺术疗法能够帮助求美者缓和抑郁、紧张、焦虑、激惹、猜疑和敌意等负面情绪困扰。

三 音乐疗法在美容医学中的应用

美国著名音乐治疗学家、Temple大学教授K Bruscia在他的《音乐治疗定义》一书中对音乐治疗所做的定义是:"音乐治疗是一个系统的干预过程,在这个过程中,治疗师利用音乐体验的各种形式,以及在治疗过程中发展起来的、作为治疗动力的治疗关系来帮助被帮助者达到健康的目的。"

音乐疗法的临床应用主要体现在精神病及抑郁症治疗、高血压及冠心病治疗、缓解老年痴呆症、胎教应用方面及在缓解各类疼痛治疗方面。英国剑桥大学口腔科医师曾用"音乐麻醉"成功地为200例患者拔了牙。音乐治疗加放松训练对60例择期手术患者进行对照研究。实验组在此基础上实施音乐治疗加放松训练。患者经过音乐治疗加放松训练后,对应激的适应能力增强,感到头脑清醒、心情平静、全身舒适,焦虑、抑郁的症状减轻。观察组手术后焦虑评分显著低于手术前及对照组手术后。因此可见音乐疗法对缓解美容整形患者的手术中及手术后疼痛方面将有一定效果。卢彬等1998年以来尝试将音乐治疗应用于美容整形门诊局部麻醉手术中,取得了一定的经验。大部分患者喜欢听流行性轻音乐如近代欧美轻音乐;一部分年轻患者喜欢听现代流行音乐。338(338/550)例对手术麻醉效果满意。在进行音乐治疗时,还要注意考虑到患者的个性特点与音乐爱好程度等,因为这些因素对疗效有一定的影响。

为了探讨音乐疗法对激光美容患者治疗的影响。陈葵等对再次接受激光美容的复诊患者实施音乐干预。结果显示音乐干预后74位患者自诉治疗疼痛较以往未进行音乐干预时明显减轻,对整个治疗过程满意度提高,接受继续治疗的可能性增强。因此得出结论,音乐疗法可以作为激光美容门诊局麻治疗患者一种有效的辅助治疗手段。国内李群等针对2005~2008年于天津市口腔医院整形外科就诊的求美者,结果发现芳香音乐疗法是文刺美容术中一种安全、方便、有效的辅助手段,有待于今后应用于门诊其他美容整形手术中。临床上也认为与耳鼻喉科等某些患者交流存在困难,如唇、腭裂患者语言欠清晰,患者往往不愿多说话,先天性耳道闭锁患者听力减退,因此通过艺术疗法和他们进行沟通和交流显得十分必要,也正吻合艺术疗法的独特优势。

其他的艺术疗法主要有诗歌及书法疗法等,在美容临床中的应用较少且相对困难,有待进一步探索。

在美容临床心理治疗与干预的临床实践中已有大量研究成果。例如为了探讨美容整形就诊者的心理过程及干预对策,李清梅等对950例就诊者不同治疗护理阶段的心理进行评估,并针对就诊时的自卑,手术前的怀疑、恐惧,手术后的焦虑、挑剔和后悔,恢复后得意或失望等心理特征,分别在不同时期给予相应的寻求补偿指导、肯定定势心理引导、针对性解释、领悟和谐美的真正含义等干预措施。结果发现就诊者能够正视容貌的客观性存在与美容整形手术的实际功效。美容整形外科医生应与心理医生紧密合作,共同进行外表和心理治疗,对获得最佳术后效果,会大有裨益,相得益彰,对医患都是非常有益的。一方面可减轻容貌的缺陷和畸形所给予受术者的心理负担;另一方面通过心理治疗,了解受术者心理状态。为选择最佳治疗方案提供参考,使受术者易于接受术后效果,并能主动配合治疗网。

目前心理素质量化和心理治疗与干预在美容整形外科应用尚不统一规范,而且还是一项跨学科研究工作。许多方面尚需进一步研究探讨,以促进美容整形外科顺利发展。

(贾淑华　周萌萌)

参 考 文 献

[1] 向慧,张亚林,陶嵘.国外临床心理学家胜任特征研究概况[J].心理科学,2006,14(3):328-329.

[2] 秦漠,钱铭怡,陈红,等.国内心理治疗和咨询专业人员及工作状况调查[J].心理科学,2008,31(5):1236.

[3] 王向义.美容专科医师及相关专业人才培养标准初探[J].宜春学院学报,2004,26(2):70-73.

[4] 何伦,何家生.精神医学与心理治疗对美容医学的意义和作用[J].实用美容整形外科杂志,2000,11(5):230-232.

[5] Edgerton MT. Plastic surgery:the rainbow profession. Ann PlastSurg,1997,38(3):197-201.

[6] 刘林嬌,李广帅.整形美容医学中的心理干预[J].组织工程与重建外科杂志,2004,2(2):63-65.

[7] 李瑾,张培华.认知行为干预对面部浅表性瘢痕病人体象的影响.护理研究,2007,21(7):1801-1802.

[8] Warwick HM,Clark DM,Cobb AM. A controlled trial of cognitive-behavioural treatment of hypochondriasis[J]. Br J Psy-chiatry,1996,169(2):189-195.

[9] Zimmerman M,Mattia JI. Body dysmorphic disorder in psy-chiatric outpatients:recognition,prevalence,comorbidity,demographic,and clinical correlates[J]. Compr Psychiatry,1998,39(5):265-270.

[10] Sarwer DB,Wadden TA,Foster GD. Assessment of body image dissatisfaction aspects of patients for mastopalsty [J]. Rev Hosp Clin Fac Med Sao Paulo,1992,47(6):290-294.

[11] 张倩,郑涌.心理治疗的过程研究[J].心理科学进展,2009,17(4):766-773.

[12] Kei Nakamura. Morita therapy:Its development and current situation of practice in Japan. IS-H-062 Invited Symposium[C],Tokyo:The 5th World Congress of Psychotherapy,2008.

[13] Kumaraswamy Narasappa. School of Medicine,University Malaysia sabah Malaysia. OS10. 2 Psychotherapy in Asia[C]. Tokyo:The 5th World Congress of Psychotherapy,2008.

[14] Roberto Opazo Castro. Integrative Psychotherapy Today:Over the Shoulders of Many,Facing a Challenge for All. OP13-05 open lecture[C]. Tokyo:The 5th World Congress of Psychotherapy,2008.

[15] Bolton MA,Pruzinsky T,Cash TF,et al. Measuring out-comes in plastic surgery:body image and quality of life in ab-dominoplasty patients[J]. Plast Reconstr Surg,2003,112(2):619-625.

[16] 李新纯,刘铁桥.体象障碍的临床研究进展[J].国际精神病学杂志,2008,35(3):132-133.

[17] 杨冠华,雷全友,杜太超,等.心理干预对体象障碍患者情绪及生活质量的影响[J].临床心身疾病杂志,2008,14(5):416.

[18] Zana Marovic,Private Practice,South Africa Imagery and Yoga in Psychotherapy. OS16. 4 Use of Breath[C]. Tokyo:The 5th World Congress of Psychotherapy,2008.

[19] Chidda Giri-Patiala. India Yoga psychotherapy and spirituality. IS-A9-522 Invited Symposium[C]. Tokyo:The 5th World Congress of Psychotherapy,2008,10.

[20] Arthur Giacalone. USA. Contemplative psychotherapy:A heuristic model. Dr. IS-A9-533 Invited Symposium [C]. Tokyo:The 5th World Congress of Psychotherapy,2008,10.

[21] 何伦.让活人回到医学中来[N],健康报,2010-01-22(3).

[22] 孟沛欣.精神分裂症患者绘画艺术评定与绘画艺术治疗干预[D].北京:北京师范大学博士论文,2004.

[23] 张振娟.绘画在心理治疗中的作用及其应用[J].中国临床康复,2006,10(26):120-122.

[24] 巩丽群.绘画艺术疗法在大学生心理辅导与咨询中的应用探索[D].上海:华东师范大学硕士论文,2008.

[25] Bruscia,K. Defining. Music Therapy. Spring City[M],PA:Spring House Books,1989.

[26] Magill L,The use of music therapy to address the suffering in advanced cancer pain[J]. J Palliat Care,2001, 17(3):167-172.

[27] 卢彬,刘文艳,张树青,等.音乐疗法在美容整形手术中的应用[J].中国美容医学,2002,11(2):176-177.

[28] 陈葵,宣力,蔡金辉,等.音乐疗法对激光美容患者的辅助治疗意义[J].中国美容医学,2009,18 (6):868.

[29] 李群,濮礼臣.芳香音乐疗法在文刺美容中的应用[J].中国美容医学,2008,17(11):1686.

[30] 李清梅,王细萍,吴晋宁,等.美容整形就诊者的心理过程及干预对策[J].中国美容医学,2008,17 (6):915.

[31] LaschC. Theeultureofnarcissism.[M]NewYork:Norton,1978:213-256.

| 第十二章 | 美容临床心理咨询 |

美容就诊者在就诊的过程中不同程度地存在一些心理问题,因此,针对其问题,给予科学合理的解释,提高其适应和解决面临的心理困境的能力,保留良性因素,并将不良因素转化为有利于身心健康和美容的良性因素就变得尤为重要。《内经》说:"精神不进,志意不治,故病不可愈。今精坏神去,营卫不可复收。何者? 嗜欲无穷,而忧患不止,精气弛坏,荣泣卫除,故神去之而病不愈也。"意思是说,不改变患者的心理状态,患者的疾病是难以治愈的。所以灵活熟练地运用心理咨询的方法使就诊者走出心理困境,提高美容效果十分必要。可以说,美容临床心理咨询是美容工作过程中的重要环节,也是美容工作者的基本技能之一,应引起高度的重视。

第一节　美容临床心理咨询的内容和方法

一　美容临床心理咨询的概念、内容和特点

(一)美容临床心理咨询的基本含义

1. 咨询　"咨询"一词在中国古代是分而言之的。最早载于《书·舜典》:"咨十有二牧"。这里的"咨"就是商量的意思,《书·舜典》又载:"询于四岳"。"询事考言,乃言底可绩"。"询"在这里是询问的含义。谋也,咨也。《左传·襄四年》:"访问于善为咨,咨亲为询"。

"咨询"一词源自拉丁语"Consultatio",为商讨,协商的意思。英语为"商议",日语为"カゲニセリニグ",俄语为"КОНСУЛЬТаЦЙЯ"也是商讨,劝告,质疑的意思。

2. 心理咨询　心理咨询顾名思义,就是在心理方面给咨询对象以劝告、开导、帮助的过程,著名的心理学家莉奥妮·E. 泰勒(Leone·E. Tyler)认为"咨询是一种从心理上进行帮助的活动,它集中于自我同一感的成长以及按照个人意愿进行选择和做出行动的问题"。塞西尔·H. 帕特森(Cecil·H. Patterson)则认为,"咨询是一种人际关系,在这种关系中咨询人员提供一定的心理气氛或条件,使咨询对象发生变化,做出选择,解决自己的问题,并且形成一个有责任感的独立个性,从而成为更好的人和更好的社会成员"。

综上所述,我们认为心理咨询是通过语言、文字等媒介,给咨询对象以帮助、启发和教育的过程。通过心理咨询,可以使咨询对象的认识、情感和态度有所变化,解决其在学习、工作、生活、疾病和康复等方面出现的心理问题,从而更好地适应环境,保持身心健康。

心理咨询的历史可以溯源到古希腊时期。当时,人们常常从古希腊哲人、《圣经》的《旧约全书》以及巫医那里寻找劝告或帮助。而心理咨询作为一门学科,那是20世纪初的事情了,是

伴随着职业指导、测量技术和心理治疗的兴起而出现的。1909 年,弗兰克·帕森(Frank·Parson)出版了《选择职业》(选择第二职业)一书,为心理咨询的诞生奠定了坚实的基础。从 1930年开始,以整个人格为对象的咨询发展起来了,包括职业、学生、社会、情感、人格、经济、家庭、身体、健康等方面的问题都展开了咨询,在很多学校设立了专门的心理咨询机构。20 世纪 40年代初,个性与学习理论以及心理治疗理论促进了咨询心理学的发展。卡尔·罗杰斯的《咨询与心理治疗》标志"心理治疗的年代"的到来。此后,心理咨询这门学科迅猛发展,心理咨询的影响涉及人们生活的每一个角落,在美国,咨询心理学是仅次于临床心理学的第二大分支,而临床和社区心理学往往也有其心理咨询机构。

我国的心理咨询事业起步较晚,而且在很长一段时间里处于空白状态,在此就不详述。

心理咨询的服务对象主要是正常人到能够接受咨询帮助的轻微精神病患者,幼儿以及不能合作或无法自诉、交谈的精神病患者,不能作为心理咨询的直接对象,但可以通过其父母、家属或亲友、同事陪伴,给予间接的心理咨询的指导意见。

心理咨询是一门专业性非常强的科学,有系统的理论、科学的方法和专门的技巧,咨询人员须经过专业训练,才可胜任。我们不能把它跟思政工作、"谈心"等混为一谈。

3. 美容临床心理咨询的定义　美容临床心理咨询是美容就诊者在接受治疗前必须经历的一个过程,它不同于传统医学的接诊基本步骤(问诊、查体、诊断等),而是使美容就诊者了解医学美容的基本知识,确认自身容貌、形体的缺陷与不足,明确治疗的方法,预期的效果,建立治疗信心的医者与求美者的交流过程。

在临床实践中,由于美容受术者的观念、动机、医学素养有所差异,对美的追求紧迫感、经济承受力有所不同,故咨询的侧重面有着较大的差异,所以,咨询者应不厌其烦,耐心细致,实事求是地予以讲解、答疑。这种咨询可能是一次,但往往是多次方能完成。既可能是一位医务人员完成,也可能是数位医务人员反复多次才能完成。

美容临床心理咨询是美容临床医生和求美者通过心理咨询的技术和方法解决容貌审美的心理问题的过程。美容临床心理咨询不是一般的美容咨询,它是心理咨询学和美容医学的交叉学科。一般的美容咨询包括一切与美容相关的咨询活动,诸如美容技术、美容种类、各种美容手术的适应证等,它的对象可以是美容受术者,也可以是希望了解美容业的非美容受术者。美容心理与咨询的特点在于其"心理"性,它的目的在于帮助那些在容貌审美方面存在心理问题,以及接受美容前或接受美容手术后有心理不适应的人。具体地说,它包括四种对象:自我体象认识错误者;美容手术前有不良情绪者;接受美容手术后不适应者;希望通过心理调节达到美容效果者。美容临床心理咨询只能解决心理问题和较为轻度的心理障碍,如果求美者有严重的心理问题,牵涉到人格和严重的心理障碍,需要借助于专业的心理治疗。

(二)求美者咨询动机的基本类型

做好美容咨询工作的第一个步骤便是了解求美者的咨询动机和特殊的需要,这样才能更好地进行针对性的咨询。根据临床观察,美容咨询者的动机和心态可以大致分为以下三种类型。

1. 探询型　此类求美者多是文化程度较低,知识与美容医学知识均匮乏者,或是阅历和经历有限的年轻人。由于对医学美容知识较贫乏,对自身的容貌缺陷认识不足或是受经济承受力、时间等因素的影响,尚未下决心尽快接受美容手术或者其他美容治疗,故抱着试探的心理前来咨询,以求了解医学美容知识,明确美容欠缺的性质与程度,或是打听治疗的价格、治疗所需要的时间、甚至最佳的季节等等,以便做出是否手术或其他治疗的决定。

2. **审慎型** 此类咨询者多是中老年人及知识分子,或性格稳重,或处世优柔寡断者。他们往往对美容医学知识一知半解,对于自身的容貌缺陷与治疗手段有粗浅的了解,但对治疗全过程及效果等不甚明确,或是处事慎重,反反复复进行多方面的问讯。

3. **急于求治型** 此类人对自身容貌缺陷和美容医学知识均有一定的了解,由于求美的强烈欲望或特殊的需要,希望尽快改善或美化自身的容貌,故其咨询的重点是治疗的方法,手术何时能进行,是否能够达到预期效果等等。

对于探询者,重点在于普及美容医学知识,不要急于让他接受治疗,而应"等待"他们认识的提高;对于审慎型,应进行针对性的解答,做到细致、认真,不厌其烦,以解除其疑虑,提高信心;对急于求治型,则应实事求是地说明治疗预期效果,以及可能出现的正常意外与并发症,使其求美期望值不脱离实际。

(三)美容咨询的内容

美容咨询的内容十分广泛,但主要包括美学、医学和心理学三个方面。

1. **人体美学** 包括形式美基本要素、容貌形体的基本要求,以此来评价美容就诊者的容貌、形体状态,做出相应的诊断,并说明治疗的美学效果,必须达到医者与求美者认识的一致。

2. **美容医学** 主要包括美容医学的治疗手段及基本程序,说明其安全性、损伤性、有效性,讲述治疗后恢复期的过程与一般时间。应注意,对于可能出现的正常意外与并发症的手术治疗,需要作恰当说明,并且务必履行"手术协议书"签订手续。

3. **美容心理学** 主要针对求美者就医前心理与治疗前心理两方面进行咨询,前者包括羞愧、自卑和消极情绪,特别要筛选精神、心理异常者,避免有精神、心理禁忌者接受美容治疗,特别是手术治疗,以防发生不必要的医疗纠纷。治疗前的咨询,主要是对手术焦虑与恐惧者进行咨询与疏导。

(四)美容临床心理咨询过程的主要特点

通过上面的学习,我们已经知道了美容临床心理咨询是美容施术者通过语言、文字等媒介,给美容就诊者以帮助、启发和教育的过程。通过美容临床心理咨询过程,可以使就诊者的认识、情感和态度、行为有所变化,解决其在美容方面出现的一些心理困惑,从而使美容取得预期效果。

美容临床心理咨询过程具有如下特点:

1. **双向性** 在美容临床心理咨询过程中,咨询人员与咨询对象是此过程中的两个方面,缺少其中任何一个方面,都不能构成美容临床心理咨询过程。其中,咨询人员起着主导作用,而咨询对象则是美容临床心理咨询过程中的主体。咨询人员与咨询对象彼此互相影响、互相配合,从而使咨询活动在愉快的氛围中进行,取得满意的美容效果,这就是美容临床心理咨询的"双向性"。

2. **多端性** 我们知道,一个人的心理结构和心理面貌主要由四个方面组成,即知(认知)、情(情感)、意(意志)、行(行为)。一个人的美容心理问题也主要是这四方面发生了偏差。但由于美容就诊者美容的目的,以及对美、人体美、医学美学知识的多寡和不同理解,加上人格特征、文化家庭背景、年龄、行为模式、生活经验、性向等都存在较大的差异,因此每个人的美容心理结构中这四方面因素所占的比重、所起的作用、所处的位置都是不一样的,其发展的不平衡就产生了某个方面的薄弱环节。所以,在美容临床心理咨询过程中,要具体情况具体分析,选择最需要、最迫切的方面作为美容临床心理咨询工作的开端和突破口,可以从晓之以理(认知)着手,帮助美容就诊者明白事理,认识危害;可以从动之以情(情感)着手,用爱的情感沟通咨询人员和咨询对象的心灵,扫除心理防御的屏障,并调整咨询对象的情感;也可以从炼之以意(意志)着手,使美容受术者树立信心,坚定决心,培养恒心,善始善终地配合美容临床心理咨询过程;还可以从导之以行(行为)入手,让美容就诊者从事与原有美容心理障碍相抗拮的健康心理活动,养成良好、有益于美容的行为习惯。这就是美容临床心理咨询过程的"多端性"。

3. **社会性** 人是社会的动物,人的本质就在于他的社会性,离开了社会,人也就不成其人了。因此,人生活纷繁复杂的社会关系之中,不能不受到各种社会因素的影响。无论是优秀的美容心理品质、良好的美容心理结构,还是不良的美容心理品质、不健全的美容心理结构,也都是在社会环境中形成的。这就要求美容临床心理咨询人员必须把美容临床心理咨询与家庭、学校、社会紧密地联系起来,统一步调,形成合力,协同帮助美容咨询对象。一方面,必须注意分析美容就诊者存在问题的社会背景,弄清楚其美容心理问题的真实原因;另一方面,在解决美容就诊者的心理问题时,必须积极争取各方的配合和支持。这就是美容临床心理咨询过程的"社会性"。

4. **渐进性** 人的美容心理品质的形成与发展是渐进的,同样,不良美容心理品质的克服与消除也是渐进的,不可能一蹴而就,一朝完成。因此,美容临床心理咨询人员与美容就诊者都应克服急躁情绪,不要过于理想化,提出不切实际的要求而要由浅入深、从简单到复杂、由量到质逐步地去做。美容临床心理咨询过程的"渐进性",要求美容临床心理咨询人员培养细心和耐心的品格,对美容就诊者的帮助要循序渐进,逐步提高。

5. **反复性** 唯物辩证法认为,任何事物的发展都是曲折的而非一帆风顺,是呈螺旋式上升的趋势。人的美容心理品质的形成与发展也是如此,不良美容心理品质的克服与消除更是如此。因此,美容临床心理咨询人员不能存有一劳永逸的思想,与美容就诊者的关系也不要仅局限于美容门诊所内,对美容就诊者出现的心理反复切不可表现出厌恶、冷漠的态度,更不可横加批评与指责,美容临床心理咨询人员还必须注意检查咨询效果,对重点对象要定期回访,巩固咨询效果。

(五)美容临床心理咨询的意义与目的

1. **美容临床心理咨询的意义** 现代社会心理问题逐渐增多。调查显示,物质文化水平与心理冲突的发生呈正比关系。文化与物质生活的丰富,加强了人们的求美意识,也提高了人们对自身美化的强烈愿望。与此同时,人们心理上也承受着美的压力,出现了一些有关美容与容貌的心理问题甚至是心理障碍。美容临床心理咨询能够起到的作用在于:

(1) 提高自我体象认识:对自我的认识即自知,但是自知并非容易之事。仅就对自己的容貌形体的认识和评价来说,就常常出现一些偏差,并且会导致一些心理障碍。例如,一个人把自己看得很丑,必然会产生自卑心理,于是情绪低落,丧失进取之心,轻则影响社会交往,重则消极、悲观厌世。正确的自知、自我意识及自我体象,是心理健康的基础,对美容心理卫生来说同样如此。在美容临床心理咨询中,心理医生要启发来访者正确的看待自己,评价自己,并在提高自我认识的基础上进一步自我探索,自我美化。

(2) 挖掘潜力,促进自我的心理调节:与容貌、体象及美容有关的一般心理问题十分多见,常常会影响人们的心理健康。通过美容临床心理咨询,专家们耐心的指导,提供有关知识,并注重挖掘来访者的潜力,启发、引导来访者进行自我探索、自我调整,达到自我完善、自我美化,从而解决心理问题,促进心理健康。

(3) 正确引导人们的求美行为:社会的不断发展,使人们对自身美的感受和求美爱美的欲望不断提高。人类从温饱走向富裕和健康，又从健康走向更为美好的生活，不仅美化环境，而且美化自身。美容临床心理咨询可以促进人们求美心理的健康发展，不仅注意美化外表，而且更注重美化心灵。实际生活充分证明，心理美容比单纯的外表美容要重要得多，也困难得多。

2. 美容临床心理咨询的目的　美容临床心理咨询的基本目的是帮助求美者发现心理问题，并启发他们依靠自己的力量来解决问题。也就是说，美容临床心理咨询实际上是一个发现问题和认识问题的过程。在这个问题中，要求咨询医生起主导作用，用心理学有关知识，分析求美者日常生活中的一些心理现象，帮助求美者发现问题，并在此基础上，进一步启发和改变求美者对自身美的不正确认识。这个过程需要有很好的耐心，因为心理困扰的出现，错误认知结构的形成，是各种社会信息长期影响的结果，要想在短时间内彻底改变是很不容易的。

二　美容临床心理咨询的形式与程序

（一）美容临床心理咨询的形式

心理咨询由于时间、地点、对象和咨询目的的不同，可有若干种咨询形式，从咨询对象的数量来划分，主要有个别咨询和集体咨询，从咨询的途径来划分，主要有电话心理咨询、通讯咨询、网络咨询、远程咨询和门诊咨询、宣传咨询、现场咨询。

1. 个别访谈式咨询是最主要的形式　个别访谈式心理咨询是指有心理问题或困扰，或是各种心理障碍者，直接到美容机构或心理咨询机构，找心理学家或心理医生进行个别交谈。我国目前尚无专门的美容临床心理咨询机构，美容临床心理咨询多在有关美容机构或一般心理咨询服务中心。

2. 集体咨询　由有关美容咨询机构根据美容就诊者所提出的美容心理问题，将他们分成小组进行商讨、引导，解决他们共同存在的美容心理障碍的一种形式。也可以是由美容就诊者自愿组成小组，根据其共同的心理问题进行咨询的形式。集体美容临床心理咨询的人数没有统一的标准，从二三人到几十人都可以进行，但一般以 10 人左右为宜。一般可分三步进行：①由美容临床心理咨询人员根据美容就诊者所提出的问题，以及就诊者的年龄、性别、文化、对美及人体美的认识等个别差异，把他们分成小组；②由美容临床心理咨询人员对不同小组的问题进行分析或讲解，或通过放录像、幻灯片、看模型、演示多媒体、参观等形式，使美容就诊者对自己的美容心理问题有一个初步的总体上的认识；③由美容就诊者对这个问题展开讨论，或通过扮演角色等活动，找出解决问题的途径或方法。

3. 门诊咨询　是通过美容医院或咨询中心的美容临床心理咨询门诊部进行咨询的一种形式。美容临床心理咨询的门诊和一般医院的门诊治疗程序相仿，即首先由美容就诊者挂号办理门诊手续，然后到相应的科室就诊。由美容临床心理咨询专家（或受过美容心理学专业训练的医师和临床心理学家），根据美容就诊者的自诉，选择相应的美容心理检查或测验，并对这些测验数据进行分析与诊断，再提出一定的指导性意见。如一次门诊不能解决问题，可嘱咐就诊者进行复诊，或留下地址进行咨询效果随访。

4. 通讯咨询　是针对美容就诊者通过来信或电子邮件描述的情况和提出的有关美容心理问题，美容临床心理咨询人员以通信或发电子邮件、传真等方式解疑答难，疏导教育的一种形式。

5. 电话心理咨询　是利用电话的通话方式给美容就诊者以劝告和安慰的一种咨询形式。

这种方式的优点是咨询迅速及时、方便快达、不分昼夜、不论远近,并且拉近了主客体之间的关系容易沟通,效果颇佳。

6. 宣传咨询 是通过报纸、刊物、广播电视、计算机网络、卫星传送等媒介对受众提出的典型美容心理问题进行解答一种形式。

7. 现场咨询 是美容临床心理咨询工作者深入学校、家庭、工厂、农村、部队等现场,对咨询对象提出的各种有关美容心理方面的问题给予解答的一种形式。

当前心理咨询服务主要有三大类:

1. 临床心理咨询 是以医院为基础的医学心理咨询,专业人员主要是受过医学系统训练的医生或医学院校的教师,并受过医学心理学的训练。

2. 教育心理咨询 是以教育部门,尤其是高校或社会团体兼办,从业人员一般都受过教育学、心理学系统训练的教师或社会工作者,多数都接受过心理咨询的专业训练。

3. 综合性心理咨询 集中了心理学、医学、教育学、社会学专业人中,咨询的范围比较广泛。

为容貌而烦恼的人数不少,他们中有一部分人为改变或消除身体缺陷而寻求美容医学知识,也有一部分人会寻求心理医生的帮助。据倪家鹤报道,自 1991 年 1 月到 1993 年 3 月深圳市人民医院心理咨询室共接受咨询电话 1400 人次,其中涉及容貌问题的 37 人次,占心理障碍问题的 5.7%。

有些对容貌的烦恼并不是美容医学都可以解决的,我们的一项调查显示,求美者所烦恼的容貌问题,只有很少的一部分可以通过美容医学的手段解决,还有一大部分问题,如身高、体型、脸型等,只能通过调整自我认知,逐步接受自己。同时,美容医学的医生,也应该意识到美容医学的局限性,并尽可能地承担起美容临床心理咨询的任务,以解决求美者心理困扰。

(二)美容临床心理咨询的实施程序

美容临床心理咨询的一般工作程序应包括四个方面,即收集资料、分析资料、拟定咨询方案或实施治疗和检查巩固。

1. 收集资料 全面了解来访者的情况,包括来访者的社会环境、身心状况、人际关系、体象、容貌状态和自我评价,以及现实心理问题或障碍的情况等。收集资料可以通过以下途径:

(1)会谈:即与来访者进行交谈。交谈是心理咨询的主要方法,通过交谈可以收集资料,实施心理指导和治疗。

(2)对来访者的观察:与来访者接触和交谈的同时,可以观察了解其心理状态和行为特点。观察内容有:来访者的外表与行为、认知过程及功能、思维方式、情绪状态、人格特征等。

(3)体格检查与容貌判断:包括一般医学健康的检查与神经系统的常规检查。此外,对容貌缺陷者是否存在客观的缺陷,也应给予较为准确的判断。

(4)精神检查与心理测量:对于一些有阳性神经系统体征的人,还要进一步给予神经系统的检查。心理测验可以根据来访者的具体情况选择使用。对容貌心理问题主要使用的心理测验是人格与体象测验。

2. 资料分析与判断

(1)资料归纳:根据来访者各方面的情况,归纳出主要的问题。所采取的方法是:①归类法:把现有的资料按原先设计好的一些类别进行归纳,类别可分得较笼统,也可以分得较细,以便一目了然。②就事论事:如容貌丑陋引起长期的心境抑郁、沮丧,导致一系列心理困难,则缘由并不复杂。③寻找迹象:有些来访者的情况并不那么简单,若就事论事的归纳材料,就可能看不出问题本质。例如,有人存在社交恐惧,原因就可能出在体象上,或因容貌丑陋引起的自卑心理等。④按资料的主次层次或内在联系归纳,旨在发现相关因素,提出疑点或新的可能性,便于分析判断向深层次发展。⑤身临其中,以自身的体验归纳资料。尊重客观事实的同时,加上主观的判断和体验,形成了一个"自身"(来访者)与环境的关系图式,以常人共有的思维模式去推断来访者的主要问题。

(2) 资料可靠性评价:影响资料真实的主要原因在于来访者与咨询者主观方面的影响。因此,要提高资料可靠性的途径是:①应该以会谈和观察资料为主,心理测验与别人提供的资料为辅,因为会谈和观察获得的是第一手资料。②了解来访者日常生活中的资料,如日记、书信或其他资料。③参照对来访者社会文化背景资料的了解和心理测验的结论。若与会谈观察资料相一致,说明资料真实可靠。

(3) 资料分析的多视角:应该以不同的视角评价分析来访者的资料,避免受某一专业知识的影响,例如,可以从社会文化、个体成长发育、医学病理学、心理行为学,以及非专业角度分析问题。

3. 拟定咨询方案 拟定咨询方案的基本原则和目标是着眼于改变来访者原有的认知结构和行为模式,建立新的认知结构和行为模式。拟定咨询方案的基本程序有以下几点:

(1) 在分析来访者资料的基础上,列出其与美容临床心理咨询问题有关的各种因素,主要是个体生理因素,包括健康状况、容貌或体象情况、影响生理功能或美学效果的情况;心理因素包括个性特点、兴趣爱好、情绪、动机等情况;社会因素包括家庭社会人际关系、受教育情况、成长的社会文化背景、容貌的社会评价等。

(2) 分析、寻找并确定主要相关因素,找得越准,才越能解决问题。

(3) 分析对来访者的问题有负相关的因素加以控制和限制,找出对来访者有益的相关因素,予以加强、发扬和提高。要注意各因素间的内部联系,不可仅根据表面现象做出判断而简单从事。

(4) 对咨询的结果要有预见,做出相对准确的预测性判断,并随时根据预测调整咨询的进程和方法。

(5) 咨询方案的核心是对来访者面临的情况和对策作详细说明,在心理咨询过程中,来访者会根据自己的看法对咨询过程做出评论,心理工作者应根据来访者的反应和评价及时调整咨询对策,机动灵活把咨询不断引向纵深。

(6) 美容临床心理咨询中有许多特殊问题,要认真分析问题的性质,不可将某些观点强加于来访者,应以来访者的看法和价值观念为核心,进行分析和讨论。

4. 检查巩固 美容就诊者在经过上述的心理咨询以后,一般都会有不同程度的改善。当他们离开美容临床心理咨询机构时,并不意味着美容临床心理咨询过程已经终结了。恰恰相反,美容临床心理咨询人员还有一些工作需要继续进行。这就是美容临床心理咨询的最后一个实施程序——检查巩固。

检查巩固的主要任务之一就是追踪研究。进行追踪研究,理由有三:首先,美容临床心理咨询人员必须知道,他的帮助和治疗是否有效;其次,美容就诊者是否能用已形成的行为模式和应付环境的方法举一反三地分析、解决不断出现的美容心理问题;最后,追踪研究不仅是整个美容临床心理咨询过程的一个重要部分,也是评价整个咨询过程中的诊断分析是否正确,治疗劝导是否合适的必要一环。

追踪研究一般有三种形式:一是备忘录的形式,即由美容临床心理咨询人员在劝导帮助阶段后,将备忘录交给美容求诊者,并嘱其按有关要求坚持认真填写。二是访问美容就诊者。三是召开有关座谈会,邀请咨询对象的亲戚朋友、邻居、老师、领导等,详细了解咨询对象治疗后的具体情况,从而根据了解到的情况取得对于咨询效果的客观评价。

第二节 美容临床心理咨询的方法、技巧和原则

一 美容临床心理咨询的方法

(一)观察法
观察法是通过美容求诊者的动作、言语、表情等外显行为,有目的有计划地了解其美容心理活动的一种方法,从观察的时间来分,有长期观察和定期观察;从观察的内容来分,有全面观察和重点观察。

(二)个案法
个案法是通过收集某一个美容就诊者有关的个案资料,从而全面、深入而系统地了解这个人的美容心理特征的方法。

个案法所收集的个案资料来源不仅为美容就诊者本人所提供,也可以由其家属、同事、邻居、朋友、老师、领导等提供。只要与美容就诊者所提出的美容心理问题有关的材料,都要全面收集,尽可能不遗漏。

(三)问卷法
问卷法是通过被调查的书面回答来研究其美容心理活动的一种方法。具体操作是:先由研究者根据研究目的设计问卷,要求被调查者逐项对问卷的题目进行回答,然后回收问卷进行整理统计。

(四)访谈法
访谈法是根据事先拟好的问题同被调查者进行谈话,以了解其美容心理特点的一种方法。

(五)测验法
测验法是根据预先制定的测验量表来测定人的容貌心理的一种方法,通常使用人格与体象测验。

二 美容临床心理咨询的会谈技巧

(一)谈话的种类
谈话种类有很多分类法,除了在本章第一节已经介绍的会谈方法外,这里再介绍两种分类。

1. 根据谈话目的分类

(1)摄入性谈话:为了了解来访者一般资料的谈话,多用于初次见面,以了解来访者的主要问题、健康、工作、生活、家庭、人际关系各方面的一般状况。起到相互熟悉、收集资料的作用。技巧要求不高,可尽量随和一些,以放松来访者的紧张情绪。

(2)咨询性谈话:一般用于指导性的谈话,通常是在咨询者已经了解了来访者的情况,并判断来访者不属心理障碍或精神病患者,但有需要解决的一些心理问题。如审美问题、容貌与婚恋、容貌与人际关系问题等等。通过咨询谈话,给他们明确的指导,从而克服这些心理困扰,

恢复健康生活。

（3）治疗性谈话：目的是给来访者实施治疗，只用于各种心理障碍、心理疾病或行为异常者，谈话需要遵循心理治疗的原则。

2. 根据谈话形式分类

（1）自由谈话：谈话内容不拘一格，广泛而自由，气氛很轻松，有时会给人一种"拉家常"的感觉。自由交谈可以融洽气氛，缩短专业人员与来访者的距离。同时对来访者也有类似于"自由联想"的作用，无意中会使其反映出内心的症结，提供咨询者了解和观察来访者的机会。

（2）限制性谈话：开始于1~2次自由交谈之后，对谈话的范围和内容逐步加以限制和规范，使谈话向纵深发展。所谓限制只是在广度上有限制，引导谈话向深度发展，限制了与来访者的问题无关或关系不大的广泛话题，而逐渐围绕主要问题给予必要知识，耐心的疏导，尽快解决来访者的问题。

（3）半控制式谈话：在自由交谈和限制性谈话的基础上，来访者的问题已经清楚，进一步把谈话内容限制在更小的范围内，也就是把谈话限制在来访者的主要问题，或是问题的最主要方面，这就是半控制式谈话。半控制式谈话技术要求很高，也是能否解决来访者问题的关键。咨询者始终要把握来访者对关键问题的情绪反应和态度，正确运用自己的影响力，促成来访者的转变。

（二）会谈的一般技巧

1. 认真倾听 会谈无非听与讲两个方面。在心理咨询中听比说更为重要。事实上一些只有一般问题的来访者，说对他们自己不仅有倾诉的效果，而且说本身也是理智化的过程。说完了，他突然觉得豁然开朗，因为说时倾诉者的思维有序化了。认真倾听的意义在于表示咨询者对来访者的尊重和理解，愿意对来访者进行诚恳的帮助，来访者才能逐渐贴近毫无保留、毫不拘谨地把自己的问题说出来。倾听时应注视来访者，不时对其叙述做出反应，如简单插话、点头等，表示咨询者的同情和理解。多听并不意味不说，应注意引导来访者。

临床医务人员在会谈中首先要学会倾听。当医务人员全神贯注地倾听对方的诉说时，实际上便向对方传递了这样的信息：我很关注你所讲的内容，请你畅所欲言吧！对方便会打消顾忌，或者还会获得解决问题的希望和信心。相反，如果一位患者滔滔不绝地向医务人员诉说了自己对于即将进行的手术很担忧，害怕手术不成功，害怕痛苦，害怕后遗症等等。但当患者停止诉说时，这位医务人员却又问：你对这次手术有什么顾虑吗？患者马上意识到，他刚才诉说时，医务人员根本就没有听。此时，患者会立即失去继续会谈的兴趣和信心，觉得自己再怎么说也是无用的。

倾听是医务人员全神贯注地接受和感受对方在会谈时所发出的全部信息（包括语言和非语言的），并作出全面的理解。也就是说，倾听除了听取对方讲话的声音并理解其内容之外，还须注意其表情体态等非语言行为所传递的信息。因此，倾听是医务人员对于对方作为整体的人所发出的各种信息进行整体性的接受、感受和理解的过程。

要做一个有效的倾听者，应注意：

（1）对于倾听所需要的时间要有充分的估计和准备，以便有足够的耐心听其诉说。

（2）要学会排除一些偶然的干扰因素（如传呼机的呼叫，其他突然的噪声干扰等），以便集中注意力。不要随意打断对方的诉说。

（3）对于对方的诉说内容不要急于做出个人的判断和评论，应让对方充分诉说，以便全面完整地理解对方的本意和真实感情。

（4）注意全面观察对方非语言行为所传递的信息,因为非语言行为往往是真情的流露。

有效倾听的关键是倾听者应全身心地投入。其表现是在倾听时使用一些非语言行为和简单的应答,来显示自己的全神贯注和对于对方的关切,以使对方能畅所欲言。具体方法有:

（1）与对方保持合适的距离,面对对方。

（2）保持放松、舒适的体位和姿态。

（3）与对方的视线保持接触。

（4）必要时身体可稍向对方倾斜。

（5）避免分散注意力的举动,如东张西望,不必要的看手表等。

（6）适当地微微点头或应答,如"嗯"、"是啊"、"哦"等,以表示自己正在听。

2. 不急于表态　在一般社会交谈中,倾听者总是喜欢迅速表明自己的态度和评论,在心理咨询时很忌讳这种习惯,尤其是在来访者谈到自己的想法或咨询者决策时。设身处地去想,当一个人谈话时,始终听到对方的一些评论"你的想法是完全错误的","你太不明智"等,谈话的人如何有心将谈话继续下去。

3. 重在启发引导　咨询中的非评判态度很重要。当然,咨询的目的不是鼓励来访者的消极情绪、反常的思维方式或行为,而是要帮助他们克服和矫正。"非评判"只是一个技巧问题,即通常直截了当的批评对来访者并不能起到应有的效果,反而会把问题复杂化,因此,要采取启发和引导的方式,重点是提高来访者的认识,调整情绪。引导是指引求美者暴露特殊的情感内容。分直接、间接两种。间接引导是向求美者提供一个广阔的起点,使求美者能够详细阐述。例如,对一个欲做面部除皱术的老年妇女说:"人老一张脸,对此您一定会有体会!"使求美者可以顺此而阐述自己的想法。直接引导是医患保持相互作用的重要途径,主要是发问,如"你为什么要做除皱术?"发问可以是开放的或封闭的。

4. 会谈应有计划　会谈计划是根据初次会面的印象制定的,有计划可以使咨询目的和方向明确,但可能使咨询者形成思维定势,而影响咨询效果。所以,有计划并非要拘泥于计划,要有一定的灵活性。

许多研究表明,绝大多数求治者希望知道自己的真实病情,而80%的医生往往会有意或无意、全部或部分地隐瞒实情,从而人为地形成对立。因此,作为美容临床心理咨询者应注意以下几点:①要使用通俗易懂的大众化语句,可使美容求诊者有正确的理解;②可告诉美容就诊者有关诊断、预后,并做切合实际的劝导;③对于一些年老或文化低、美容品位低、理解能力差的就诊者,要反复交代诊断和具体治疗;④在做带有痛苦的美容治疗和较大美容手术之前,美容临床心理咨询工作人员应使就诊者做好心理准备。

（三）会谈语言交流的技巧

1. 语言交流中增加了解的技巧

（1）集中:是将交谈的内容和情感从广阔的领域导向有专门意义的特定领域。如在探索求美者的动机时所问:"那么究竟做这个手术是你自己的心愿,还是你丈夫的主意?"

（2）阐明:由于对求美者所提供的信息尚未理解,可以请其在复述中再明确一些。不理解的原因很多,最常见的是表达含糊不清。可以采用反问:"我不明白你为什么怕见别人,是因为你的鼻子吗?"

（3）重申:即重复求美者说的内容,反馈给求美者。如"你认为别人会笑你的下巴,是吗?那又怎么样呢?"

（4）沉思:是对求美者所述说的内容作一番思索,也表示对求美者诉说的一种聆听。

（5）核实：咨询交谈结束时，核对一下对求美者所提供信息的意义的理解，使双方都懂，使信息已被接受和理解。具体方法有：

1）重复对方的原话。例如：

患者：昨天半夜我觉得很难受，难受得睡不着觉，胸很闷……

医务人员：唔，你刚才说你半夜感到胸闷。

患者：是的，简直喘不过气来……（继续诉说）

2）重复有时也可以改换一些词句，但意思不变。例如：

患者：我的癫痫病反复发作，我难以想象我的病会对我的丈夫和儿子产生多大的影响，我真希望我从来没有发过这种病，但现在它却老是发作……我不知道我丈夫和儿子会怎么想，他们一定很痛苦，我真担心……（因难过而说不下去）

医务人员：你很为你的丈夫和儿子担心，你怕他们会因为你的病而非常痛苦。

患者：是的，我实在为他们担心，我不想让他们烦恼……（继续倾诉）

在这个例子中，医务人员的重复并没有完全运用患者的原话，但意思未变。这种词语的变化可以使重复显得更为移情化。而且，医务人员是在患者难过得说不下去时运用重复技巧的，这对于缓解患者情绪、使会谈继续进行很有好处。

3）在使用重复时，不应加入自己的主观猜测，否则效果会适得其反。例如：

患者：对不起，我来晚了一会儿！

医务人员：你因为你来晚了而感到十分抱歉？

在这里，"十分抱歉"是医务人员的主观猜测，把这种猜测强加给患者，会使对方感到不舒服，对方会觉得这位医务人员的反应太过分了，甚至有些虚伪、不认真。

2. 语言交流中表达信息的技术

（1）鼓励性语言：当要想鼓励求美者用语言表达意向时，可以给予求美者这样的鼓励："我希望您说得详细一些"。在求美者难以表达自己意见时用以鼓励求美者十分有效。

（2）提供信息和教导：目的是向求美者提供资料，供求美者在较广泛的范围内选择，并帮助他们为自己的健康或利益监护承担责任。给予信息是单纯提供资料，而教导是帮助求美者将资料应用于他们的特殊需要。譬如，"重睑术后一般要一个星期拆线"，这就是一个单纯的信息。

（3）反馈：包括给予意见、反映及面谈。当求美者问到或证明愿意听取他们行为的意见时，反馈是有帮助的，给予反馈后询问求美者对反馈的反应是很重要的。如医生将自己的看法告诉求美者后，反问求美者："你对我所说的有何看法"。

（4）支持：是一种强化求美者的内部应变性，以增加应对能力的方法。这是一种给予的合理希望的努力。其信息包括"您可以应付这些问题"、"天下很多人有和你一样的缺陷，绝大部分活得很好"。

（四）会谈的控制技巧

任何心理咨询过程都是控制的过程。控制会谈应有明确的目标，即是说咨询者在基本明确来访者咨询的目的之后，才能得心应手地控制会谈。在具体实施控制时可应用的技巧很多，应当灵活应用，只要气氛自然就行。

1. 借故中断 来访者在某一问题中纠缠不休时，可给他倒一杯水，或说一声对不起，上一下洗手间，或请他取样东西、换一下位置等，有意中断一下再谈。

2. 提问和释意 要提醒来访者转一个话题或中断话题，可以简单提个问题，但提得要自然。不便直接提问时,可以征得来访者同意,让他再重复一下他的陈述,作出一定解释后,顺便提一下问题。

3. 情感提示 来访者谈话漫无边际、离题太远时,可以有意识地刺激一下来访者最敏感的问题。一经提示,来访者情绪就会有一定程度的激发,就会自然把话题转到他所敏感的问题上来。此法用时要谨慎,防止来访者情感爆发。

4. 适当引导 引导是不直接转换话题,而是由原来的话题经过一段中介引出新的话题。引导是常用的控制会谈的方式,随着实际咨询工作经验的积累,控制会谈的技巧也会更熟练起来。

5. 直截了当、暗示或其他 现代人时间观念较强,可提示来访者注意时间,意在催促他围绕主要问题谈。可感叹一下时间过得真快或稍稍看一下手表等,或预先告知来访者本次谈话时间极限,或者有意注意一下等待的咨询者。这些都可以提示来访者抓住主要问题进行会谈。

(五)会谈提问的技巧

提问是咨询会谈的重要手段。通过提问不但可以获得资料,而且可以转移话题,控制会谈。会谈提问的技巧包括提问内容、提问时机和次数的控制。

1. 提问内容要恰如其分 内容合适的提问可以促进咨询关系,增进交流,使来访者感到自己得到理解。内容不好的问题则会起反作用。

2. 提问不宜过多 正常的咨询应该是来访者带着问题来问咨询者,如果咨询者提问过多,使来访者处于解答问题的地位,反而使他们失去暴露问题和探索自我问题的机会,容易产生依赖心理,不问不说,自我封闭。真正的咨询关系应该是咨询者只起启发诱导作用,要来访者自己解决问题。提问过多会使责任关系颠倒,从而减少了来访者参与解决问题的机会,最终达不到咨询目的。

3. 选择开放性提问方式 开放性提问是指咨询者事先没有固定假设的提问,例如,"你能谈谈别人对你容貌的看法吗?"这种问题本身就包含了负性问题评价的假设,而且回答可能很简单,无须发挥。而开放式问题可以让来访者自由发挥,回答的内容可以很广泛,由于没有假设,来访者可以议论,并结合自己的认识谈得更深。例如,同样的问题可以这样提问:"你觉得社会上人们是如何看待容貌的呢?"

4. 避免不适当的提问 有些提问方式应该避免或小心使用。"为什么……?"的提问带有责问意思,会使来访者产生防御心理,应少用为好;"你对自己容貌评价是好是坏"这样的选择性提问,会限制来访者的探索,应去掉选择部分;从不同角度提一个问题,会使回答者不知所措,应该避免多重问题;常以反问式问题来责备来访者,会引起他们的防御心理,故应避免责备性问题;应避免诱导性提问,如"这么说,你的烦恼与你的眼睛难看有关?"有暗示诱导作用,应去掉诱导部分,改为"你的烦恼原因是什么呢?";对一些社会规范较为敏感的问题,不宜直接提问,可以用诱导或其他方式询问。

三 美容临床心理咨询的原则

(一)交友性原则

咨询关系是人与人之间的平等关系。前来进行美容临床心理咨询的来访者,都是因容貌、体象或美容及与这些密切相关的各种心理问题,包括一般的心理疑虑、冲突、困扰,以及心理障碍和心理疾病的患者,他们中绝大部分是正常人,他们带着各种心理问题,期望解答,获得知识,得到帮助和指导。而咨询者的任务是接待来访者,了解他们的问题,并与他们一起讨论、磋商、研究问题,最后解决问题。这是一个各抒己见而又相互学习的过程,这种客观情况决定了在咨询过程中,咨询双方的关系是平等的,不管是在人格上还是在咨询关系上都是如此。

要建立良好的咨询关系,还必须防止一些咨询关系中的偏向,如防止来访者处于完全被动服从;防止咨询者完全处于为人施助的地位;防止依赖关系等。

(二)教育性原则

教育性原则是指美容临床心理咨询人员要针对美容就诊者的具体情况提出积极的分析意见,鼓励其培养积极进取的精神,树立正确的世界观、人生观、价值观和批评态度。

(三)启发性原则

启发性原则是指美容临床心理咨询人员要鼓励美容就诊者吐露真情、启发他们准确地表达自己的真实思想。这就同时要求美容临床心理咨询工作者要尊重信任美容就诊者,尊重他们的人格、平等对待他们。要语意明确,避免语词模糊。委婉可亲,让就诊者感到平易近人,容易吐露真实想法。自始至终坚持尊重信任与细心询问相结合的原则,明确与委婉相结合的原则以及咨询与心理疏导相结合的原则。

(四)个性化原则

心理咨询主要是解决个体的心理问题,是一项十分个性化的工作。这就要求咨询者立足于个体的差异性、特殊性。只有深入了解个人的经历、个体心理特征和个体所处的特殊环境,才能做好个别心理咨询工作。

美容临床心理咨询的个性化原则要求防止一些偏向,如心理咨询的程序化,解决心理问题的规范化等等。

(五)社会化原则

人既是个体的,又是社会的。强调个性化原则,就是强调其心理的特殊性;强调社会化原则,就是强调个体心理的社会影响和社会制约。心理咨询的社会化原则要求在咨询工作中坚持从社会心理因素找原因。如与容貌心理相关的困惑,离不开社会心理的因素。其次,社会化原则的另一层含义是要求咨询者在咨询过程中,使自己的谈话与社会规范相一致。因为来访者所提出的一些问题可能会违背社会价值观和审美观,倘若一味迁就同情这些意见,势必强化其违背社会的观念。

(六)保密性原则

保密性原则是指保守与美容就诊者谈话内容的秘密。特别是对一些有人体缺陷或涉及个人隐私的内容更应守口如瓶。

(七)发展的原则

人的心理是一个发展的过程,不论什么年龄,不论是正常心理还是异常心理,都是如此。心理咨询中的发展原则包括两方面的含义:其一,人的心理状态就其总体来说是趋向成熟,趋向平衡(健康)的。儿童心理发展如此,成人也如此。当心理出现不平衡时,个体一般有能力克服不平衡。咨询者不过是调动来访者的潜力,帮助他们尽快实现这种平衡。其二,任何心理过程都是一个动态的过程。人的心理状态受内外因素的影响,可以向不健康的方向发展,不健康的心理状态又都有向健康状态发展的趋势。那么最终向哪个方向发展,取决于社会刺激因素的强度、作用时间,以及个体的心理承受能力和心理调节能力。从发展的原则出发,在咨询过程中要充分考虑到在心理问题发展的不同阶段,应及时调整方案,才能提高咨询效果。

（八）综合性原则

所谓综合性原则是指解决来访者心理问题的方法要博采各家之长，根据来访者的个体特殊性，灵活选择各种方法，或者实施综合干预。所以应该掌握多种心理技术，以适应不同的心理咨询对象。

第三节　美容临床心理咨询者的基本要求

从事美容医学心理咨询专业者的职称是"美容医学心理咨询师"或"医学审美心理咨询师"。①美容医学心理咨询师的基本职责：与美容专科医师共同面对受术者，并完成受术者的审美与心理咨询、心理评估、心理疏导与治疗工作。②美容医学心理咨询师的专业范围：主要包括物理美容技术、化学美容技术、皮肤美容治疗与护理技术、毛发美容技术、文饰美容技术、牙齿美容技术、注射美容技术、中医美容技术等。③美容医学心理咨询师的就业岗位：主要为专业医疗美容机构，也应聘于保健机构、美容院从事相应的保健服务与生活美容服务。

一　必须具备专业的知识和能力

美容临床心理咨询者要具备美容临床心理咨询的专业能力。不是所有的美容医生或者美容医务人员都能做心理咨询，也不是一般的心理咨询者就能够从事美容临床心理咨询。美容临床心理咨询者应该有医学心理学基础、美容医学基础、心理学基础、医学美学与人体美学基础、美容心理学基础等方面的知识。同时应掌握一定的心理咨询的理论、方法、技术和技巧，并经过心理咨询的专门训练。如交流与沟通技能、容貌美学分析与咨询技能、心理咨询技能、心理诊断技能、心理疏导技能、心理治疗技能等。如果缺乏心理咨询的基本知识和技能，咨询不仅达不到目的，反而可能会加深或引发心理问题。

二　积极维护来访者的利益

就目前的情况看，美容临床心理咨询还没有专门的机构，一般是由美容医生来做（从严格的意义上说，很多美容医生所做的并不是真正的心理咨询）。在咨询的过程中，涉及来访者是否做过手术或通过何种手术来解决其心理问题时，咨询者应该客观地考虑手术的必要性，在提出美容手术建议时，也应该尽量减少来访者的经济负担。

三　为来访者保密

美容临床心理咨询不同于一般的美容咨询，在咨询的过程中，为了解决来访者的心理问题，有可能会涉及来访者的隐私，比如容貌缺陷的原因、要求做美容手术的动机或者引起容貌审美心理问题的生活事件等等，这就要求咨询者为患者保守秘密。

美容临床心理咨询是美容咨询师运用心理学原理与求美者一起就求美者提出的问题和要求进行分析、研究和讨论，是美容咨询师利用美学原理及不同的手术方法、预后效果指导纠正求美者不切实际的求美动机，找出解决问题的方法，以克服心理和情绪障碍，恢复与社会环境的协调适应能力，维护身心健康的过程。美容咨询师通过心理咨询和心理辅导来舒缓求美者的焦虑情绪,纠正其异常的审美心理,在充分沟通的基础上给求美者以积极正确的心理指导。

（王小民　王青云）

参 考 文 献

[1] 李祝华.初论医学美学咨询的含义、内容与方法[J].临床医学美容学杂志,1995,1(1):19.

[2] 邓朝东,岑瑛.整形外科患者临床性心理分析[J].美容心理,2004,15(5):276-277.

[3] 王肃生.美容整形受术者的动机和心理的讨论[M].∥孙少宜,何伦.医学美学美容新探索.南京:南京出版社,1993.

[4] 倪家鹤.深圳市电话心理咨询分析[J].中国临床心理学杂志,1993(1):61-62.

[5] 余展正等.实用医学心理咨询[M].上海:同济大学出版社,1992:206-223.

[6] 杜泽新.美容外科心理及其术前指导[J].实用美容整形外科杂志,1992,3(2):99.

[7] 向雪岑.试论心理美容咨询技术[J].中华医学美容杂志,2000,6(6):314-315.

[8] 姜淑华,单晶.陈虹整形美容患者的心理特点分析[J].医药世界,2009,11(3):40.

[9] 张黎涓.心理指导在医学整形美容中的重要作用[J].现代中西医结合杂志,2006,15(23):3305-3306.

[10] 骆华.整形美容受术者的医学心理指导[J].职业与健康,2005,21(9):1407-1408.

[11] 何伦.美容医学心理咨询学科专科建设与人才培养[J].宜春学报,2004,26(2):66-67.

[12] 王秀萍.浅谈整形美容求术者的接诊技巧[J].实用医技杂志,2004,11(9):1778-1779.

[13] 陈媛.美容心理咨询[J].中华医学美容杂志,2000,6(6):334-335.

[14] Napoleon A. The presentation of personatilise in plastic surgery[J]. Ann Plasty Surg,1993(3):193-120.

[15] Bradbury E. The psychology of aesthetic plastic surgery[J]. Aesthetic Plastic Surg,1994,18(3):301-305.

| 第十三章 | 美容临床心理护理 |

对于美容治疗和手术的效果,不管是美容专业人员或求美者,双方都希望完全成功,然而有时并不是每个治疗和每一手术都能达到完全满意。这种情况除医生的技术水平、临床经验和医院的设备条件外,还受人体生理解剖的影响,美容治疗和手术方法的限制,医生的临场发挥、手术境况顺与不顺等一些难以预测的因素影响。因而有可能出现手术基本完善成功但稍欠完美的情况,如重睑术后两侧重睑线长短、宽窄稍有差异,隆鼻术后鼻部的弧度、高矮稍欠自然等,这种细微的偏差在正常人体也满目皆是,所以这种细微偏差并不影响受术者的美丽,但仍有一些受术者会对手术效果强烈不满。而从事整形美容医务人员的愿望也不仅仅满足于治疗和手术的基本成功,他们也希望要做到尽善尽美,并尽力向着尽善尽美的方向努力,最大程度地让受术者感到满意。因此,如何最大程度地让受术者感到满意,使其美容治疗和手术后的身心达到最适宜状态,必须重视美容临床的心理护理。

第一节　美容求术者的心理定势、期待与满意

一　美容手术的期待

(一)美容受术者术前的期待

患者的期待(expectation)是指向未来美好想象的追求。对一般的患者来说,希望获得同情和支持,得到认真的诊治和护理,期盼早日恢复健康是最基本的期待。期待的积极作用,是对患者是一种心理支持,客观上对疾病的恢复是有益的。但当患者期待的目标是毫无根据的,便会导致失望,陷入迷惘之中,出现情绪消沉、精神崩溃,所以是需要预防的。

患者术前的期待(preoperative expectation)是指患者对手术所要达到效果的期望。美容整形患者的术前期待比一般患者复杂得多。譬如,一个胃出血的患者,术前不过是期待手术不要出危险,术后能止住出血等。而美容整形患者根据缺陷不同、年龄不同、所做的手术不同、性格不同、审美观不同等,对手术结果的要求有高低不同的层次。根据美容求术者的期待与类型可分为4种(表13-1)。

(二)美容求术者的术前期待与术后满意度

美容求术者对手术的满意度:与美容求术者对手术的满意与期待(satisfaction)有密切的关系。两者之间是一个反比关系,可以用下面一个定式表述:

表 13-1　美容求术者的期待类型

期待	受术者的客观条件	受术者的心理特点	评　价
纠正缺陷或畸形	多有明显的容貌、形体的缺陷	美容愿望强烈,对手术改善程度不太苛求	期望往往合理
弥补瑕疵或不足	有些无伤大雅的小缺陷,生理形态正常,属于美学方面的缺陷	求美意识较强,其中有些人爱挑剔,对手术要求高	合理,但有时也会有过分要求
希望美丽或完美	不存在众人共认的容貌缺陷或丑陋	多是出于职业需要、或与他人攀比、或自我意识过强	部分合理,需要精心鉴别
改变五官或相貌	存在或不存在容貌缺陷	往往存在体象障碍,对容貌十分看重,动机特别强烈	往往不合理

$$美容求术者对手术满意度 = \frac{f(x)}{术前对手术的期待}$$

许多研究表明,患者术前的期待与术后的满意度呈显著负相关。过于理想化的术前期待是术后的潜在问题。有关美容求术者满意和期待的关系,在达到理想的手术效果和美容求术者有现实的手术期待之间存在着一个矛盾。大多数医生喜欢对准备手术的美容求术者展示事先编辑好的成功手术的相片资料(Napoleon A,1993)。

基于美容求术者的期待与满意的关系,美容医生在术前将求美者的期望值调整到一个合理的水平是一项十分重要的心理疏导工作。

(三)美容受术者的情绪指数

情绪是人对客观世界的心理反应形式,与人的心理需要是否满足有直接关系。如需要得到满足,往往表现为积极的情绪,反之则表现为消极情绪。所以,美容求术者的术后满意还与其情绪密切相关,而情绪指数是以人的期望值和实现值的比来表示的:

$$情绪指数 = \frac{实现值}{期望值}$$

按此公式判断,比值如等于或大于1,一般情况下表现为积极情绪,即高兴、满意、喜悦等;相反,如小于1,则表现为消极情绪,即失望、不满、苦恼乃至愤怒等。该比值相差越大,情绪表现相差也越大。

二　美容术前的心理疏导

对待美容治疗与手术的态度,应该是虔诚的、严肃的、慎重的。因为美容是一种特殊的消费,不是消费水平越高,就能获得越优异的享受。美丽和购买力不总是成正比。美容治疗也不是用来炫耀金钱的地方,求美者不应拿自己的美丽和健康为代价去满足虚荣。要实事求是、脚踏实地的对待美容。

美容治疗前的心理疏导不同于带有专业性质的心理咨询,它是对人进行的心理辅导或心理帮助的行为,任何心理咨询的过程中都包含着心理疏导,但心理咨询是更专业、更深层次的心理疏导。在美容治疗的过程中,求美者在选择美容治疗、接受治疗和治疗之后,心理上经历着激烈的煎熬与变化,除了治疗前和治疗后必要的美容心理咨询外,美容医生为求美者作适当的心理疏导,对提高美容治疗的效果有着重要的作用。

治疗前心理疏导主要是与求美者建立良好的医患关系,使受术者对手术的方法、过程、作用和最终效果有所了解,为治疗的顺利进行和手术效果的评价打下一个良好的基础。治疗前的心理状态一般不是很稳定,一方面求美者对治疗抱有良好的期望;另一方面又对治疗存有一定的疑虑。因此,治疗前心理疏导的内容应该包括:

1. 术前适时心理护理　在建立良好的医患关系的基础上,对治疗或手术进行必要说明,让受术者对治疗或手术的方法、作用、过程及效果有一定的了解,消除受术者的焦虑、恐惧心理,稳定受术者的情绪,使其积极配合手术的进行。①提供信息:详细介绍治疗或手术情况、确定最佳手术方案、提供有关医院规章制度的信息;②行为控制:学会行为控制技术,如放松练习、分散注意法、深呼吸等;③积极安慰和鼓励受术者,增强其对美容的信心和自信。

2. 由于术前患者的期望值对术后的满意度影响极大,所以术前适当降低患者期望值的心理疏导工作显得十分重要,并且要为患者术后的失望做好心理疏导准备。特别是对于自恋型的患者,更要重点疏导,因为此类患者开始容易将事情看得理想化,后来又容易失望。不少美容求术者对医学美容不同程度地存在一种幻想,似乎美容医学无所不能,能将一切丑陋化为美丽。美容医生应特别注意科学与真实地宣传美容医学实际功效,纠正美容求术者不切实际的幻想。如果不能纠正,宁可不手术。

3. 调整美容求术者的情绪　美容医学,特别是美容外科措施对患者是一种心理刺激,大多数患者对手术有害怕和顾虑。临近手术时,患者的心理负担加剧,心情紧张,焦虑恐惧,甚至坐卧不安,夜不能眠。医学美容工作者应该针对患者的情绪做好心理疏导工作,特别要善于对患者解释说明,让患者心中有数,减轻顾虑和其他一些不良心理。

4. 对美容手术必要的说明:有些美容求术者对美容医生过分信任,术前表现出心情十分轻松。这一现象提示,患者可能对手术的并发症以及一些其他意外缺乏足够的认识和心理准备,一旦手术出现问题往往无法应对,反过来对曾信任的医生万分抱怨。因此,美容医生必须对手术可能的情况向患者作出说明。绝不能因为美容求术者的信任而对他们打保票。

第二节　美容手术后的心理反应与护理

一 美容术后患者的心理特点

手术后的患者,多会出现一段痛苦解除后的轻松感,可出现一段积极的心理反应期。但1~2天后也可能进入术后抑郁阶段,严重的甚至出现自杀倾向。美容手术过程中及术后,美容受术者的心理要比一般手术的患者更为复杂。主要表现为悲观失望、自我感觉欠佳、睡眠障碍、缺乏动力、兴趣丧失、自责不安,疑虑恐惧等心理特点。

二 美容受术者的术后心理问题与反应

（一）一般手术后患者的心理问题

一般来说,手术后是患者心理问题较为集中的重要阶段。术后的各种实际问题在较长的恢复期内将不时地出现。主要表现为:

1. 疼痛和不适 手术之后,疼痛和不适等情况会持续一段时间,甚至相当一段时间。一般约有 1/3 的患者反映术后的疼痛极为严重;1/4 的认为疼痛较轻,可以忍受。如果疼痛时间持续时间较长,则考虑是否受到术后的抑郁或心理退化的影响。各种因素造成的术后抑郁会使伤口愈合减慢,疼痛时间延长。

2. 手术的效果 由于术后患者对不适及恢复情况十分敏感,所以这些要素往往成为他们判定手术是否成功的主观标准。如果他们认为手术确实恢复不良,效果不好,会对心理打击非常大。很多情况是患者对术后一些正常的躯体和感觉情况没有正确的认识,而认为手术做坏了,或某种功能受到了影响,从而出现情绪问题。

（二）美容受术者的情绪反应过程

1. 不安阶段 一般外科患者手术结束后多有一种解除疾病后的轻松感,美容手术则不然。不少受术者在术后一周内,由于不能确定术后容貌究竟如何,常伴有焦虑、抑郁等不稳定情绪。美容手术和其他手术一样会有不同程度的组织反应、局部水肿等,但这些反应出现在美容受术者身上与一般手术有所不同,因为影响形态,患者会误以为手术不成功,特别是有时术后比术前更难看时,患者会因此不安。应事先作好解释工作,指出术后水肿等是正常的组织反应和组织的愈合规律,应耐心等待组织的恢复。

2. 恍惚阶段 一般说来,美容手术后的患者如果对手术效果满意,会产生相应的美感愉悦。然而,许多美容手术患者尽管认定手术是成功的,也会因容貌发生突然的改变而产生一段情绪恍惚的特殊心理过程,即丧失反应(lose reaction)。如果患者在术前缺乏来自医生的心理支持或患者心理不成熟,这种丧失反应就越明显。因为人的行为与社会存在有着一个相适应的环境定势,当某人的容貌"身象"突然改变后,将以一个全新的面目公诸于世,常常难以适应。容貌改变的程度越大,这种心理状态持续的时间就越长。有人害怕别人取笑、歧视,甚至担心周围的人不能接受。

据张震康等对 74 名正颌美容手术后的患者心理测量研究:术后几天患者自评体象指标上升,自信指标在术前准备手术时开始上升。但是,无论体象指标或自信指标在术后 9 个月都有一个明显下降期,到术后 24 个月以后又有所上升。这说明术后患者的反应要经历自我和他人对患者评价的变化,有一个术后心理适应阶段,这个阶段可长达 2 年,所以医生为了帮助患者度过这个变化阶段,术后应继续对患者进行心理支持。

3. 稳定阶段 对一个成功的美容手术,患者在经历了以上两个心理过程之后,随着时间的推移,逐渐对周围环境有了重新适应和协调,心理得到平衡,解除了长期被压抑的情绪障碍,为达到美的满足而感到欣慰。他们表现得自信心增强,害羞感降低,对自己的容貌能接受了。这种积极向上的精神作用成为一种动力,使受术者变得容易与人相处,并积极参与日常工作和学习,使他们健康地回到社会中来。

三 美容治疗康复期受术者的心态

（一）美容治疗康复期手术者的正常心理

在美容治疗康复期，大部分美容受术者心绪平静，表现为正常的期待、静候，积极配合治疗，有了重新适应和协调，做好了对自己新的容貌接受的准备。

（二）美容治疗康复期手术者的消极心理

有相当一部分的受术者，在美容治疗康复期情绪不稳定，康复过渡的心理准备不充分，具体表现为：

1. 焦虑 主要表现为治疗后焦虑不安，要求提前拆线，或希望多用药物缩短恢复期，有的甚至违背医嘱，自行其是。如雀斑受术者施行药物剥脱术后，提前自行撕脱痂皮，或要求提早出院等。遇到上述情况，医务人员只能用语言、照片或其他美容受术者的实例进行针对性的解释，减缓焦虑确保正常的恢复和疗效。

2. 疑虑 表现为对美容治疗效果的不确定性而呈现的怀疑与顾虑。这种心态可由于美容医师对某种难以治疗性缺陷不能作出肯定性答复而产生。如对黄褐斑、太田痣目前疗效欠佳，医生只能对疗效给予不肯定性的答复；也可由求治心切，期望过高而出现。对于这类对象一定要据实说明治疗效果，切切不可夸大疗效。

3. 恐惧 恐惧是受术者对美容治疗预期效果不佳，或对治疗手段不易接受而表现出来的惧怕和不安。有恐惧心理的美容受术者，除有强烈的情绪反应外，还表现出心跳加速，脸色苍白，乃至全身战栗，大汗淋漓，昏厥或躁动不安，大声呼叫，造成治疗困难。对此类美容受术者要善于疏导，安抚情绪。对有高度恐惧心理者，应暂停一些治疗措施，待其逐渐解除恐惧心理后再行治疗。

4. 失望 美容效果欠佳、无效乃至失败，或未能达到美容受术者的期望时，美容受术者就会出现失望情绪。轻者寡言少语，闷闷不乐，有自责也有埋怨；重者抑郁、恼怒，语言失态不可控制。因为美容失败犹如毁容，有的人表现出绝望乃至自杀意念，对美容医师轻则谩骂、训斥，重则采取攻击行为。因此，美容医师对施术无效、乃至失败的美容受术者，应在作相应的解释工作的同时，审慎地采取必要的补救措施，并应求得社会支持，从多方面进行工作，以免酿成不可挽回的后果。

四 美容受术者术后的心理护理与调适

（一）美容受术者的术后心理护理

1. 认真观察情绪变化 主动与患者沟通，鼓励患者说出担心的问题，了解患者焦虑的原因并予以耐心解释，消除患者的错误猜测，加强心理的支持，减少其抑郁、焦虑等不良心理反应。

2. 反馈手术信息 患者麻醉清醒后，应立即告之手术的有利信息，并给予支持、安慰和鼓励，以减轻其心理压力。不利的信息，一般只告诉家属，做好保护性医疗措施。

3. 做好疼痛护理 疼痛是术后的必经过程，除对机体的组织损伤给予有效的治疗措施外,采用心理治疗和心理护理也具有良好的效果。如减轻患者的心理压力,与患者建立相互信赖的友好关系,协助其克服疼痛;分散患者对疼痛的注意力,可减轻其疼痛的感受强度;采用积极暗示可使患者放松、消除紧张,提高其疼痛阈值,减轻或消除疼痛;引导想象,让患者集中注意力想象自己美容手术恢复后的美丽容貌或身处一个意境或风景,再配以优美音乐,也可松弛和减轻疼痛。

4. 克服抑郁　美容患者由于担心容貌变化,术后发生抑郁情绪的很多,应酌情实施针对性的心理护理,若患者因对手术效果的错误评价导致心理问题,可告诉其正确的评价方法,即根据其自身容貌特点、手术情况及术后检查情况进行客观评价,不能仅与自己术前或其他同类患者比较,使患者感知美容手术后正在康复。对某些客观原因可能导致残疾的患者,要给予同情、支持和鼓励。

(二)美容受术者康复期心理调适

即使美容手术客观效果很好,受术者本人也认可,但并不一定为此感到满意,这是一种十分复杂的心理反应。主要是体象改变带来了心理的不适应。

[实例 13-1] 美容后的痛苦

有一次我接待了一位 48 岁的女士,她说:"大夫,我这辈子如果能像现在的姑娘那样美一次,死也就甘心了!可是满脸的皱纹,怎么穿戴都难看,只有拜托您的手术刀了。"按照她的要求,我为她做了全面的除皱纹手术。手术做得很成功,拆线的那天,当她紧张地屏住呼吸,鼓起勇气向镜子望一眼后,禁不住哭了起来。她至少年轻了 10 岁!连我们医生、护士都为她鼓掌。可没多久,她就满脸愁云来找我们,诉苦说亲友、同事都笑她是"娃娃脸、婆婆腔、老太太的体型",怎么看也不顺眼,还不如手术以前呢。

这个故事引出一个非常重要的道理,女性在接受除皱术后必须注意调整心理年龄,心理年龄一定要和外貌一起接受"手术",这样才能保持人体的一种和谐的整体美丽。美容整形医生也应该充分考虑到这一点,除了在术式设计方面要考虑到整体和谐外,还要对患者进行心理疏导,以应付容貌变化后受术者体象困扰。

然而美容治疗术后的心理调适主要是解决求美者对手术的评价问题。手术后患者的心理问题较为突出。一般普通外科手术治疗的患者在治疗后多数有比较好的心理反应,因为治疗解除或减轻了疾病的痛苦。但美容治疗是为了改变其容颜或形体而进行,一方面治疗后疼痛和不适会持续一段时间,有一些治疗的疼痛和不适较为严重,而大多数治疗的效果有待恢复后才能准确知道,这时受术者既要忍受机体的痛苦,又无法立即体验治疗带来的审美愉快和满足,心理状态很不稳定;另一方面,即使伤口恢复后,对于术后容貌的变化也有一个认识、评价和接受的过程。即使求美者对治疗感到满意,对新容貌也有一个特殊的心理适应过程。因此,如果有条件,美容整形医院或者美容医疗机构应该设立美容心理咨询服务,帮助手术者度过治疗后的心理适应期。如果出现严重的心理不适感,就必须进行专门的美容心理咨询和治疗。如果美容治疗失败,除了采取必要的补救措施之外,还必须对求美者作好心理疏导工作。

第三节　美容手术失败者的心理护理

一　美容手术失败与受术者的不满意

（一）美容手术的失败

美容手术失败分两种情况：一是狭义的美容失败，即美容专业医护人员、美容受术者周围人群以及美容手术者本人均认为手术未达到预期效果，或存在并发症等；二是广义的美容失败，即美容专业医护人员、美容受术者周围人群认为手术是成功的，但美容受术者本人不予认可。为论述方便起见，我们将第一种美容手术失败称为客观性美容失败，将第二种美容失败称为主观性美容失败。这两种美容手术失败患者的心理状态有不同的特点，心理护理也有所不同。如对客观性美容手术失败患者应以手术为主，心理护理为辅；而对主观性美容手术失败患者则应以心理护理为主。

（二）美容手术失败对受术者的心理影响

现实生活中当一个人决定是否接受美容手术，要克服许多心理负担。首先，中国的传统文化一贯主张"身体发肤受之父母，不敢毁伤"，颜面部的改造尤为尊先敬祖的国人所不容；其次，美容医学毕竟是一个健康的人去接受手术，特别是有伤害性的美容手术，要想接受，确实是顾虑重重，难以下决心；再次，美容医学在我国发展的历史不长，还是一件新生的事物，人们还持有各种各样看法，接受手术还颇要有些敢为天下先的勇气。如此，美容手术受术者有着与其他受术者不同的沉重的心理负担，如遭遇手术失败的打击，对受术者的心理影响巨大，往往会带来十分消极的心理反应，有的甚至导致自杀。夏清等（1994）将美容手术失败对受术者的消极心理影响概括为5个方面：

1. **更加自卑**　美容受术者由于先天性或后天性伤残造成外貌破坏，长期以来心情压抑，多数人都有自卑心理，期望通过手术改善自己容貌形体上的缺陷，重树信心，维护自尊。手术一旦失败，必然使其希望破灭，自卑感也会随之加重。

2. **心理闭锁**　容貌缺陷者由于自觉不如别人，常会伴生孤独感，在心理和行为上将自己与他人分隔开来，接受美容手术是其开放内心世界的一次尝试，美容手术失败会使刚刚敞开一条缝隙的心灵之门更紧密地封闭起来。

3. **情绪抑郁**　容貌缺陷者常会伴生一种悲哀、冷漠的心境，消极的自我概念、自我谴责、自我责备和回避他人。严重者还会产生反应性抑郁症，情绪极端消沉、沮丧、忧郁、焦虑和紧张。对人对事缺乏应有的兴趣，终日沉湎于自己的创伤性体验中。

4. **术后心理综合征**　一般术后的患者会有一些心理变化，如依赖感增强、行为变得幼稚、自尊心过强、猜疑心加重、主观感觉异常、情绪容易激动、焦虑和恐惧等。对于美容失败的患者来说，这些心理变化会更加明显。

5. **女性特殊心态**　女性对美具有敏感性，其美感较细腻，有互感性，易受暗示，喜模仿。女性自信程度比男性低，在遭遇美容手术失败的打击时，所受心理创伤更为严重。

二　美容受术者对手术不满意的原因

一般来说,美容求术者对成功的美容手术的效果是满意的,但在临床工作中,也常常会遇到一些成功的美容整形手术可能招致受术者的不满意。丁芷林等认为术后对手术效果不满意的原因与受术者对手术的期望、自身的美学修养、人格等有关。

(一)美容求术者方面的原因

1. 求术者对手术效果的期望值过高　有的求术者总希望美容手术对自己的外貌有一个彻底的改观,或希望不留一点手术的痕迹,或希望变成某某明星的漂亮,有的人把自己的外貌改观完全寄希望于手术,而不考虑和认真对待自己原有的外貌基础,这种对手术期望值过高的人,往往对成功的美容整形手术结果也不满意。对这类人,在术前谈话中就应该了解到他们的这种不正确的认识和心理障碍,并加以解释。

2. 求术者的医学美学知识不足　有的求术者的医学美学知识不足也是对成功的美容整形手术不满意的原因之一。如有的人鼻梁较低,一味要求垫高,他们不知道鼻部的皮肤弹性有一定的限度,如果填得过高,则张力过大,假体压迫皮肤,可导致皮肤发红充血、淤血破溃,若医生术前未说明,则手术虽然成功,术后仍会不满意。又如,中国女性的鼻梁以小巧细窄,额骨鼻突至鼻尖微具凹弧为美,鼻端较翘,较为柔和为好看;而将鼻梁垫得过高而直,则外观看上去显得这个人凶狠不可爱。有关这些都必须向患者交代清楚。广泛宣传医学美学和美容学的知识,提高人们的审美意识,增加医学常识,有助于减少不满意手术的发生率。

3. 中年人容易对手术结果不满意　中年人对成功的美容整形手术也容易出现不满,尤其是更年期的女性更是如此。有的人把鼻美容整形手术年龄限定在 35 岁以内,认为超过这个年龄的人会对鼻外形的改变不适应,因为受术者几十年的生活中已经形成了对原有鼻形的看法,术后尽管鼻外形客观上已变得美丽了,但她们仍可能不满意。更年期的女性由于内分泌的变化常引起心理上的变化,好哭好激动,当周围人议论她们的外貌改变时,常常会误以为别人说手术效果不好,因此对手术结果不满。所以,对中年人,特别是对处在更年期的妇女施美容手术要慎重。一般讲,青春期受术者对术后效果不满意的较少;因为人处在青春期时,身体各方面都在发生变化,美容整形手术改变的外貌容易结合到自身的变化中去。小儿由于对美与不美还无更多认识,因此一般对手术结果是满意的;老年人来做美容者,术前外貌多较差,成功的美容手术较术前改观很大,所以他们多能满意。

4. 求术者之间的相互攀比　在门诊求术者中,尤其是在住院求术者中,若一位医生为两位求术者做同一种手术,虽然手术都成功,也可能有一位求术者不满意,原因就在于互相攀比。如,同在一个病房住着两位做乳房缩小手术的求术者,其中一位乳房稍大,乳房基底较小,手术切除组织少,便于乳房塑形,且塑形后外观美观;而另一位乳房巨大,原形态极差,术后改观自然相对较差,若医生事先未与求术者说明,术后只能和自己术前的情况相比,而不能和术前条件比自己好的受术者攀比,如此术后就可能对手术效果不满意。在临床中,同样做一个重睑手术,眼部条件好与不好,年纪轻还是年纪大,术后结果都是不一样的。这点必须在术前对求术者讲清楚,避免术后相互攀比引起不必要的麻烦。

5. 美容求术者的人格问题　Napoleon 对 133 名特殊人格或正常人格患者的研究表明,患者的人格类型也对术后的满意度有影响(图 13-1)。最容易满意的患者是回避型人格的患者,甚至比正常人还容易满足,其次是依赖型、表演型患者;满意度最低的患者是偏执型人格的患者,其次是分裂型、边缘型的患者。该研究提示我们,对待一些特殊类型人格的患者,尤其要做好降低其期望值,或一系列其他心理疏导工作。

从图 13-1 可见美容整形患者的人格类型与手术满意度的关系。

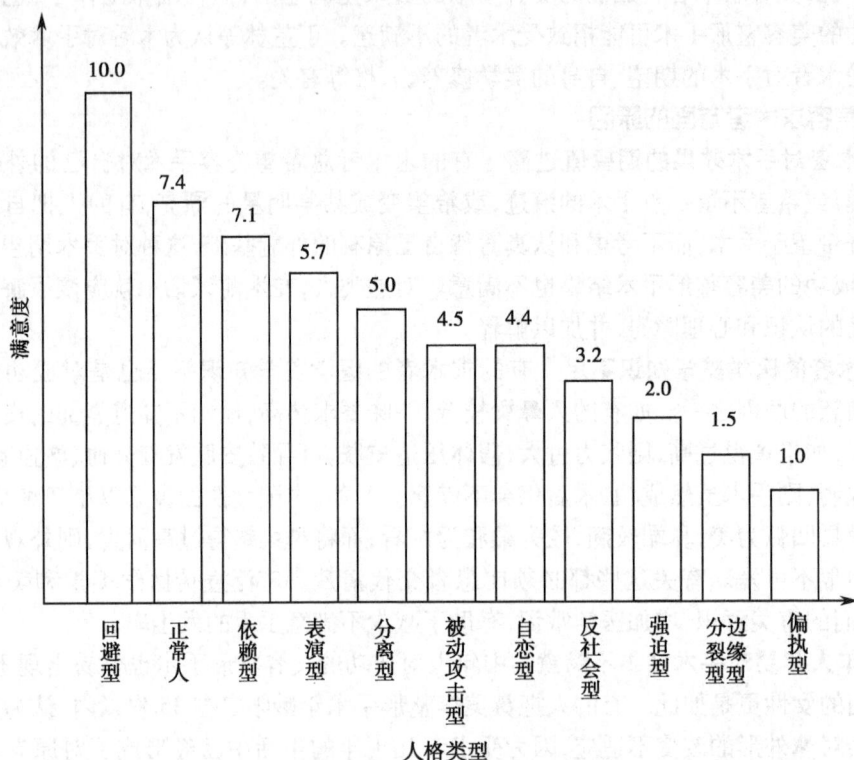

图 13-1 美容整形患者的人格类型与手术满意度
满意等级:0~2 很不满意;3~4 较不满意;5~6 满意;7~8 很满意;9~10 十分满意

(二)美容医生方面的原因

术前医生夸大手术效果 少数医生为了炫耀自己或为了经济利益,往往喜欢夸大手术效果,说什么"术后肯定好看得多!""比术前强一百倍!"之类的话,而不愿把客观的结果说出来,甚至隐瞒并发症的可能性,最后,手术虽然成功了,但手术出现了个别不尽如人意的地方,求术者也会因此不满意。

三 美容手术失败患者的心理与护理

(一)客观美容手术失败患者的心理特点与护理

1. 客观美容手术失败患者的心理特点

(1)悲观失望:患者原希望美容手术能改变自己的外观,使自己变美。然而恰恰相反,手术的失败不但没有美容,反而变得更丑,甚至毁容,于是产生悲观情绪,甚至对生活失去信心。

(2)迫切求医:患者在悲观失望的同时,又期望能尽早解除痛苦,求医心情迫切。

(3)矛盾心理:患者一方面想通过再次的美容手术改变外观,另一方面由于手术的失败而害怕再次的手术,担心第二次手术的失败,从而陷入恐惧、犹豫的困惑中。

（4）孤独寂寞：由于手术的失败,不但没有美容,反而变得更丑,甚至毁容,对今后的生活感到茫然、"窒息",且不愿见人,害怕被别人耻笑,被孤独、无聊、寂寞所笼罩。

2. 客观美容手术失败患者的心理护理

（1）同情与安慰：应客观地向患者解释手术失败的原因,当好患者的"参谋"和"顾问"同情和安慰患者,尽量满足患者的生理和心理需求。

（2）树立再次手术的信心：在对患者表示同情与安慰的同时,更应加强心理暗示治疗。向患者介绍再次手术的效果、方法、优点等等,并可辅助以类似情况的手术照片资料,使患者树立对再次手术的信心。

（3）消除恐惧心理：应给予患者热情的接诊,耐心解答,使患者正确认识再次手术的必要性和成功的可能性,消除恐惧心理,使患者主动配合再次手术。

（4）保护患者的自尊：要尊重患者的人格,讲话要和蔼、文雅;关心他们的美容动机与需要。当他们心境不佳时,要主动与之谈心,了解他们的心理活动,用积极、鼓励的语言进行疏导、宽慰。并丰富患者的精神生活,还可指导患者进行适当的娱乐活动,如下棋、听音乐、看电视、讲故事、户外散步等,转移患者的注意力,激发他们对生活的情趣。

（二）主观美容手术失败患者的心理与护理

1. 主观美容手术失败患者的心理特点

（1）主观感觉异常：患者缺乏正确或合理的审美观,尽管医护人员与周围的人群均认为手术是成功的,但美容手术者仍对手术的效果感到不满。

（2）四处求医：美容受术者对手术效果感到不满意,因而产生不敢轻信医生的心理,四处求医,寻找技术高超且可以信赖的医生。

（3）多疑多虑：美容受术者对术后的正常反应过程及出现的并发症产生种种忧虑,如怀疑隆鼻材料是否有毒等;又对术后反应不理解而认为是手术效果不佳等。

（4）急躁焦虑：美容受术者对手术效果的美观表露出急切,情绪强烈而不善于调节,容易表现为急躁、焦虑。他们常常幻想能很快美丽起来,容易盲目乐观,如果不能如愿,就会再次陷入急躁、焦虑之中,对手术的效果感到不满,并常以发泄的方式对待医务人员。

2. 主观美容手术失败患者的心理护理

（1）帮助美容受术者树立正确审美观：应了解患者的家庭背景、社会环境,对患者的精神状态和审美观的形成有一个初步分析,可利用图片、模型和周围人群作对照,引导患者形成正确的审美观。

（2）实施认知调整和心理疏导：针对美容受术者的性格、文化层次、经历的不同,积极运用美容知识说服、启发、激励患者,从各方面关心和支持患者,使患者发挥自身内在潜力,面对现实处理好心理上存在的问题,协助患者渡过难关。

（3）消除美容受术者的疑虑心理：美容医护人员应耐心地听取患者的述说,仔细解答,消除各种疑虑,使患者正确地认识自我。

（4）辅助药物治疗：对一些有变态心理的患者,可辅助使用精神药物。

（周敏　陈舒巍）

参 考 文 献

[1] 何伦.美容心理学[M].北京:人民卫生出版社,2002:165-171.

[2] Napoleon A. The presentation of personatilise in plastic surgery[J]. Ann Plasty Surg,1993(3):120-193.

[3] 周郁秋.护理心理学[M].北京:人民卫生出版社,2006:96-116.

[4] 周敏.美容心理学讲课教案[M].宜春:宜春学院美容医学院,2006:56-69.

[5] 吴景东.医学美容学导论[M].北京:中国中医药出版社,2006.

[6] 易少波,何伦.美容医学基础[M].2版.北京:科学出版社,2003.

[7] 何伦,张逸.美容心理学[M].北京:科学出版社,2006.

[8] 孙少宣,文海泉.美容医学临床手册[M].石家庄:河北科学技术出版社,1999.

[9] 孟红.美容心理学[M].北京:中国中医药出版社,2006.

[10] 梁英,刘晓燕.美容整形外科护理[M].北京:化学工业出版社,2007.

[11] 刘青梅.心理护理在整形外科手术室护理工作中的应用[M]//中国康复医学会修复重建外科专业委员会.中国康复医学会修复重建外科专业委员会第十四次全国学术交流会论文集.重庆:第三军医大学西南医院,2004.

[12] 温友红,王光护.电脑影像系统在牙齿美容患者心理护理中的作用[J].广东牙病防治,2001,9(1):36-37.

[13] 景生保.医学审美心理学[M].长沙:湖南科学技术出版社,1997.

第十四章 | 美容各科的临床心理学

美容医学求美者有着共同的心理特征,之前的章节已经系统地从心理学角度进行了探讨,然而临床美容各科的求美者心理又各有其特殊性。本章将就临床美容的专科服务现状作出归纳,主要介绍乳房美容,老化面容整形,口腔颌面畸形修复,皮肤美容四类特殊对象的临床心理特征。

第一节　乳房美容的临床心理学

乳房对于女性来说有极重要的意义,它不仅是女性美的重要构成部分,而且是女性最重要的人体性别符号之一。在现代观念中,乳房已不再只是一个哺乳器官,更重要的是一个表达性吸引的器官。随着社会的发展进步,人们的价值观念与审美观念也在发生着深刻的变化。特别是女性,她们的精神境界与社会地位发生着巨大的变化,美丽和坚强成为现代女性追求的新的理想与标准。丰满、富有魅力的乳房,是多少女性梦寐以求和引以为自豪的。乳房是女人的象征,而那些小乳房或乳房缺陷的女性总会萦绕在这种失去女人象征的自卑中不能自拔,为了使自己的乳房显得丰满、坚挺,女人们使用带内衬的胸罩、使用丰乳药品、做健胸操,甚至不惜忍受痛苦,接受整形手术。这说明了女性对美的向往和追求,渴望拥有一对美丽的乳房。

一　乳房审美及乳房缺陷心理

(一)乳房是人体审美文化的重要组成部分

当代生存美学家福柯指出:身体和性始终都是人类文化重要的组成部分,它们不仅是文化本身的发展产物,而且是文化创造能力的重要源泉和动力。女性乳房是人体审美文化的重要组成部分基于以下原因:

1. 女性乳房是母爱与幸福的象征　女性乳房是哺乳器官,女性是全人类的母亲,正如美丽的大自然孕育了生命一样,母亲以自身特有的温馨和乳汁养育了人类,母亲的胸怀和乳汁是婴儿安全而温馨的港湾。因此,端庄而圣洁的女性乳房是人类的生命之泉。

2. 乳房审美包含社会对女性性别角色的期待　乳房审美是性审美的重要内容,包含社会对女性人体美欣赏中的性要求和性心理的普遍体验。它的根本价值其实就是异性吸引。从生物生命看人体,美感也就是性感。英国著名人类学家戴思蒙·莫里斯在深入探讨两性的性吸引力时说:"女性的乳房也是一个重要的性信号。它过去被错误地当成是产奶的工具,而只有婴儿对此有兴趣,这是不正确的,因为只有1/3的乳房组织牵涉到生产奶,其他2/3是与生产奶没有关系的简单脂肪组织。而它的圆形形状正是重要的性信号。雌猩猩有圆形的乳房,但当它不喂奶时,是平的。但成年女性不这样,她的乳房从青春期直到老年都保持圆形的丰满形状。因此,女性的乳房半球形状与成为母亲没有关系,而是性的信号。"

3. 乳房是体现女性整体曲线美的重要标志 丰满匀称的半球形乳房是女性整体曲线美的重要特征。乳房凸出于胸前两侧,与全身线条相连,构成人体的曲线美。古今中外,艺术大师和诗人骚客都对坚挺饱满、极富曲线魅力的乳房予以了很多的赞美。

4. 乳房审美受文化、民族以及地域差异性的制约 每一民族的人群长期生活在共同的地域,过着统一的政治经济生活,形成了统一的生活习惯,接受共同的文化传统,历史地凝结一个民族共同体,形成一定的审美意识、共同的审美心理。欧洲人欣赏硕大挺拔的乳房。中国古代对女性乳房的描写甚少,但留心查阅,可以发现,中国古人乳房审美取向是崇尚娇小、圆润、坚挺。当今中国乳房审美观已发生巨大变化,渐与西方趋同,这完全是中西文化相互渗透以及商业文化运作的结果。

(二)乳房的现代审美观

医学科学技术的发展为女性的自信以及女性追求乳房的魅力提供了技术支持,从而改变了人们传统的审美情趣,拥有健康美丽的乳房成了现代女性的追求。

1. 生理健康是女性乳房的审美基础 生命是女性乳房美的载体,健康是女性乳房美的前提,生命活力是女性乳房美的源泉,也就是说只有生理健康充满生命活力的女性才拥有健美的乳房。

2. 心理健康是女性乳房审美的必要条件 研究表明长时间精神压抑、或者长久处于压力环境的女性患乳腺疾病的危险远大于正常女性;此外,社会的角色期待,即男权主导的审美价值观,也会让女性乳房审美心理发生扭曲,从而不利于女性乳房健康美丽。因此,提高女性的主体意识、群体意识以及自我保健意识,关注人体外在美丽和内心体验与精神本质的统一,认定所有健康、自信、努力工作的女人都是美丽的,是现代女性必须建立的一种观念。

(三)乳房缺陷心理

乳房审美意识从觉醒到广大女性当前的强烈关注,说明了我们的文明关于美文化的进步。拥有健康美丽的乳房,是女性心身幸福的保证。然而,一部分女性由于先天的发育问题或者是后天患上了乳房疾病,使得乳房平坦或缺失,研究调查表明这部分女性心理上饱受自卑、抑郁、焦虑等负性情绪的困扰,对自己的认知评价也是负面的居多,在人际交往中缺乏自信,社会工作方面感觉压力重重、倍感歧视、自尊受损,更甚的是由于这些女性乳房的不完美使得她们对男性的性吸引力下降,这往往会导致择偶受挫、家庭婚姻生活出现裂痕。凡此种种,乳房缺陷给患者自身带来难以估量的烦恼,可以说心身俱损。解决乳房缺陷心理者的心理烦恼与满足寻求美丽的渴望正是美容医学工作者的使命。现在,随着医学科技的发展,美容医疗水平也不断跃上新台阶,医生的业务素质也更加精湛,但是仅此是不够的。对于乳房缺陷求美者,一方面我们运用高超的技术为其再造重塑完美乳房,恢复她们做女人的风采,同时一定要注意进行心理方面的干预疏导,这样我们相信乳房缺陷的求美者才会彻底地摆脱之前的阴影。

二 乳房美容求美者的心理特征

乳房美容求美者多有些许的乳房缺陷,但还包括一些乳房没有缺陷却自认为自身乳房不够完美的女性群体。她们都迫切寻求美容整形的帮助,使缺陷得以修复或者使乳房更符合期望的体象认知。通常,这些人也有一些共同的人格特征。如较强的自尊心、自我意识,以及注重性意识等特征。

在国内,刘荣清等(1994)曾调查了56例隆乳求术者的心理状态和动机,并将隆乳美容求术者分为四种类型:

(一)攀比求美型

此类隆乳求术者为多,多为达到美容目的,四处打听,互相攀比求美。此类由于性格和气质不同又分以下两种:

1. 内向型 情绪低沉,不善交际,悲观、刻板,持有一种内在的心理压力,遇挫折后易消极,自责自卑,对事物常作悲观的估计,这类人对自身的缺陷有强烈的自卑感,不愿参加活动。一旦遭到嘲讽或歧视,要求隆乳、改变体态的愿望更为强烈。因此,由于社会因素造成的压力是促成她们要求手术的重要原因。此类隆乳求术者的要求一般并不过分,医生应对她们富有同情心,认真做好术前的咨询、解释工作,术后效果一般均较满意。

2. 外向型 积极乐观,好冲动,善于交际,遇事兴奋,攻击性强,好动暴躁。这类人对自身的缺陷深感痛苦,她们视个人身体的线条美、形态美是社会职业竞争中是一个必不可少的重要条件。如演员、模特儿、公关小姐等。

(二)恋爱、婚姻型

这类人多是离婚后正在重新寻找配偶,或是企图维持原有的婚姻,重新得到丈夫的爱。此类隆乳求术者顾虑重重,怕术后被人发现,怕切口暴露明显等。这类人由于心灵的创伤及各种社会因素,很大程度上把快要解体的家庭之希望寄托在美容整形手术上。医生必须耐心作好解释工作,详细交代手术的目的和效果,以及可能出现的并发症。另外,此类隆乳求术者对术后效果比较挑剔,手术要慎重。

(三)欲望过高型

这类人长相一般较好,但痴迷于自己心目中的某个偶像,总希望通过手术使自己更富有魅力。她们好胜心强,对周围漂亮的人存在嫉妒心理。某大学一个研究生,半年前做过隆乳手术,半年后又拿着一张穿着泳装的外国模特儿明星艳照,来医院再三要求医生为其重新手术,并且一定要达到明星的标准。医生认为她的想法与实际差距太远,拒绝为其手术。给这类人手术实际上很难达到她们的要求和欲望,所以要特别慎重。对存在变态心理者,应考虑拒绝手术或推迟手术时间,以便进一步观察。

(四)顺应潮流型

这类人胸部稍平坦,要求行隆乳术的愿望并不强烈,只是看到同伴隆乳术后体态有明显的改观,或是受到社会宣传的影响及家人有此愿望。

三 乳房美容整形手术相关的心理问题

乳房美容整形手术主要有隆乳术(breast augmentation),巨乳缩小术(reduction mammaplasty),乳房切除(mastectomy)后乳房重建术(breast reconstruction)等等。乳房美容求美者在寻求手术和手术后的恢复过程中,难免会有种种特别的心理表现和心理变化,我们整合国内外的研究成果,使美容医生对乳房美容整形过程中受术者的心理与心态有所了解。

(一)隆乳求美者的心理

隆乳求美者一般都有希望通过手术减轻对乳房缺陷的自我意识;希望自己的体型能更好,

更具吸引力;希望手术能改善夫妻关系,提高性生活质量;满足特殊职业需要等等。隆乳求美者最基本的心理需要是为了恢复女性应有的体型美和第二性征的魅力。隆乳受术者的术后心理反应往往复杂、多样,而又是十分明显的。

主要的积极影响有:

1. 消除自卑,提高自信;
2. 建立良好体象;
3. 改善了性生活和夫妻关系;
4. 改善社交;
5. 谋求到好的职业。

美国的整形医师 Edgerton 等(1961)较早地开始了对隆乳术后的女性进行心理调查。他发现绝大多数隆乳受术者都很高兴地表示对手术效果很满意,只有个别的患者对术后效果表达不满。

华盛顿大学医学院的 Leroy Young(1993)就术后满意度对 120 名隆乳术后的女性进行了问卷调查,结果显示,绝大多数接受隆乳术的女性对手术是持肯定态度的,完全满意和基本满意的患者达 86%。Leroy Young 等发现隆乳求美者寻求隆乳术的真正动机,她们不是寻求十全十美或增大的乳房,而是想通过达到她们看来合适大小的乳房来降低她们对形体的自卑感。我们认为女性对手术满意的最根本原因是自我体象的改变,而并非外部条件的变化。

主要的消极影响有:

1. 术后短期的沮丧、忧虑;
2. 体象改变后的心理困扰;
3. 对手术并发症的担忧;
4. 对隆乳手术的失望。

隆乳求美者术后心理困扰一方面源自体象改变后的不适应,但更主要是对植入假体的安全性及其可能带来的一些并发症的担忧。Neal Handel 等(1990)调查了患者对隆乳术并发症的反应,如是否患者意识到移植物的危害;她们对假体的安全性关注吗;患者经历过什么程度的并发症;什么因素影响患者对隆乳术的满意度;近来有关的争议怎样影响患者态度等。Handel 等的研究结果表明,隆乳受术者对硅胶假体的主要忧虑是影响乳房的形态(72.6%)、假体的纤维化(69.1%)等。此外,医学尚未确认的假体引起的一些癌症及自身免疫疾病也是患者担心的问题之一(图 14-1)。

此外,舆论宣传对隆乳受术者的心理有很大的影响:所有的患者均对媒介的宣传表示极大的关注。媒体的消极性质的宣传,特别是对乳房假体的宣传多是消极的,直接导致隆乳求美者对术后效果满意程度的降低,并且引发一些心理恐慌。呼吁媒介报道应是科学而且准确的,以免给患者带来不必要的心身伤害。

(二)巨乳缩小术患者的心理

巨乳给女性带来躯体症状的乳房畸形,乳房体积增大和重量增加,会伴随乳房下垂,长期的负荷引起患者胸闷,肩、颈、背的酸痛,使患者行动不便,乳罩背带勒压皮肤,乳房下皱褶附近皮肤潮湿糜烂,在夏季尤为突出。为掩盖过于丰满的乳房,患者往往形成弓背含胸的固定姿势,导致脊柱后突驼背;或故意突出腹部。

然而,对患者的消极影响更主要的是因形体缺陷而滋生的病态心理。巨乳会使个体自尊受损,羞于见人,逃避社交;还常常会得到一些"特殊"的关注,受到有意或无意的伤害;在特定

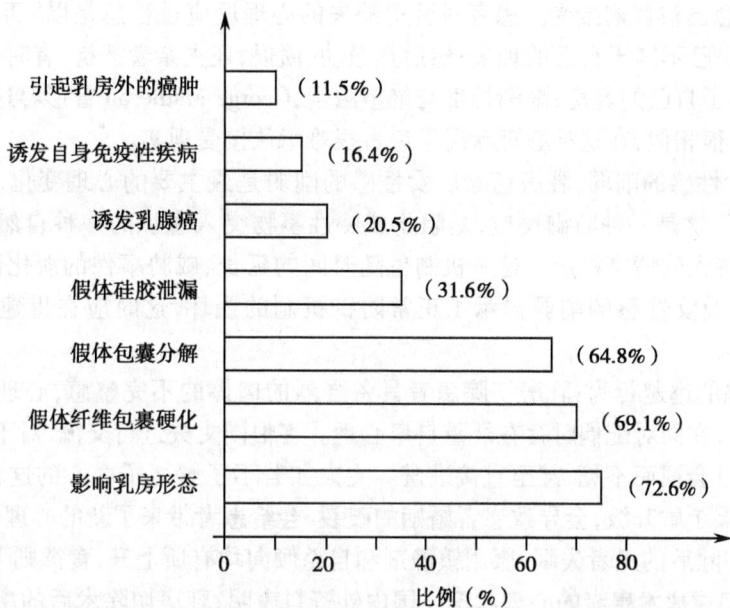

图 14-1 患者相信假体可能引起不同副作用的比例
（资料来源：Handel N，Silverstein MJ，Waisman E，et al，1990）

的文化氛围下还会产生极重的心理障碍。这势必会使患者产生自卑心理。乳房肥大者一般都会有一种体象蔑视，有一种自惭形秽的感觉。

缩乳术为巨乳患者重塑一对正常外形的乳房，临床实践表明，缩乳术能够明显提高患者的自尊、自信水平，患者的术后感觉是前所未有的轻松。然而缩乳术带来良好手术效果和积极的心理状态的同时，仍可能会伴随其他一些心理问题。有的患者就有这样的一些心理困扰：①体象障碍；②部分肉体丧失（指乳房）所带来的沮丧；③性欲的下降等。巨乳缩小术后，体象的改变让患者在短时期内感受到了婚姻生活以及社会交际前后对比的压力，并为此会有烦恼焦虑情绪产生，另外，术后对哺乳的影响让患者始终心存疑虑。

总体来说，缩乳术为患者提升了自尊及社会适应力，但是对于术后带来的一些问题我们美容医务工作者需要认真对待，可以通过术前和患者进行开诚布公的交谈，取得她们的信任，消除她们的焦虑和恐惧，一起讨论术后乳房的大小、形状、位置、疤痕的长度、位置，以及一些可能和意外的并发症；并且告诉患者心理调节到完全适应需要一定的时间。这样就可能极大提高术后满意度，减少术后心理困扰。

（三）乳房切除后重建求美者的心理

女性乳房切除（mastectomy）的主要原因是乳房肿瘤，其中恶性乳腺癌占很大比重，乳腺癌在欧美国家的女性中尤其高发。其最有效的治疗方法是手术切除。乳癌患者将面临双重的打击：乳癌对生命的威胁和乳房的缺失；而且在承受肉体痛苦的同时伴随严重的心理创伤。Matheson（1990）认为乳房切除不同于内部脏器的切除，它造成了身体可见部分的缺失，这会给患者带来更严重的心理压力。乳房重建（breast reconstruction）是治疗乳房缺失和缓解心理压力的有效措施。

1. 乳房切除后患者的心理状况

（1）否认心理：近40年来，很多学者对乳房切除的心理影响作了大量的工作。"切除后综合征"这一概念已被普遍接受。患者对乳房缺失的心理反应过程总是以"否认"(denial)开始,不能接受乳房已不属于自己的现实;然后是激动、愤恨,还夹杂着挫折,有时是针对医生的,因为是他们切掉了自己的乳房;渐渐抑郁与绝望滋生,George Matheson 曾形容这种情绪和失去一位爱人的悲哀很相似,在这种心理状况下患者很难承认接受现实。

(2) 完整女性感的削弱:乳房切除后女性感的削弱是最主要的心理变化,患者所采取的态度也是"否认",这是一种防御反应,是阻止威胁性事物突入意识的一种自然无意识的心理防御机制,以保持人的情绪稳定。这一机制也随时间的延长、威胁事件的淡化而减弱。持久、突出的不完整感及女性感的削弱提示了正常防御机制的损坏,这时应在重建术前给予心理干预。

(3) 对配偶的逃避行为:乳房切除患者具备强烈的肉体的不完整感,心理上已不再拥有往昔的女性魅力,在面对配偶时存在严重自卑心理。害怕同丈夫进行交流,对于丈夫表达的一些亲昵举动,有时会视而不见,甚至直接逃避。丈夫如若不了解妻子内心的这种变化,则会认为妻子变了,如果矛盾升级,会导致患者婚姻的破裂,会给患者带来了新的心理创伤。

(4) 乳房切除后的患者失眠、服用镇静剂和自杀倾向均有所上升,食欲则下降。

2. 寻求乳房重建术患者的心理状况　国内外资料表明,乳房切除术后的患者中只有很少一部分人接受乳房重建。这与患者对手术效果的难以预料性,女性对乳房体象的认知,家庭社会支持不够,自卑心理等相关。对于接受乳房重建术的女性来说,她们普遍具备这样的动机和期望:希望通过寻求乳房重建术来改善缺陷。

3. 乳房重建术的心理准备

(1) 需为患者进行心理疏导:既往资料表明大多数患者对重建手术都有中度到高度的畏惧和焦虑,包括了对疼痛的畏惧、麻醉和手术意外的无知、手术可能的伤害以及对死亡的恐惧。心理学家认为减轻患者术前的紧张与恐惧无论在心理与生理上都有助于术后的恢复。

(2) 医生的精心准备:医生不仅要制定选择适合患者的最佳手术方案,还应从心理上做好准备。在术前的第一次会面中应帮助患者明确和修正对手术的期望,并使那些期望和态度得到重复和加强。同时加强与患者之间的交流,建立起医患间的信任的关系,使患者对她的医生(包括心理、整形医生)以及治疗有信心。

(3) 良好的心身护理:心理医生和康复病房护士在术前需要和患者再次交谈,以增强患者的自信,使她平静舒适地面对手术。术前与术中一些心理技术的应用如催眠技术,会很好的达到让患者情绪放松、疼痛缓解的目的,甚至可以做到血流控制。心理医生在术后应立即给患者暗示催眠,克服伤口愈合、疼痛和不适带来的痛苦。护士在患者整个手术康复程中要提供热心周全的护理,这对于患者术后康复极有好处。

(4) 即时重建原则:乳房切除重建的时机应把握得当,临床实践经验表明,即时重建,不仅可以减少手术次数,更重要的是给患者心理打击小,损伤轻。随着时间的推移,因重建乳房的存在,患者淡忘了乳腺癌手术对其造成的创伤及乳腺癌对其心理上的影响,节省了时间,减少了麻醉剂的用量等。即时重建在心理方面的优势已被更多人证实。虽然重建乳房与原来的乳房不同,但毕竟没有使患者承受乳房缺失的痛苦,而延迟重建的患者则会产生许多的心理障碍,在延迟的这段时间,他们经受着同非重建患者一样的压力,甚至更严重。

第二节　老化面容美容的临床心理学

老化是人体功能衰退的外部最显而易见的变化。面容老化（aging face）是人体老化的一个出现较早且易观察到的方面，皱纹的出现、皮肤的松弛、色素的沉着，都是由于机体细胞外环境改变导致细胞不能正常活动所致；另一方面，人的心理衰老却是观察不到的，并且，心理老化并不像身体面容的老化一样是随着岁月流逝的结果，它不是老年所必有的心理，老年人也可以人老而心不老。可以这么说，人到老年依然可以拥有一颗年轻的心，而年轻人也可能在心理上出现未老先衰的现象。老化的心理会加速人体生理老化过程。

一　面容老化与心理老化

（一）面容老化

老化的过程是全身性的，如全身皮肤变薄、皮下脂肪减少、肌肉萎缩、骨质疏松、色素聚积等。然而老化最明显的部位是面容，而面部老化最突出的表现则是皱纹。其出现的迟早和程度与具体人的年龄、体质、遗传因素、生活环境、心理状态、营养状况、疾病等因素有关。

1. **生理上**　①因表皮的基底层变薄，真皮的弹力纤维数量减少，质量减退，肌肉松弛，而出现皱纹。②皮下脂肪和深部脂肪的总量减少，面部形态出现变形。如眼球后的球后脂肪减少和颊脂肪垫的萎缩，老年人多有眼窝加深和两颊凹陷的情况。③由于筋膜变薄，肌肉松弛，有时深部脂肪可从变薄的筋膜和松弛的肌肉疝出。如眶隔膜变薄和眼轮匝肌松弛，在眼窝加深的同时还有球后脂肪在眉下凹的内眦侧疝出的可能。

2. **心理上**：持续的紧张、恐惧、悲伤等不良情绪，把身体置于一种过度的应激之中，致使体内神经递质释放异常和全身交感神经、自主神经、内分泌代谢紊乱，使柔润光泽的皮肤失去了健康风采，以及过早老化或衰老。反之，良性的心理素质、心理反应通过生理、心理起作用，把人带入健康状态，彻底改变心理环境，调动人体生命节律的系统运转，使内分泌达到平衡。因此，乐观、开朗、精神舒畅，能使各种内脏功能健康运转，增强对外来不良因素的抵抗能力，保持光泽的皮肤、红润的脸色和健康的体态，对于延缓衰老是非常重要的。

（二）心理老化

1. **心理老化的表现**　心理学家把人未老先衰的心理行为表现，称之为"心理老化症"，其表现有 10 种：

（1）竞争意识退化：对事业没有创新思路，常感到空虚乏味，尤其是脑力劳动者。越来越感到力不从心。

（2）自卑心理：一个人的时候，常常会长吁短叹。面对时代和生活，往往感到自己已落伍了。

（3）反应异常：一方面，有时特别的敏感，总觉得家人与周围的人在与自己过不去，疑虑丛生；另一方面，有时又对发生在自己身边的事视而不见，反应冷淡。

（4）固执己见：不管做什么情，都想以自己为中心，按自己的意愿行事。

（5）性格孤僻：生活中遇到稍不如意的事，就大发雷霆，怨天尤人，喜欢独来独往，我行我素。

（6）思维迟钝：面临突发事件时，往往束手无策，慌张无措，抓耳挠腮，急不可耐，不知怎么办才好。

（7）性情急躁：生活中越来越容易感情用事，言行中理智成分越来越少，容易曲解他人的好意，有时听不进别人意见，不冷静，一触即发。

（8）情绪恍惚：喜欢沉湎于往事的回忆，感情脆弱，情绪"儿童化"。

（9）逐渐懒惰精神不振，常感到精力不足，好静恶噪，睡意绵绵，经常靠酒、茶来提神助劲。

（10）办事效率降低记忆力明显下降，好忘事，优柔寡断，缺少朝气，做一件事常常要开几次头，一拖再拖。

心理老化是外表老化的内在因素。一些人年过四十、精力充沛、血气方刚，经过精心保养、面部皱纹并未显现，还是那样光彩照人，而有的人却未老先衰，原本光泽滋润的皮肤开始松弛，呈现老态。他们从心理上先开始衰老，失去了对事业的追求、创造性和进取心理明显削弱，遇到困难，不愿意改变现状，失去了主动性，有些人常怨天尤人，见不到笑容，变得自私、爱计较、易激动。这些精神老化不同程度地反映在脸上，使皱纹、白发、沉着的色素过早地来临。例如，哈尔滨市某妇女乔娜，年龄四十有几，便感到记忆力减退，失去了对事业与生活的追求，动作变得迟缓，性格怯懦，有了力不从心、无可奈何花落去的悲叹。原来一向精力充沛的她，此时却头脑不清醒，精神容易疲倦。每当她看到自己面部皱纹横生，就有一种莫名其妙的恐慌。她多么希望从外形上通过美容消除已经出现的迹象。美容医师明确告诉她，这是一种精神衰老，除了定期面部按摩外，还要保持乐观向上的情绪，既要勤动手动脑，也要注意身体锻炼，只有这样才能从外形上延缓衰老的进程，这是千金难买的药方。

2. 心理老化的测定　下面是测定心理老化的 15 个问题

（1）是否近来变得很健忘？

（2）是否遇到急事便束手无策？

（3）是否总把心思集中在以自己为中心的事情上？

（4）是否总喜欢谈起往事？

（5）是否总是爱发牢骚？

（6）是否对发生在眼前的事漠不关心？

（7）是否对亲人产生疏离感，甚至想独自生活？

（8）是否对接受新事物感到非常困难？

（9）是否对与自己有关的事过于敏感？

（10）是否变得不愿与人交往？

（11）是否觉得自己已跟不上时代？

（12）是否常常感情冲动？

（13）是否常会莫名其妙地伤感？

（14）是否觉得生活枯燥无味，没有意义？

（15）是否渐渐喜好收集不实用的东西？

如果答案有 7 条以上是肯定的，那么心理就有老化的可能。

3. 过早衰老的老化面容者心理　很显然，并不是所有人的心态都是乐观、开朗的，尤其刚步入而立之年就过早衰老的老化面容者，由于受心理因素和社会因素的影响，都存有不同程度的心理负担或心理障碍。

（1）受挫心理：临床上常有一些求美者，他们所患不是来源于器官的生理疾病，而是产生于心理创伤,导致出现一种有良医而无良药的现象。由于家庭破裂、情场失意、意外伤亡或事业受挫等精神刺激,使之产生压抑、羞涩、困扰的心理不安,导致皱纹增多、黑色素沉着、甚至突然秃发。

(2)补偿心理:现今我国中老年人,年轻时处于"史无前例"的年代,耽误了学习、创造的时光,建树不多。很多人到了中年,自觉日已过午,渐趋西下,迫切地感到必须抓紧时间学习、工作和创造。有一股强烈的责任感和创业精神。尽管生活条件艰苦,工作条件困难,仍然日以继夜,呕心沥血,向人民奉献出一个又一个成果。然而,在无形压力的摧逼下,不少人把紧迫感变成紧张感,急于求成,急功近利,在逆境面前急躁而苦闷,身心健康受到了损害。由于事业与生活的持续紧张,产生了各种心理疾病,一开口、一投足,给人的感觉就是老成与忧郁。他们求美若渴,企盼通过美容挽回过早失去的风华岁月,以补偿昔日艰辛造成的容貌衰老。

(3)恐慌心理:人对年龄的变化十分敏感,尤其是女性,一旦进入30岁,常会有一种怅然若失的感觉笼罩心头。当往日的丰润、窈窕悄然消失,松弛的皮肤和缕缕皱纹构成新的年轮时,昨天的自信、勇气、激情也会随之而去。于是便感叹人生易老,尽管许多人想靠化妆、整形来留住青春,终因没有从根本上调整好自己的心态,落花有意,流水无情,青春似水逐波远去,惶惶不安。

二 老化面容者的美容手术动机

近年来,那种单纯描眉涂唇、漂白祛斑的做法已远远不能满足人们的需要,他们崇尚整体意义上的健康美和自然美,而且希望能较长时间地拥有青年与美丽。其求美动机也已不再是单一的涂脂抹粉,而是更富有深层次的理解和追求。美容医师对待这些追求美容新高度的人们,必须以科学的态度,审视他们的心理活动,尊重求美动机,尽量满足其心理要求。通过对众多求美者道观察,总结其求美动机主要有:

(一)追求自我完善

这类求美者大多数是企业经理、收入较高的个体经营者以及一些服务行业人员,工作大多卓有成效或部门对容貌要求较高,既要恢复青春的容貌,改变缺陷,还要不留痕迹。术后往往认为没有达到自己的要求,甚至要求重做,反复多次。

追求完善也有可能会遭到周围人的不理解。美容医师应为求美者提供详细咨询。有一位青年女性,高考落榜后,到一家涉外宾馆当服务领班,她对宾馆服务员相貌的重要性早有所闻,决意以貌取胜,牢牢抓住这个机遇再求以后的发展。天真的姑娘未与母亲商量,来到医院做了面部除皱磨削术,文了眼线、唇线,还做了两个甜甜的小酒窝,手术真没说的,连一点细小的皱纹也看不见了,婀娜多姿的容颜人见人夸。姑娘满以为会更得母亲的欢心,守寡多年的母亲却不以为然,相处也没有以前那么随意自然,姑娘委屈地说:没有想到,因为整容而失去了最美好的东西。

(二)要求改善容貌

这类求美者占老化面容受术者的大多数。他们没有特殊要求,只希望能改善面容或老态,让人看上去精神一些。他们有一种求实精神,迫切希望美容师能真正改善肌肤状况,或通过什么奇方妙法使之漂亮起来。对此,首先必须以中肯的论据为其树立信心,只要方法对头,任何皮肤都会有一定效果的。但对那些不适宜做某项美容的人,也要以诚恳态度劝导。

改善容貌既要考虑求美者的体型、气质诸因素,也要结合我国国情以及求美者的职业。美容之后,体现出"美在其中"的效果,自然地淡化了"丑"的一面,否则,将出现适得其反的结果。有位教师李某,年逾50,心地善良,相貌慈祥,教育人有一套,深受师生的爱戴。回国探亲的女儿带她到医院做了面部拉皮术,并文了眉,没有想到仅过了一个寒假,她就"旧貌换新颜",脸上的皱纹不见了,原来较为稀疏的眉毛被一弯生硬的蓝色取代,两片大圆饼干似的耳环不谐调地坠于耳垂,唇也抹得猩红。平时本分的近乎保守的她发生了如此剧变,同事们一时难以接受,学生也疏远了她,朴素和善的"奶奶",为什么突然变成粉面红颜的"大姐姐"?班上学习和纪律都随之滑坡,为此,她很伤心。

(三)要求改善功能

这类人占老化面容受术者的小部分。大多数是皮肤、肌肉过于松弛、影响功能,如上睑下垂,影响视线;有倒睫的患者,不但影响容貌美,还失去了"哨兵"作用,对角膜造成刺激。他们一般只要求解除功能障碍和减轻负担。曾有一位中年妇女,因病失去了鼻子及上唇,吃饭、喝水往外漏,说话言语不清,面容丑陋吓人,万般痛苦,终日面蒙黑纱,不敢出门,仅39岁的她,愁云密布,看上去像是60余岁的老太。我国著名人造器官专家阎教授得知后非常同情,专意为她制作了带有上嘴唇的鼻和脸,安上后,一张和善、喜悦的面孔油然而生,吃饭、说话也恢复了正常。可由于多年来受人歧视,患者走出医院大门还总是习惯地戴上黑纱。有一次让阎老看见,抢过黑纱扔在地上,并开导她说:"从今后你就是健康的人,若有人看出你的鼻子和嘴是假的,说明我的修复失败"。说毕,让患者跟在他后面上街,果然无人注意。患者激动地含泪对阎老说:"二十年来,我第一次去掉面纱出现在众人面前"。从此,患者对自己充满了自信,人都说她越活越年轻了。

⊜ 老化面容美容受术者的心理护理

长期以来,人们常用一种狭隘的心态对待"美",偏重于外表形象美容,而忽视了心境对容貌变化的作用,老化面容的求美者也是"内病"外治,效果甚微。因此,心理美容尤为重要,它能真正帮助人们跨越年龄、容貌、体形等外在局限,去获得一种魅力永存的内在美。针对老化面容受术者的心态,临床心理护理应做到:

(一)帮助其预防精神老化

人到中年,在防止身体老化的同时,更要防止精神老化。世界上没有"返老还童"的灵丹妙药,但经过人们的主观努力,消除精神老化,延缓机体衰老,不但可能,而且完全可以做到。精神老化,男女有许多不同特征,且每个人程度不同。女性一旦成了家,有了孩子后便从内心开始自我否定,以往的那份激情、活力被家庭孩子磨耗得越来越淡,40岁以后逐渐枯萎,50岁便步履蹒跚,心理衰老势必反映到容貌上来,使昔日的风采过早地逝去;男性则不然,他们对人生的认识比较达观,对年龄的增长往往不像女性那样忧虑,但是,受"四十而不惑,五十知天命"的传统影响,对皮肤皱纹增多衬托出的沧桑感,误认为外表见细无关紧要,内在拥有智慧才是美,因而常常外形过于随便,甚至憔悴,缺少男子汉的气质。医生对男女内在不同的精神老化,不论其职业、地位、外貌如何,都应认真分析他们的心理变化,帮助树立信心,并采取行之有效的措施,使衰老推迟到来。

1. 保持稳定而乐观的情绪,培养坚强、开朗、幽默的性格,并应有广泛的爱好和兴趣。

2. 勤动手、勤动脑,以保持旺盛的精力,注意劳逸适度,正确对待紧迫感,防止把动力变成负担。

3. 注意锻炼身体,如散步、慢跑、游泳、气功和太极拳等,对延缓身体和精神老化都大有好处。

4. 要保证适宜的营养与合理的作息时间,戒除不利健康嗜好,保持良好的生活习惯。

(二)引导患者学会自我心理保健

俗话说:"三分医药,七分精神"。医生、药物固然重要,但精神乐观更为重要。一个人只有保持健康的精神状态,拥有坦诚的心境,才能"心想事成",而这种富有自身内涵的心境,要自己去把握、去争取、去学习,医生不可替代。这里介绍几种通过进行心理保健或心理疗法,取得美容效果的实例。

1. **意念放松美容** 有人曾多次做过这样的实验,对同一个求美者,在做面膜时放一段配乐朗诵。有这样一段内容:"……请您在美容时务必做到:心情安定,精力集中,全身放松,把意念全部集中到面部,想象您的面部皮肤发麻,斑点消退、粉刺收缩、疤痕全无,皮肤逐渐地变得光滑、白嫩、和您最喜欢的美人一样动人……"。这种配乐朗诵意念放松的方式,可达到改变求美者心理环境和精神状态之目的,缓解求美者心理紧张,调动生命节律系统战胜面部缺陷的信心与勇气,促进面部血液循环,代谢加快,最终强化美容效果。

2. **心理暗示美容** 具体做法是:选择一位自己认为最满意、最有风度的人作为模特,每于闲暇之时,闭目静思,脑际中浮现出模特的笑貌。久而久之,就会发现自己确实越来越接近理想中的模特儿了。这是根据人的遗传因子在受到后天环境的影响下,可以不断调整、改善的科学道理而实施的。同时,还应用"自我暗示法",不断肯定地想:"我确实漂亮了"、"我越来越健美了"等等,这便是心理学的强化原理。

3. **色彩美容** 颜色对人的心情有特殊的影响。白色使人心理上产生平衡,安全感;绿色有一种安抚感觉,蓝色可以镇静情绪,消除心理紧张状态;粉红色可使人息怒、平静,消除焦虑情绪。科学地运用色彩综合治疗心理疾病,会使心理生理产生双重效应,起到良好的治疗效果。

心理保健或心理疗法,是遵循心理学研究规律,结合美容临床实践,总结摸索出的一条美容新路。上述几组实例也充分说明了心理美容举足轻重的作用,但这并未受到广大求美者的关注,因而生活中只注意到治表,而忘记了治本的重要。为使美容理论和实践得以进一步完善,有必要普及大众化的心理保健或心理疗法,以期待基础美容研究的长足发展。

第三节 口腔颌面部美容的临床心理学

面部是人们在交往中互相辨认的重要部位。它是代表一个人的个人身份和一个人的个性区域,其轮廓、特征和表情判断形成了个性特点。口腔颌面部是相互交流的重要器官,是人们集中注意的区域。人们相互从眼睛、嘴巴、及其他的表情特征接受和解释信息,形成一个人的感情、态度和归属的观念。面部又是暴露的最重要的容貌器官,任何的缺损或缺陷畸形,都比躯干肢体的缺损或缺陷畸形对患者产生更大的社会心理影响。

一 口腔颌面部畸形缺损者的心理

口腔颌面部美容整形手术,包括缺损畸形的整形再造和美容修复。口腔颌面部缺损畸形种类有:①先天性畸形:如唇裂、腭裂、面横裂、面斜裂以及各种面颅骨发育不全综合征如颅面骨发育不全综合征(crouzon syndrome),眼睑-颧骨-下颌发育不全综合征(treacher collins syndrome),第一、二鳃弓综合征等,其中唇裂和腭裂是先天性畸形的典型代表。②后天性畸形:也称获得性畸形,多为损伤后遗症,良恶性肿瘤或瘤样病变手术切除所遗留的缺损,以及炎症坏死所致。③牙颌畸形:为牙齿过多或过少,牙齿扭转或移位,牙列不齐,咬合错乱,或上下颌骨前突、后缩或偏斜等。④牙体或牙列缺损或缺失。口腔颌面部畸形缺损给患者带来了巨大的心身伤害,并且往往造成严重的心理扭曲。患者大多需要手术治疗或手术和其他方法的联合治疗。心理的干预疏导则是其中重要的方面。

(一)口腔颌面部畸形缺损者的心理发展

1. 先天性颌面畸形患儿直到4岁才意识到畸形的存在;4~6岁患儿的最初反应是否认,继而退缩、沮丧;6~7岁患儿,对面部的畸形已不太在意,而更集中在四肢的畸形上。这时更有兴趣于游戏,及发展手工技巧,而不是通过外表与其他人交互影响,这个时期要到10岁或11岁;青春期,患儿逐渐更注意他的外表,这时面部又变得非常重要。

2. 后天获得性颌面畸形的患儿,在心理反应上是不同的。如果外伤在很小的时候就已适应,所致的畸形已合并到其体象中,孩子的心理行为将会像先天性畸形的孩子一样;如果外伤发生得晚点,3岁或4岁以后,患儿对畸形的反应较强,会有情绪的焦躁和心理压抑。先天性畸形和外伤性畸形儿童的最大的不同是对手术的期待。先天性畸形儿童对手术是赞赏的,但认为他总是和正常的儿童是不同的,不管手术做得多好;而外伤畸形的儿童幻想医生会完全使他恢复正常。这种幻想常引起医生和患者之间沟通的困难。医生需要仔细解释手术实际可以达到的程度。

(二)口腔颌面部畸形缺损者的心理分析

1. "主观"与"客观"缺陷　"客观"畸形和"主观"畸形常容易混淆。客观畸形是客观存在的畸形,畸形是人人可见的;而主观畸形仅仅是想象中的畸形,是个人主观认为的畸形,可能根本不存在。对于完全是主观畸形的患者,其感觉和患有明显畸形的感觉是一样的甚或更强烈。寻求美容整形手术,可以说是患者欲用外科手术矫正想象中的身体或体象缺陷。外科医生必须评价其希望和期望是否现实。医生不仅要考虑患者所要求的改变在技术上是否可行,还要考虑患者所期望的效果是否可以随手术而来。

2. 悲观、抑郁心理　是患者较为普遍存在的心理特征。颌面部畸形患者悲观、抑郁不单是由颌面部畸形引起,更主要的是由社会环境因素引起,尤其是青年。因为在所有畸形中,颌面部畸形最易引起他人的注意,由于面部畸形,他们正常的工作、学习及社交活动均受到一定的影响,恋爱、婚姻常处于被动的地位,使其不愿意参加社交活动,长期的心理压力使患者容易产生自卑和悲观的情绪,甚至产生轻生的念头。

3. 挫折心理　多见于意外事件,如车祸、火灾等恶性事故致畸形的患者,患者对瞬间突发的意外遭遇缺乏心理承受能力,有的可能导致异常行为。

4. 疑虑心理　患者敏感多疑,听到医务人员或同室病友说话,总是误认为在讨论自己的畸形面容,对施行的治疗措施及整形方案持勉强或不信任的态度,易猜忌、怀疑。

5. 焦虑、恐惧心理　多见于手术前、后的患者,手术是整容的关键,对患者是一个重要的心理刺激。据文献报道,医源性因素是影响患者产生焦虑和影响其强弱的重要因素,手术刺激可使11%~80%的患者在术前产生不同程度的焦虑。在手术前,患者会忧心忡忡,担心能否耐受手术的痛苦及术后面部畸形整复的效果。

6. 期待心理　颌面部是身体的关键部位,患者往往对手术期望很高,希望经医生治疗后能恢复正常的容貌。

二 口腔颌面部畸形缺损者的心理护理

口腔颌面部畸形缺损，不同于身体其他部位的损伤。首先带来的是患者面容的较大改变，影响美观，随之而来的是患者的自卑，自信心大受打击；同时还会影响面部形态，引起功能障碍，如咀嚼、言语等运动受限，降低了患者的生活质量，患者会因此而产生焦虑、抑郁以及恐惧心理。对待口腔颌面部畸形缺损者要给予特别的关心，特别是心理护理。

1. **对家庭的心理指导** 由先天性因素导致的口腔颌面畸形缺损，如唇腭裂患者，一旦出生后应由专业人员立即做出明确诊断，然后及时坦诚、实事求是的告知患儿的父母唇腭裂畸形在外形和功能上的缺陷，如何治疗、何时治疗、治疗的效果将会如何等，以及作为父母对患儿在畸形整复和心理康复上的责任和义务。并且应告诉其父母患儿如若得到及时有效的综合治疗，不会严重影响其将来的生活、工作和学习。支持鼓励家长面对现实，鼓起勇气，树立信心，积极地寻求和配合治疗。医务工作者在与患者及其家人交流时要注意言辞的使用，切忌使他们受到心理上的伤害。

2. **对患者的心理疏通和支持** 口腔颌面畸形缺损者的求美心理具有一定的隐蔽性，一般情况下他们不会主动向医务人员表达美容要求。医务人员应从建立良好的医患关系开始，通过真诚的态度、语言，积极与患者进行心理沟通，主动对他们进行耐心细致的诱导和启发，倾听患者心声和诉求，为其讲解关于畸形缺损部位的治疗方法及相关技术水平，使其对于治疗报有合理期望，并矫正其消极负面认知，鼓励帮助患者提升信心。

3. **创伤后应激心理干预** 有些口腔颌面畸形缺损是后天获得的，如交通事故、爆炸伤、烧伤、打架受伤、跌伤等，由于受伤部位特殊，严重影响美观，可能会为患者带来创伤后应激障碍。国内薄斌、刘旭峰等调查研究显示，颌面创伤患者心理负担严重，其中焦虑、抑郁、恐怖症状显著。患者在治疗过程中可能还会遭遇各类医源性的应激，从而加重其心理负担。因此，医务工作者在面对这类口腔颌面受损患者时，要规范治疗程序，正确把握此类疾病行为的特点和规律，充分考虑患者的各种负性心理反应，做好患者的情绪疏通和认知矫正工作，帮助其尽快完成从社会常态角色到颌面畸形受损患者的转变。

4. **强化社会团体的支持** 鼓励患者的家属、亲友、同事及学校尊重、关心、同情、爱护患者，指导他们通过各种方式使患者与生活环境保持广泛的联系，从而消除其孤独，以获得感情上的满足，恢复生活的信心，逐渐缓解患者因容貌缺陷引起的抑郁心理。

三 口腔颌面部畸形缺损者美容修复的相关心理问题

在修复面部缺损中，影响修复成功的因素是多种多样的，不仅与外科修复准备有关，诸如详细的检查、周密的计划、功能训练等，还与患者的情感和心理需要，以及他如何认识自身的情况有关。

（一）手术前的心理准备

1. **与患者会谈和倾听患者的意见** 对残疾患者的处理、治疗和修复的成功，医患之间所建立的良好关系往往是决定的因素。相互信任和尊重，信息沟通明确无误，对于为患者做手术前的心理准备以及和患者之间保持良好的关系都是非常重要的。美容整形外科医生和患者之间关系的和谐,在治疗的每一时期都十分重要,如果对患者做了详尽的解释,患者不仅能积极主动地参加治疗,而且更容易接受修复的计划和目标。在做了详细的检查以后,应和患者详细地交换意见,了解患者要求手术的动机以及对手术的期望和要求。让患者参与制定手术计划,并对手术和术后可能出现的情况做详细的解释。切忌匆忙做出决定。医生的唐突或匆忙将会导致患者的挫折感和失望,如果手术和术后不怎么顺利,患者将会产生怨恨。在长期的艰难的多次手术过程中,让患者自由发表意见是特别重要的。这样,患者可以感觉到医生对他的关心和尊重,也可增添患者克服困难的力量。拒绝和患者讨论,往往是患者不满的一个重要因素。患者认为你对他不关心,不感兴趣,从而愈加加重患者不满和无望的感觉。

2. 了解患者的期望和现实 了解患者的期望值,知道患者心目中的美容结果是个什么样子是很重要的,患者的期望可能和医生所能做到的有很大不同,甚至超过医生所知道的或现代科学能够达到的范围。由于媒体的作用,人们可能会产生一种错觉,认为美容外科是万能的,缺损的面孔可以修复,瘢痕可以彻底消除,斑、痣、血管瘤可以轻易去掉,可以给你一个"新面孔、新生活"。这些都使美容整形患者夸大了整形手术的期望值,对美容整形手术所能达到的结果存在不切实际的幻想。尽管现代整形外科取得了巨大成就,但对严重面部毁容的患者很少能恢复到他受伤前的面容,即使外科手术和假体结合,其结果对医生或患者都远远不能说很理想。要和患者仔细讨论,使患者清清楚楚知道哪些是能做到的哪些是不能做到的。除此而外,还要告诉患者美容整形手术可能出现的并发症,以及皮肤移植后颜色和质地的差异,另外,极少数患者可能会发生瘢痕疙瘩,这些都要求患者仔细考虑,使他有权参加做出最后的决定。

美容医生术前所作的这些准备,目的是让患者作好充分的心理准备,保持合理客观的期望值,以希望、乐观的态度来对待将要到来的手术以及预后。

3. 特殊问题的患者 有的患者犹疑不定,预约迟到或甚至不来;有的不能遵守医疗规则;有的得寸进尺或主诉不断;有的有反抗或怀有敌意;有的自动离院或不能坚持到下一步计划中的手术。医院员工和患者之间或医生和患者之间的关系紧张或有摩擦,沟通完全中断。这类患者会被认为是"不合作"、"顽固"或"个性问题"。心理分析对其行为的解释可能是抑郁、敌意、内疚、神经衰弱、精神不正常等等。确实,超出常规的行为可能是潜在的情绪紊乱的症状。而另一方面,患者的社会文化水平,民族和宗教习俗,对患者的行为可能有着更大的影响。患者的社会文化差异很大,这在对疾病和住院的反应和对处理、治疗和修复的态度方面作用很大。如果这些差异没被理解没被考虑,治疗的结果可能有反作用(Macgregor,1989)。不理解这种文化决定的行为,可能会导致心理学方面错误的判断或错误的诊断。

(二)修复术后的某些心理问题及处理

美容整形外科手术,即使是很小的手术,在技术上是很成功的手术,对患者的心理上也可能是一个大事件。

术后急性感情忧虑反应在各种外科手术患者中不少见。做整形手术的患者,在刚刚手术后一过性的精神烦躁相当常见。Edgerton等连续调查了各种不同整形手术的患者,术后55%的患者有不同程度的一过性精神焦虑(Edgerton等,1960)。这种反应大多数是发生在术后第三天,几乎都是可预见的。焦虑、压抑反应是最常见的形式。患者突然发作,哭诉、无价值感、惧怕、神经过敏或对疼痛非常敏感。

对术后情绪上的心烦意乱,通常给予耐心解释,也可考虑应用镇静剂。理解患者这种心理上的失望,在处理患者时是非常重要的。患者进行整形外科手术,特别是那些长期畸形的患者,不管是先天性的还是后天性的,都要冒改变身份的危险。身体外表的改变意味着体象的改变,而体象是身份感觉的支撑点。在刚刚手术以后,患者必然有一个强烈的不稳定期。他原来的样子已不复存在,他还不清楚他将来是个什么样子,了解他的人将会怎么看他,此时,心理上需要给予患者足够的心理安慰和支持。

(三)颌面部美容整形患者的特殊问题

一般认为,如果患者主诉的美容缺陷是显而易见的,又是可以手术的,手术就行了,没有必要去了解其手术动机,了解他对手术的期望。这种看法是不适当的。显著畸形患者,他们的需要显而易见,关键是那些"微小"畸形的患者,要给予高度注意,前者的主诉是确确实实的,而后者还不能肯定。Macgregor(1981)的研究发现,有微小畸形的患者,倾向于评价他们的畸形比实际的要大,要求修复也更迫切。而且缺损愈小,更容易集中注意细节,把术后的任何不圆满之处放大。对这样的患者,一定要耐心地花上一些时间,匆匆会谈,很少能暴露他们的内在动机。用希望更漂亮、对象或配偶要求高等来作为就诊理由,这些理由大多数是真的,但相对可能过分简单。轻度或中度畸形的患者,可能还有与畸形无关的情绪障碍。

除外单一主诉的患者,也可能会遇到客观缺损和主观缺损并存的情况,即同时有真正的缺损以及想象的缺损,患者的注意力从身体的一个部位转移到另一个部位,今天看这个医生,明天看那个医生,最终的结果常常是不满意的。在其他地方手术不满意,在另一地方说前一个医生的坏话,并扬言要上法院,对这种患者不要轻易实施手术。

第四节　皮肤美容的临床心理学

美容医学心理学是皮肤美容学的重要组成部分。一方面是由于美容医学实践过程本身涉及许多心理学问题,如求美者的心态、动机,以及特殊情况的心理问题;另一方面,皮肤是与心理状态十分密切的器官。接下来我们主要从这两个角度探讨皮肤美容医学心理问题。

一　皮肤美容与心理

祖国医学素有"调形先调神,养生先养心,心其华在面"的理论,现代医学证明,外表美与心理健康的关系是相互统一、相互依存的。当今在生物-心理-社会医学模式的指引下,心身医学(psychosomatic medicine)获得了长足发展。心身关系(mind-body relationship)是心身医学研究的中心问题,容貌与形体也涉及这一关系,可见,它们之间的联系不仅是一般意义上的内在美与外在美的关系,更是有着人体生理学的根据。

心身关系是交互作用的。大脑皮质中枢神经系统支配着一切心理活动,任何社会心理刺激都会产生情绪的变化。而皮肤则是心理状态的一面镜子,如果一个人与社会环境,家庭环境不相适应,其心理、生理上就会产生独特的行为模式和思维模式,神经系统,内分泌系统,免疫功能就会产生改变,皮肤便也会发生相应的变化,如面色憔悴,皮肤苍老,毛发枯槁等。若一个人处在抑郁,挫折,怨恨状态中,就可能使皮肤血管扩张、皮肤温度上升、痛觉、痒觉的反应降低而诱发某些皮肤病。如果一个人长期处于某种激烈情绪的支配下,面部皮肤产生的变化就可能逐渐固定下来,从而失去原有的容貌。

(一)神经心理与皮肤的心身交互影响

皮肤与神经心理的关系十分密切,它们之间的关系是一种内在的有机联系。从胚胎发生学上说,神经与皮肤具有发育上的同源性。胚胎发育伊始,其内细胞群首先分化出内胚层和原始外胚层,再由后者分化出中胚层。此后,由内、中、外三个胚层分化形成各器官原基,最终形成人体的各器官组织。皮肤及其附属物同神经系统一样,均由外胚层发育而来,具有同源性。

从解剖和生理学上说,在每一平方厘米的皮肤里,就有约1000m长的神经纤维,人的精神状态、心理变化经过神经递质的传导,对皮肤的影响极大。当人在恐惧时,会出现血管痉挛,皮肤供血不良,使皮肤苍白,易产生皱纹。精神创伤、忧郁等精神压力,一方面可使自主神经活动失去平衡而影响皮肤的营养,使之干燥、松弛、失去光泽;另一方面还可以导致激素失调、内分泌紊乱,使皮肤过早衰老,同时还可以降低皮肤的免疫力而容易导致一些损容性皮肤病。

从心身医学角度上说,皮肤、毛发等是心理问题导致躯体化的重要"靶器官",也就是说,一些心理障碍可以引起许多皮肤的瑕疵甚至是病变。研究表明,瘙痒症、痤疮、荨麻疹、湿疹、神经性皮炎、皮癣、脱发及斑秃、银屑病等皮肤疾病的发生、发展、转归及痊愈,心理因素在其中起着重要作用。

(二)皮肤健美的心理要求

皮肤是肌体非常敏感的感觉接受器官。接触或抚摸皮肤可以引起愉快、不悦、惊愕等不同情绪反应。各种皮肤病患者,常在情绪焦虑、紧张、忧郁不悦后症状明显加重,而情绪平稳、安定或用镇静药物后症状得到缓解,人体皮肤汗腺、皮脂腺的分泌、微血管舒缩功能,皮肤和毛发的营养功能,都受到自主神经系统的调节与控制。皮肤是体内传递紧张情绪的第一信号。当大脑把信息传递到皮内神经时,皮肤会产生不同的反应:恐惧时面色苍白,气愤时面色铁青,窘迫时面红耳赤。

情绪紧张常使一些皮肤病加重,如痤疮、荨麻疹、湿疹、银屑病、瘙痒症、脂溢性皮炎、酒渣鼻、扁平苔癣、口腔溃疡等,极度苦恼和精神刺激,长期情绪低沉或过度紧张,会引起神经系统病变和肌体早衰,引起微血管痉挛,组织营养不良,过早的出现皱纹。若汗腺和皮脂腺分泌受到障碍,皮肤会变得干燥,失去光泽,呈灰黄晦暗的病色。

因此,开朗的性格、良好的情绪、愉快的心境,能使神经松弛,精神振奋,并使肤色健康,丰满润泽。所以,我们在日常生活中要豁达开朗,抛弃烦恼,满面信心地对待人生,这也是保持皮肤健美的重要前提。

(三)皮肤饥渴与心理健康

"皮肤饥渴"这个说法是20世纪40年代初出现的。当时,美国纽约市一名儿科医生为了挽救濒死的早产儿,要求所有的医护人员每天都要抱抱褓褓中的宝宝,结果婴儿死亡率迅速下降,接近于零。这个案例导致了"皮肤饥渴"学说的创立。心理学家认为,人体的肌肤和胃一样,需要进食消除饥饿感。而皮肤进食的方式,就是抚爱和触摸。专家们发现,这种肌肤的接触不仅能挽救婴儿的生命,更能使人身心得到健康发展。

心理学家认为,当婴儿诞生的那一刻起,就有一种天生的皮肤饥渴,这种"皮肤饥渴"会随着孩子的成长而日益增强,一直伴随着人的一生,每个时期的"孩子"表现都不一样。

幼年时,孩子对毛绒玩具异常喜爱,常常把它们当宝贝一样抱在怀里不肯撒手,那是因为毛绒玩具手感顺滑,可以给人们带来温暖、舒适的接触感,可以消除孩子的皮肤饥渴。长大之后,由于各种压力的迫使,成年人更需要为皮肤"解渴"。我们发现,很多成年人对毛绒产品也都爱不释手,抚摸之后说:"手感真好!"有时还会把它温柔地贴在脸上,享受那样温暖的碰触。对老年人来说,儿女在抚爱方面的反哺性施与,也依然是为皮肤"解渴",维系健康心理的重要因素。儿女扑到父母怀中撒娇,或主动为父母揉肩捶背,不仅令老人胸臆大畅,也令心理上更松弛、更富保障感。

"皮肤饥渴"实际上是对爱的需求表现。人与人之间通过抚触,可以刺激大脑产生后叶催产素,帮助人们得到平和安静的感觉。倘若一个人从小就缺乏他人的爱抚,那么他可能会患上"皮肤饥渴",这是内心深处对爱的需要和渴求表现。

二 皮肤美容求美者的心理分析

(一)一般皮肤美容求美者的心理动机

1. **爱美需要与美欲** "爱美之心,人皆有之",这句话几乎尽人皆知。人们爱美,无外乎两大方面:一是客观世界之美;二是人类自身之美。从美容心理学角度上说,人的爱美之心,主要是指人对自身容貌美化的心理需求。这种高级的审美需求是与美欲紧密联系的。

美欲即人的审美需要,是人的心理需要之一,或更为确切的说是人的最基本的精神需要,是求美行为的原动力。美欲作为一种社会性、精神性的需要,还表现在与其他社会性心理需要的关系上。在很大程度上,美的需要是伴随一些人的社会性需要而存在的,而且几乎所有人的精神需要都与美欲有一定的联系。

2. **永葆青春,延缓衰老** 这类心理诉求主要体现在广大中老年朋友身上,由于年龄的增加,皮肤的生理功能不断衰退,皮肤干燥、松弛、皱纹、色素沉着等不仅严重影响美观,同时也彰显着青春的流逝。现代社会审美意识对青春容貌的强调,使得越来越多的人选择各式各样的美容护肤技巧,乃至接受除皱美容整形手术等以延缓青春逝去的脚步。并且来自美容临床的资料表明抗皱、除皱、美白等皮肤美容的求美者群体呈现愈来愈年轻化的态势。

3. **治疗皮肤疾患** 皮肤是人体最大的器官,皮肤疾患给病人带来的不仅仅是生理上的痛苦和不适,由于皮肤疾病是裸露在外的,破坏了皮肤原有的平整与光泽、遗留疤痕等,严重影响了患者的容貌美观,给当事者带来难以估量的心理负担。比如研究表明系统性红斑狼疮、白癜风以及痤疮等皮肤疾病患者存有较为普遍的焦虑、抑郁情绪,行为退缩,人格上倾向自我封闭,而且皮肤疾病患者还较为普遍地存有这样的认知"皮肤疾病给自己的学习、职业、择偶、人际交流等带来障碍,他们抱有强烈的改变的愿望而寻求皮肤整形美容,期望摆脱内心痛苦,和他人一样能得到社会的尊重和认可。

(二)特殊皮肤美容求美者心理

1. **躯体变形障碍**(body dysmorphic disorder,BDD) 是一种与皮肤整形美容等密切相关的躯体化障碍。其基本心理机制是病人可以是想象出一个外表缺陷,或者将一个微小的缺陷过分夸大,产生一种痛苦的、具有损害性的过分关注观念,那就是他们对自己的外貌存在着知觉缺陷,它是一种公认的关于体象的心理障碍。BDD患者会沉迷于一种认为自己的外表一定出现了什么问题的信念。他们会把自己描述成毫无魅力的和不正常的,甚至是丑陋的、可怕的、变形的。这种过分关注观念使他们频繁地关注自己的脸部和头部,乃至是皮肤,例如粉刺、疤痕、肤色,身体线条及皱纹等,还有头发,比如头发过少或过多、体毛过少等,也或者他们关注自己的鼻子的大小和形状。无论如何,BDD患者讨厌自己身上的任何部分。皮肤美容整形医务工作者对此类求美者要特别谨慎,他们的问题不仅仅是手术或是激光所能够解决的,他们的问题在其心理,要积极寻求精神医师协助治疗此类患者。

2. **躯体化障碍**(somatization disorder) 是以多种多样、经常变化的躯体症状为主的神经症。症状涉及身体的任何系统或器官,其中异常的皮肤感觉(如瘙痒、烧灼感、刺痛、麻木感、酸痛等)以及皮肤斑点等主诉也是较为常见的。躯体化障碍具有夸大化和慢性化趋向,常存明显的抑郁和焦虑,伴有社会、人际及家庭行为方面的严重障碍。皮肤美容医务工作者倘若遇到此类病人,应提高警惕,同处理躯体变形障碍患者一样,尽可能转交临床医师或心理医生治疗。

3. **被动皮肤美容求美者** 这类皮肤美容求美者自身求美动机并不强烈,或是根本不存有美容意愿,而是在家庭、亲友、同事等生活当中的核心要好人员的鼓动下才来寻求皮肤美容的,此类群体在性格特点上表现较为依赖,生活中较缺乏主见,皮肤美容医务工作者要细心观察,并与其陪同人员足够交流后,再决定是否接受其求美要求。对于美容效果要与其客观坦诚交流,并需严格程序,签订知情同意书,以避免不必要的纠纷。

三 皮肤疾病患者的心理问题及干预

皮肤是表现人体美的重要组成部分,皮肤外观的改变很容易引发患者的心理变化。皮肤病患者可能引发的心理问题主要有以下几个方面:焦虑、抑郁、自卑、恐惧、期望值过高等,因此在皮肤美容治疗过程中了解并评估患者的心理状态非常重要,医师应做出相应的心理干预,以利于取得更好的治疗效果。

(一)皮肤疾病患者心理问题

1. **自卑心理** 情绪低落、孤僻、寡言,对生活工作失去信心。悲观厌世,甚至有轻生之念。适当有效的美容治疗将是唤起其生活勇气、改变其生活现状之有效的方法。

2. **性格敏感** 患者由于对自己容貌的缺陷过分关注而多疑,误认为他人的谈论是对自己进行嘲弄,容易偏激,造成情绪失控,危害身心健康。

3. **夸大事实** 将自身极小的缺陷过分夸大,产生焦虑、恐怖、抑郁,四处治疗。对以往治疗中微小的偏差耿耿于怀、纠缠不休,几乎达到无法正常生活、工作的地步。

4. **焦虑** 求医心切,急不择医,上当受骗,不仅没有更美反而越治越糟,甚至毁容。

5. **幻想情绪** 对治疗效果估计过高,期望一次治疗能有良好的效果,即使成功的治疗效果也无法接受,悲观失望。

6. **恐惧心理** 对治疗顾虑重重,担心达不到理想疗效,害怕疼痛和出现并发症,以致迟迟不能开始正常治疗,错过治疗时机。

此外,尚有一些特殊类型的患者,如1个月至5岁血管瘤患儿,其心理特征是患儿恐惧、哭闹,家长较为焦虑,希望一次治疗成功,对需多次治疗持怀疑态度。

(二)皮肤病患美容求美者的心理行为干预

皮肤病患的美容求美者不同于一般的皮肤美容求美人群,其通常伴随一定程度的心理问题。美容医生需清楚认识到这一点,接诊处理这类患者,医生除需具备必要的审美观,还要具备一定的心理学知识,以及敏锐的观察力。同情患者并展开良好沟通交谈以取得患者的信任,发现患者真正的求治动机和期待,给予正确的心理疏导和干预,配合技术上的治疗,以取得满意疗效。

1. **良好介入及有效沟通** 首先医师应以自己的仪表、言语给患者创造一个良好的第一印象,热情对待求美者。医师详细分析患者的心理,充分了解和评估患者的心理状态,通过交谈解除他们的思想顾虑。有些求美者因存在心理障碍,往往难以单纯通过治疗解决问题,他们需要的是心理疏导,而不是美容治疗,如果对不该治疗的患者进行治疗,不仅达不到美容的效果,还可能会造成心理伤害,从而导致医疗纠纷。因此美容医护人员选择受术者要慎重。

2. **认知-行为矫正** 许多皮肤疾患美容求美者存有较多不合理信念和偏差行为,皮肤科美容医生应选择认知疗法辅助药物及手术治疗,通过认知行为治疗改变那些有可能加重皮肤疾病或是与其治疗有冲突的不良认知,帮助其树立合理认知,从而消除有危害的情绪和行为方式。

3. **环境和家庭支持** 调整求美者所处的环境,对矫正不良行为,发展健康行为至关重要。皮肤科美容医生要协助病人增强对社会环境和家庭的适应能力,鼓励病人努力学会自我调节。其配偶和亲友对病人的疾病和痛苦要给予充分理解和同情,改变消极、冷漠、歧视的态度,建立积极、关心、帮助的家庭氛围。

4. **其他心理技巧** 催眠暗示、精神分析等。一般需要更为专业的心理医生辅助皮肤科美容医生,但是效果却很好。

总之,皮肤美容患者的心理状态对美容治疗的效果影响较大,经过充分心理干预,求美者对美容效果会拥有一个恰当的期望值,理解治疗过程中的副作用、并发症,并配合治疗,才能取得相对较好的美容治疗效果。

（何伦　刘刚正）

参 考 文 献

[1] 何伦,方彰林.美容医学心理学[M].北京:北京出版社,1997:202-228.

[2] 亚隆.乳房的历史[M].何颖怡,译.北京:华龄出版社,2001:49.

[3] 李佩玲.乳房文化象征意义——读书杂记[J].医学与社会,2004(12):68.

[4] 蔼理士.性心理学[M].潘光旦,译.北京:三联书店,1987:64-81.

[5] 吴加刚,方亚.女性乳腺癌危险因素研究进展[J].医学与社会,2005,18(1):11-16.

[6] 刘荣清,张志升.56例隆乳患者心理状态分析[J].医学美学与美容学杂志.1994,1(4):210.

[7] Edgerton MT,Jacobon WE,Meyer E.Argumentation mammaplasty:further Surgical and psychiatric evaluation [J].Plasty Rconstr surg,1961,27:279-302.

[8] Handel N,Silverstein MJ,Waisman E,et al.Reasons why mastectomy patients do not have breast reconstruction [J].Plast Reconstr Surg,1990,86(6):1118-1122.

[9] 孔平,陶伟萍.隆乳女性的受术动机及其心理状态调查分析[J].中国美容医学.2004,13(4):472-473.

[10] 常青,于爱红,李东.隆乳术患者心理干预的应用研究[J].中国美容医学,2010,19(1):116-118.

[11] Matheson G,Drever JM.Psychological preparation of the patient for breast reconstruction [J].Ann plast surg, 1990,24(3):238-247.

[12] 申玉琦,熊帮林.心态异常对人的容姿美的影响[J].中国美容医学,2000,9(2):148-149.

[13] 金力,蔡念宁,陈凯.皮肤老化及其防护[J].中国美容医学,2003,12(6):661-663.

[14] Roberta Honigman,David J Castle.Aging and cosmetic enhancement [J].Clinical Interventions in Aging, 2006,1(2):115-119.

[15] 陈婷婷.除皱受术者的心理分析及对策[J].中华医学美学美容杂志,2008,14(1):50-51.

[16] 刘晓蔚.面部除皱术的心理护理[J].中国美容整形外科杂志,2008,19(5):369.

[17] 杨亮程,尚铁跃,贺业谦,丁芷林.中老年人美容心理的初步探讨[J].中华医学美学美容杂志,2008,14 (1):48-49.

[18] 何伦,方彰林.美容医学心理学[M].北京:北京出版社,1997:177-180.

[19] 马骏,孙宏伟,孙建霞.颌面部畸形病人的心理状况及心理康复[J].现代康复,2000,4(9):1320-1321.

[20] Macgregor FC. Social, psychological and cultural dimension of cosmetic and constructive plastic surgery [J]. Aesth Plast Surg,1989,13(1):1-8.

[21] 张怡,丁勇,邹敬才,等.成人正畸患者心理健康状况调查分析[J].中国美容医学,2004,13(4):448-449.

[22] Edgerton MT,Jacobon WE,Meyer E. Surgical-psychiatri study of patients seeking plastic(cosmetic)surgery：Ninety-eight patients with minimal deformity [J]. Br J Plast Surg,1960,13:136-145.

[23] Macgregor FC. The place of the patient in society [J]. Aesth Plast Surg,1981,5(1):19-26.

[24] 宋玉萍,马骏.颌面部畸形患者的心理分析与干预[J].中国临床康复,2002,6(10):1400-1401.

[25] 匡斌,苗丹民,张银玲,等.人格因素对正颌患者术后满意度的影响[J].中国美容医学.2005,14(3):327-329.

[26] 周薇,李青峰.心理学在整形外科中的应用与研究[J].中华整形外科杂志,2008(04):330-332.

[27] 孙玉萍.实用皮肤美容技术[M].北京:北京出版社,2001:6-16.

[28] 何伦,彭庆星,于彬,等.美容心理学[M].长沙:湖南科学技术出版社,1999:116.

[29] 杨雪琴.心身性皮肤病概述[J].临床皮肤科杂志,2004,33(3):190-192.

[30] Koo JY,Do JH,Lee CS. Psychodermatology [J]. J Am Acad Defmatol,2000,43(5pt1):848-853.

[31] 孙存禄.情绪与肌肤美[J].中华医学美学美容杂志,2000,6(6):562.

[32] 唐莉,李利,邓次冰,李咏.女性皮肤弹性与年龄和部位的相关性研究[J].中国美容医学,2005,14(6):743-745.

[33] Picardi A,Abeni D,Melchi CF,et al. Psychiatric morbidity in dermatological outpatients：an issue to be recognized [J],Br J Dermatol,2000,143(5):983-991.

[34] 崔绍山,等.皮肤病患者的心理健康状况及其影响因素[J].中华皮肤科杂志,2008,41(11):758-759.

[35] 曹洋,周守红,财年宁,张广中.皮肤疾病与精神心理因素相关性研究[J].中国美容医学.2007,16(9):1312-1314.

[36] Silver FH,Freeman JW,DeVore. Viscoelastic properties of human skin and processed dermis [J]. Skin Res and Technol,2001,7(1):18-23.

[37] Tsukahara K,Takema Y,Moriwaki S,et al. Selective inhibition of skin fibroblast elastasc elicits a concentration-dependent prevention of ultraviolet B-indu ced wrinkle formation [J]. J Invest Dermatol, 2001, 117(3):671-677.

[38] 吴军岭,梁伟中,刘凤荣.整形美容患者心理状况分析[J].中国美容医学,2007,16(2):259.

[39] 李习梅,张新华.心身性皮肤病患者的心理状态及心理治疗[J].医学理论与实践,2008,21(1):29-30.